JN124146

ドクターMの

ヘルスコラム

実践体験と意味論思考に基づいた「医療の本当のところ」

医師・医学博士

光岡明夫
Mitsuoka Akio

風詠社

出版に際してのまえがき

　開業10年目の2000年に「ドクターMからのメッセージ」（DMM）という健康コラムの連載を始めました。Ａ４版の大きさの紙１枚に書きまとめて、待合室の書架にこれを並べておいて、自由に持って帰って読んでいただくようにしました。2004年からは開設したホームページの「ドクターMの部屋」というコーナーにも載せて、公開していました。ただ、Ａ４版１枚という制限によって、意を過不足なく書くことは難しいものでした。

　私は、医学部を卒業後18年目に診療所の医者になりました。それまでの大部分の期間、臨床の仕事は主に呼吸器外科という専門性の非常に狭い領域でした。並行して動物実験を中心の基礎免疫の研究をしていました。診療所の医者としては力量的にも非常に遠いところにいたわけです。ここでは具体的には述べませんが、自分の人生観に従って人生設計を変更したために、準備期間もなしで急に京都から熊本にやってきました。義父が有床診療所をしていましたが、そろそろ閉院をしようかと考えていたタイミングであったので、引き継ごうと考えました。将来、医師である義弟が引き継ぐことを想定して、自分は当初から「中継ぎ」と決めていました。

　慣れない開業医になって、右往左往しながら10年経った頃にこの連載を始めたということです。「連載開始時の前書き」はこのDMMの０号に書いている通りです。今回の書籍にまとめることになった時点で、若干の追加記載をしておきます。もともと連載開始の時から、100号くらいになったら書物にまとめようと考えていました。経営は経済的に常に不安定な状況でしたので、出版でもすると集客にでもならないかなという下心もありました。自分の「一般意味論」的な考え方を、もう少し多くの人に広めたいという純粋な希望もありました。経済的に不安定であった理由は、義父の診療所に多額の負債が残っていたことも大きかったのですが、前後の見境いのない初期投資額が大きかったことと、内視鏡や超音波やＣＴ機種を３回も更新しなければならなかったこと、職員が増えてきて40数名

を抱えるようになったことなどで、経営的にはかなり無理のある方針を続けたからでしょう。

　しかし、主な負債も返済し、破綻することなしにバトンタッチすることができたことで、お天道様に感謝するところです。特に、価値観を共有して付いてきてくれた職員一同に感謝するところです。連携する医療機関や介護機関、そして出入りの業者さんにお礼を申し上げたいと思います。お客さんである患者さんたちに深くお礼を申し上げたいと思います。なお、このシリーズを一番読んで下さったのは、一部の患者さんでした。私の書いているニュアンスまで味わっていただいて、次の号を待っていただいていた方も知っています。二番目に読んでほしかった当院の職員は、一部を除いて、あまり読んでくれていないと疑っています。

　ただ、次第に診療が忙しくなり、2007年の75号以後の約10年間は書く気持ちが続かなくなりました。今年の1月に院長を譲って、外来時間を減らした結果、100号まで書き上げることができました。そして、今年いっぱいで診療も終えて、当院を離れることになります。職員の皆さんとともに頑張った有床診療所の「退任記念」として形になるようにしようと思いました。（2016年12月）

　実際に出版に向けて動き出した時は、上記の前書きから3年以上経ってしまいました。後半部分の「資料1」と「資料2」は「自費出版」のパターンのようですので、最初は安価な出版費で済ますつもりでした。「全てのページを自分で並べてスキャンしたらそのまま電子書籍という形になる」という出版方式を利用するとよいと自分では思い、出版社に相談しました。（2020年8月）

　ところが、出版社のアドバイスを受けて、図らずも立派な体裁になりました。風詠社の大杉剛・藤森功一両氏に感謝いたします。（2020年12月）

付記：➡ *(注)* の*斜体*による記述は、出版時における付記や訂正です。最小限
　　　度にとどめています。本内容の大部分は、現在においてもそのままで通
　　　じると思っています。

目　次

ドクターMのヘルスコラム

実践体験と意味論思考に基づいた「医療の本当のところ」

00. ドクターMからのメッセージ(DMM)のパンフレットを読んで下さい

　外来で患者さんとお話することは好きです。時間があれば世間話をするのも好きです。医療上の必要から診療に関するお話をうかがったり、医者としての私からの考え・アドバイス・お願い・指導などをすることはとりわけ大事に考えてきました。

　振り返りますと、多くの患者さんからいただく質問や報告などと、それにお答えする私の意見というのは似たパターンが多いと思います。つまり、私からしますと、皆さんはこんなことに関心や心配を持っておられるのだなあとか、こういうことはよく知っておられて、こういうことは曖昧なのだなあとか次第に分かってきたように思うのです。また、稀な意見を持っておられる方もおられるし、そもそも私ども皆は個性を持っているのですから、違った意見があって当然です。というわけで、比較的皆さん共通の話題についてのことや、私の個性的かも知れない考え方などについて、参考意見としてお配りしようと思いました。

　私は、生活でも医療でも大体本音でやっています。それで、患者さんにも本音で言って不愉快な思いをさせてしまったと反省することもあるのですが、愛情と真面目を伴った本音であることで、多くはご容赦して下さいと、この機会にお願いする次第です。このシリーズの内容も本音が中心です。昨今は情報化時代ですので、教科書的と言いますかいわゆる常識的（と思われているよう）な医療の知識は既に皆さんよく接しておられます。そういう内容を繰り返してもどうかと思いますので、私は何故そういう考えになるのか、あるいは本当にそうなのかという風なことに重心を置いてお話します。いわゆる常識というのはそんなに不変不動のものではないことは医療以外でも「常識」であります。そうですから、「アレー、変なことを言っているなあ」と思われることもあるでしょうが、多少の真理は含まれていると信じています。

実は、1991年以来開業医として皆さんにいろいろ教えていただいて今に至っています。特に何を教えていただいたかと言いますと、それは病気についてです。病気のことは医者が一番知っているだろうというのは常識ですが、それはある意味でそうですが、別の意味では病気はなっている本人が一番知っています。いろいろ教えていただきました。これは挨拶代わりに言っているのではなく、本当のことです。ですから、このシリーズを見て、ここは変なことが書いてあるということがありましたら、ご意見を教えて下さい。それから、こういうテーマで書いてはどうかというご意見もどうぞ。

　このパンフのレイアウトはいかにも芸がないことは承知しています。イラストもないし。字も小さい。そもそも文章がくどくて下手だ。実はこういう企画をずっと前から始めようと思っていましたが、気の利いたものを作ろうなどと思ったので、なかなか始められませんでした。気の利いたものは、いろんな情報誌や薬品メーカーの作成された立派なものがありますので、ご容赦下さい。そのように思ったら、やっと書けるようになりました。そういうことですので、読みたい人だけ読んで下さい。（2000. 10）

➡ *（注）本当は、先ず、当院のナースや事務員の全員に全部読んでほしかった。もちろん、患者さんにもなるだけ多くの方に読んでいただきかったという気持ちでした。結果的には、一部の患者さんには大変好評で、嬉しく思いました。当院の職員は、あんまり読んでいないようです。残念ですが、仕方がありません。*

01. 薬はいつ飲めばよいのか

　飲む時期を指定する場合は、食前・食後・食間・就寝前・一定時間間隔などがあり、その他に頓服（頓用）があります。頓服とは症状が出た時などに随時飲むことです。

　飲む時期は何で決まるのかというと、理論上は「その薬の特性に合う時期を選ぶ」なのですが、実際上で大事なのは案外「煩わしさなしに確実に飲む時期を選ぶ」ということです。この2つの目的のどちらをより優先するかということだと思います。その他に、薬の副作用としての胃腸障害の可能性がある場合には食後服用を勧めることになりますが、これは薬次第であり個人差もあり、必ずしもそうすべきというのではないと思います。

　糖尿病の薬などは「食事の前に」飲むのがその特性からは普通でしょうが（絶対ではありません、あくまでも普通）、その他の多くの薬は薬の特性にかかわらず食後に飲むようにしているものが多いです。しかし例えば、朝食を7時、昼食を12時、夕食を19時に摂るとして、各食後に3回飲むとしますと、前回の服用は朝12時間前、昼5時間前、夕7時間前となって、かなりバラバラの間隔となります。もし朝食を9時などに摂れば、14時間前、3時間前、7時間前となってしまい、かなり問題ありのバラつきのように思われます。私が思うには、これは1日の中で規則的な生活リズムとして食事時間を利用しているのです。つまり、簡単に確実に服用するという点を優先しているのです。薬の血中濃度に多少の（というより、相当大きい）日内変動があっても大概は支障がないのが実態であるということでしょう。　➡ *(注) 最近の多くの糖尿病薬は以前のものと作用機序が異なり、食前服用でないものが多くなっています。*

　さて、最も一般的な「食後服用」の飲み方について。説明書には通常、

「食後 30 分に飲みましょう」という指示が書いてあります。しかし、私は食後 30 分にきっちり飲むのは精神面への負担が大き過ぎる（面倒くさ過ぎる）と思うとともに、しばしば飲み忘れの原因になると思います。仕事上などで無理な場合も多いと思います。私自身が服薬する時に、その実態がよく分かります。私は、むしろ「きっちり食後 30 分に服用できる方は、余程きっちりとした性格なのか、余程暇人なのかな」と、失礼ながら不審に思うほどです。私は食後直ぐの服用の指示を通常は勧めています。

　食後直ぐに服用する場合と空腹時に服用する場合との比較を述べますと、一般的に前者はより胃障害が少ないという一方で、薬の吸収がより遅く、かつ、より不十分という傾向にあります。ただし、ある種の薬は空腹時に服用するほうが吸収の悪いことがあるとのことです。腸内に脂肪分のあるほうが吸収の良い薬剤があるそうです。➡ *(注) 造血剤としてよく用いられる鉄剤（胃腸障害の副作用がやや多い）は茶と一緒に服用すると吸収が阻害されて不可とする指導になっていると思いますが、これについても「程度の問題」だと思われるので、私は禁止していません。説明はしています。治療効果で判断すればよいことです。*

　いずれにしても、病態の差・合併症の有無・生活パターンの差・性格の差・副作用の出やすさなどに個人差が大きく、気になることがあれば個別に担当医と協議相談する習慣を付けていただきたい。風邪薬を臨時服用したからといって、重要な慢性疾患の服用を自己判断で中止したけれど（不適切です）、結果オーライだったことも実は多いのです。（2000. 10）

02. 薬の副作用とは

　薬の副作用は大きく分類してアレルギー反応（過敏反応とほぼ同じ）と本来の薬の作用（薬理作用）に関連した副作用の２つがあります。この２つはきっちり分けておく必要があります。アレルギー反応は薬の本来の作用とは無関係です。薬のアレルギーについては、次項の 03 話で述べます。

　いずれにしても、副作用は必ず出るというものでなく、出るかも知れないという身体の反応です。残念ながら絶対に副作用のないという薬は一応ないと思っていただきたい。ですから、効能が曖昧な薬はそういう意味からも服用を続けないほうがよいのです。薬剤情報提供書にはスペースの関係上も副作用内容の一部しか記載できません。あくまでも参考の一部です。逆に、非常に稀にしか生じない副作用も並べて記載されています。つまり、記載にメリハリがありません。もし、服用して何だか変だなとか、副作用かも知れないという感じがしたら、その時点で次の服用の前に医師に連絡して、以後の対応を協議するようにして下さい。電話で十分な場合も多いと思います。

　薬を服用した時に見られる効果ないし作用のうちで、目的に一致した効果を「効能」ということなら、目的に合わない効果を「副作用」ということになります。もちろん、副作用は良くないのですが、その副作用を来した薬はひどい代物かというと、そう簡単ではありません。

　先ずは１例を挙げましょう。βブロッカーという種類の薬は高血圧や頻脈性不整脈などに効能があります。そこで、この両方の疾患を持った人に投与すると、１剤で一石二鳥となります。ところが高血圧だが脈拍数が少ない人に投与すると、脈拍数を減らすという作用は副作用になりかねません。逆に脈拍数は多いが血圧が低い人に投与すると血圧を下げるという作用は副作用になりかねません。こうした種々の効果がある薬の場合は、服用を適切にしないと副作用になることがあります。

では、仮に血圧を下げる作用しかない薬を高血圧症の人に用いると副作用はないのかと言いますと、これは皆さんご存知の通り、薬の量が相対的に多いと血圧が下がり過ぎることがあります。これは目的とする作用が強過ぎたので結果的に（相対的に）過量投与と言うべきでしょうが、好ましくない反応という点では広義の副作用です。

　薬の服用量が多過ぎたり、何らかの理由で体内に蓄積されると、効能とは違う副作用あるいは「毒性」が出やすくなります。そうならないために、薬の使用には「常用量」という基準量をもってするのが安全ですが、必要な場合は「極量」という量まで投与することがあるのかも知れません。しかし、余程の根拠がない限りそういうことは避けるのは当然ですし、実際には行いません。因みに死に至る量は「致死量」といいます。

　ところが、ややこしいのは常用量をはるかに下回る投与量でも副作用が出る人がいます。やはり個人差が大きいので、事情が許せば最初から多量の薬を投与しないで徐々に必要な量まで増やすほうが無難です（ご参考までに、副腎ステロイド投与などの場合に、最初に十分量を用いて次第に減量していくという投与法もあります）。私がよく出遭うのは、喘息の薬（気管支拡張剤）で通常量の１／５程度の１日量でも動悸や指の震えという副作用の出る人や、鎮咳剤で容易に眠気が出て困る人がいますが、多くの人はどうもありません。

　因みに、ある薬の副作用の記載には眠気もあるなら、その反対の不眠もあります。別の薬の場合は下痢も便秘も書いてあります。やはり個人差が大きいということです。医者患者お互いに気を付け、随時情報交換をして協議するということが大切だと思います。（2000. 10）

03. 薬によるアレルギー

　アレルギー反応は要するに「出る人は出るし、出ない人は出ない」という体質の問題が一番ですが、出る人も全ての薬に出るのではなく、体質と薬との相性の問題でもあります。なお、ペニシリンやピリン類など比較的アレルギーの出やすいと言われる薬と、ほとんど問題にならない薬とがあります。しかし出やすいといっても、出るか出ないかというと、出ないことのほうがはるかに多いのです。他方、ほとんど全ての薬にアレルギーを起こす可能性があります。食物でさえあり得ることだから、驚くことではありません。

　ビタミン類の薬剤にもアレルギーの可能性が記載されています。なお、薬の成分は本来の成分以外に錠剤やカプセルの形を作る物質も含まれていますので、それに対するアレルギーが起っていることがあります。アレルギーは中毒と違い、量が少なくても出ます。

　アレルギー反応性は何度か物質に出くわしている間に一部の人に生じてきます。ということで、以前大丈夫であった薬にも、その後アレルギーが出ることがあります。ただ、患者医者双方にできることは、以前アレルギーを生じたことのある薬は記録しておいて、再び用いないことです。以前アレルギーを起こした方は、是非そのことを医師に申告しておいて下さい。それと気管支喘息のある方は、喘息発作というより危険な形でアレルギーが出る可能性があるので、特に初めて用いる風邪薬などは気を付けましょう。私は、薬を飲む時はなるだけ夜間遅くに最初に飲まないほうがよいとお勧めします。もし、医療の手薄な夜間に重篤な反応が起こったら困るからです。

　時には複数の薬を服用して、どれがアレルゲン（原因物質）か分からないことがあります。次に、このうちのどれかの薬を使いたい時はどうする

か？　これはケースバイケースで、患者医者双方で協議するほかにないと思います。さらに、たまたまある薬を飲んだ時に発疹などが出たとしても、実はその時に食べた食物に原因があったかも知れないし、皮膚の病気で発疹が出たのかも知れません。というように、臨床の場は実験の場と違いますので、曖昧なまま終わることも多いのですが、なるだけ無難な方針（君子危うきに近寄らず）を採ります。なお臨床検査でアレルゲンの陽性度をチェックすることができますが、生じているアレルギー反応の原因について、必ず白黒が付くということでもありません。

　アレルギー反応は炎症反応の一種で、どの臓器にも炎症を起こしてくる可能性があり、いろんなパターンがあります。一番多いのは発熱・発疹ないし皮膚の痒みです。腸炎を起こすと、消化器症状を伴うことになります。また、肝炎や肺炎を起こすこともあります。どのアレルギー反応も問題ではありますが、多くは軽症です。特に問題なのは、急に呼吸困難や血圧低下を来すアナフィラキシーやショックと言われる反応、そして少し遅れて進行する劇症肝炎や劇症肺炎などでしょう。

　注射時のショックの中には、注射針の痛みに対する神経虚脱が原因のことがあり、これはアレルギーではありません。ある種の自律神経失調（血管運動神経）と言えましょう。この場合は採血でも生じることがあります。これをしばしば起こす人に出くわしたことがあります。こういう方は、そういう体質であることを先ず本人が自覚して、どうしても注射が必要な場合は臥床してするべきでしょう。また、体調の不良な方も（不良だから受診しているのですが、特に自律神経が不調の場合）注射が必要な場合は臥床してするのが無難です。（2001.01）

04. 生活習慣病について

　1957年以来の「成人病」の名称が1997年から「生活習慣病」に変更されました。いずれも厚生省の制定です。名称が違うことですから、多少含まれる病気の種類も異なり得ますが、ほぼ同じです。すなわち、40歳前後から増加してくる脳卒中・心臓病・がん・糖尿病などです。これは成人病の発症・進行には単なる加齢のプロセスだけではなく、生活習慣（ライフスタイル）が深く関与していることが明らかになってきたことと、そのライフスタイルがますます健康に悪い状況になってきていることで、名称の変更を迫られたものと思います。

　名称変更の意義は理解できますが、その弊害もあると私は思います。それは、内科診療をずっとしてきて実感していることです。病気になる原因は「生活習慣だけによるものではない」からです。つまり「生活習慣病」という言い方では、「遺伝的要因」（個人差という要因）と「加齢」（歳をとるという要因）についての理解が抜けてしまうので、私は「成人病」という言い方のほうが、含みもあってスマートで良いと思います。

　情報化社会の現代では、テレビ・新聞・本・井戸端会議・そして医療機関などからの情報で、運動不足・食べ過ぎ・肥満・喫煙・飲み過ぎ・精神や身体のストレスなどで成人病になりやすいことを知らない人はあまりいないと思います。観念としては生活改善の重要性は知っているのです。多くの人は「分かっちゃいるけど止められない」的な状況だと思います。ちゃんと工夫努力している人も少なくありませんが。

　これからが本論ですが、よく受ける次のような質問を見ていただければ十分だと思います。
　「私は甘いものも脂っこいものもあまり摂らないようにしているし、散

歩も毎日やっています。主人は暴飲暴食で運動は全然しません。それなのに、私だけがコレステロールが高いのはおかしいなあ？」

これはちっともおかしいことではなく、個人差が大きいだけです。

「コレステロールが高いと言われますが、以前は高くなかったですよ。生活は変わっていないのにおかしいなあ？」

これも、以前より歳を取ったからそうなってきたのでしょう。

例えば、もともとかなり良いバランスの食事をしているのに、コレステロール値がかなり高いと指摘されるや、さらに食事をギリギリに制限しようとする人がおられます。私はよく「仙人みたいですね」と言っています。一般的に言っても、食事療法で改善されることは期待できますが、必ず正常値（基準値）になるとは保証されていません。運動療法も同じことです。

つまり、この人の食生活が悪ければもっとコレステロールが高かったはずで、今の食事でも十分意味がある場合もあります。こういう場合に、どうしてもコレステロールを下げたければ、薬の服用を考えねばなりません。人生観などから薬が嫌なら、コレステロールが高いことを甘んじて受け入れればよいのだと思います。個々の人の運命は分かりませんから、どちらが正解かは分かりません。ただ、大規模統計的研究などから医療の標準対応は前者ですから、こういう場合に医師に判断を委ねれば薬の使用を勧めることになろうかと思います。

一方、もともとの生活習慣が不適当なら、その改善から始めるのは医療の常識です。この場合、継続的にその効果をチェックして、データー改善が不十分なら、生活改善度をさらに強化することが本当にできるのか、それとも薬物の助けも借りるほうがよいのかを冷静に判断するのが、現実的な対応と思います。（2001.01）

05. 検診・人間ドックで何が分かって、何が分からないか

　住民検診には、基本健康診査・胸部検診・胃がん検診・腹部エコー・婦人科検診・乳がん検診などがあります。先ず基本健康診査ですが、一般診察に加えて主に採血検査で判断する内容のものです（採血検査は選んだ検査項目しか分かりません。採血検査で何でも分かると思っている方がおられるので、念のため）。検査項目は経済面も考慮して決められています。この「基本健康診査」の指定検査項目からは、がん以外の成人病（生活習慣病）についての判断ができるので、便利です。

　「がん検診」はほとんどが画像診断で判断するということを、しっかり知っていただきたいと思います。腫瘍マーカーといって血液や尿で判断する場合もありますが、例外的なものは別として、一般の成人のがんの早期診断ではあまり役には立ちません。つまり、肺の場合なら胸部写真や胸部ＣＴ、食道胃十二指腸なら胃カメラ（透視もありますが）、大腸も大腸カメラ（透視もありますが）、肝臓・胆嚢・膵臓・腎臓などは腹部エコーや腹部ＣＴで判断します。その他、甲状腺・乳腺も視診・触診した上で怪しければ、やはり画像診断を行います。子宮がん検診の場合、子宮頚部がんは直接見えるところにあり、観察で怪しければ検診にて細胞診も行われます。

　なお、「がんの確定診断」は画像診断ではなく、生検材料からの「病理診断」（または、少なくとも「細胞診」）です。ただ現実的には、画像だけでも「確定的な」判断が可能な場合もあります。

　胃透視も多分そうですが、肺がん検診において「胸部写真」で肺がんの疑いで引っかかっても、精密検査の結果ではがんではなかったということは非常に多くあります。私が委嘱されている熊本県の胸部検診事業では２人の経験のある認定読影医が個々に診断して、その上で当該医師と違う第

三の判定医師の総合判断で判定して、受検者に結果を通知します。それでも確定ではないので、ある程度怪しい陰影は「要精査」として引っかけます。そうしないと、見落としが出てくるからです。胸部写真の読影は実は非常に難しいのです（胸部ＣＴのほうが読影しやすい）。肺の専門医がいない病院の人間ドックや職場健診を受けて「肺は大丈夫」と言われたといって、診察上必要と思われる胸部写真撮影を受けたくないという方がいます。ある程度は説得しますが、無理に検査することはできないので、こちらは困ります。本当は、ご本人が困る場合があるのですが…。

「人間ドック」は、基本健康診査よりも採血項目をより充実させて、各種がんに対する検査を複数メニューに加えたというものです。やはり選んだ項目によって分かるものが決まります。また、各ドック機関によって項目のメニューが多少異なります。

人間ドックにせよ検診にせよ、あくまでも「一応健康だろうが、どこか悪いところがあるかも知れない」と考えて行う検査です。ある病気で医療機関にかかっている場合は、当該疾患に関することは当然診療の方の判断を優先するべきです。私は経済面を考え、検診やドックの結果データーを参考にしてなるだけ重なる検査は省略する努力をしています。しかし、採血項目も個々の方において治療上必要な項目がドックや検診では抜けていることがあります。また、胸部写真などの話ですが、たとえ１ヶ月前に検診で「異常なし」でも、数日以内に異常陰影が出現することは稀ではありません（特に肺炎や心不全などでは変化が速い）。症状がある場合は最近の検診の結果に拘っては間違いの元です。胸部写真は必要であれば１日に数枚撮影しても全く心配ありません。妊娠中の人でも「本当は問題なし」です。（2001.01）➡ *(注) このテーマは94話でも書いています。*

06. 薬の効果に影響する食品

　先日、外来で「降圧剤のカルシウム拮抗剤をグレープフルーツのジュースと一緒に飲むとよくないという番組を見たが」という質問を受けました。これを機会にこのテーマを選びました。グレープフルーツ（ＧＦ）に含まれる物質には、一部の薬物の肝臓での分解速度を遅らせる作用があるということです（肝臓の代謝酵素を取り合うので）。つまり薬の血中濃度が高くなる可能性があり、結果的に薬をより多く服用したことになる可能性があるということです。降圧剤の場合は血圧がより下がるということです。ＧＦのこの作用と関係のある薬は、降圧剤のうちのカルシウム拮抗剤でも日本では最も多く用いられているフェロジピン系のものです。ハルシオンなどの睡眠導入剤やエリスロマイシン系の抗生物質も同じ酵素を取り合いますが、現実的にどの程度なのかは分かりません。多分、ＧＦが多量でなければ影響は多くはないのではないかと思います。

　毎日ＧＦをかなり飲む状況なら、フェロジピンの降圧作用がより強く出ている可能性がありますが、血圧の変動や薬の効き具合の個人差の原因はもともと複合的であるので、気が付かないかも知れません。君子危うきに近寄らずですが、私はやはり有名になるほどのことかどうか分かりません。

　こんな質問もあります。「納豆は血を固まりやすくするので食べないほうがよいのか？」というものです。脳梗塞や心臓内血栓のリスクの高い人などには、強力な抗血液凝固剤のワーファリンという薬を服用することがあります。この薬はもともとビタミンＫの作用を抑制することにより抗凝固作用を発揮するのです。そこで、ビタミンＫの多い食品を摂取すると、ワーファリンの薬効が薄れるので困るということです。しかし、ビタミンＫは多くの野菜や海草にも含まれています。粘り気の強い芋・オクラなどは比較的に多いらしいです。特に納豆とクロレラには多量に含まれています。納豆を禁止にする理由は、ビタミンＫの含有量が極端に多いというこ

とのみでなく、それは食生活の上で特に欠かせないものではないということとです。クロレラも禁止品目です。ところが、もし多くの野菜を多少ビタミンKを含むというだけで制限するとその不都合は大きいし、その割にはその恩恵は曖昧です。そこで、野菜については何も言わないことが多いのです。つまり、薬のことでも多くの物事と同様に0か100かではないのです。物質の量・作用の頻度・作用が重大か軽微か・その他の状況を総合的に勘案して、最終的には個々に決めることでしょう。何でも多量は要注意です。なお、ワーファリンを服用していない人にとっては、納豆は問題食品ではなく、以前からの認識通り「望ましい食品」と言えるでしょう。

　貧血の治療剤で鉄剤があります。特に茶（タンニンが問題）と胃薬のうちでも制酸剤（水酸化アルミニウム・水酸化カルシウム・酸化マグネシウム＝カマグ）は、その吸収を不十分にします。鉄剤を服用する時だけは、そういうのを避けるようになっているようです。いつ服用するのかは好みの個人差がありますので、主治医と相談して決めておくのがよいと思います。その他、乳製品・牛乳・玉子も多少吸収を悪くするらしいです。しかし、服薬して貧血に対する効果があれば気にしなくてもよいと考えています（➡ *01 話参照*）。

　アルコールは肝臓のP450の酵素群を取り合うので、種々の薬の血中濃度へ影響します。加えて、アルコールは向精神作用があるので、特に睡眠薬など使用の際は要注意です。（2001.03）

07. 糖尿病の治療では薬は食事運動療法の代用にはなりにくい

　現在、日本の糖尿病患者数は700万人以上、予備軍を加えると1,400万人と言われます。長年高血糖を是正しないと、種々の合併症や動脈硬化の進展を来します。「網膜症」による失明は年間5,000人で、成人における失明の原因の第1位であり、「腎症」によって毎年7,000人が新たに人工透析導入されており、その透析の原疾患の第1位になったと思われます。また、「神経障害」による異常知覚や自律神経障害で長年苦しんでいる方が多くなっています。日本人の大多数は、ある程度インスリン分泌の保たれているインスリン非依存性（Ⅱ型糖尿病）のタイプですので、これについて述べます。

　同じ動脈硬化の危険因子である高脂血症や高血圧症自体のコントロールは、たとえ生活改善が不十分でも、多くは薬物療法で是正可能であります。しかし、糖尿病は現在のところこれが難しく、生活療法、つまり運動療法と食事療法に依存する比重が非常に大きいのです。ただ、軽症の場合は適当な生活でも、あるいは適量の薬剤使用でも上手くいくことがあり、その場合はその生活でよろしいということです。

　糖尿病の実体は、膵臓からの「インスリンの分泌が不十分」であることと、インスリンの信号を受ける側の肝臓や筋肉を含む細胞のその信号を受ける構造（レセプター）が減少したり鈍感になること（インスリン抵抗性の増大または感受性の低下）で「悪循環」を招くことです。そもそもインスリンとは、各細胞が血中のブドウ糖（身体の燃料、石炭と同じ）を燃やしてエネルギーとして利用する際に必要なホルモンのことです。糖尿病では各細胞がエネルギー不足になるというのも大変問題ですが、利用されない血糖が血中に溢れる（高血糖）ことも問題で、これらが複合的に合併症を引き起こします。

　現在の薬物の主なものは、インスリン不足を改善するものです。インス

リンを直接補給する注射薬と、膵臓のインスリン分泌を刺激する内服薬（血糖降下剤）の２つです。しかし、高血糖が続くとインスリン抵抗性も増大してきて、血液に十分な濃度または高濃度のインスリンがあるようになっても、高血糖が改善されないことが多いのです。しかも、血中インスリンの高過ぎる状況が続くと、これがまた心血管障害の危険因子になります。

　さて、血糖コントロールが上手くいっていない場合についての結論です。この厄介なインスリン抵抗性を改善するのに「運動療法」は大変重要です。運動療法は、単にカロリー摂取過多を帳消しにするだけではないということです。同時に、適正な「カロリー制限」も非常に重要です。つまり、両方ともとても大事なのです。

　一方、膵臓からのインスリン分泌が血糖降下剤を用いても十分得られない時は、「インスリン注射」の適用となります。なお、しばらく注射して膵臓を休憩させると、その後インスリン注射を止めても膵臓からのインスリン分泌が回復してくることが時にありますので、一生インスリンを続けるとは限りません。この場合は、悪循環を一旦断つということが、早く良好な状態に戻す契機になっています。残念ながら、一生インスリン注射を必要とする場合もあります。

　私は糖尿病の管理には特に力を入れていますが、改善の目処が立たないのに今までのパターン（効果が乏しくなった生活や薬剤）を変えようとしない方には良い手がありません。

　最後に、糖尿病と診断された人でも血糖の良い管理が維持できれば、糖尿病でない人と何ら変わらない人生が送れます。ただ、管理の維持にご苦労が多いのは確かです。（2001.03）➡ *(注) 最近は、新しい機序の糖尿病の薬剤が複数利用できるようになり、格段に管理がしやすくなってきています（81話参照）。*

08. 診察の時に何故定期的に体重を量るのか？（質問箱から）

　今年から当院待合室に質問箱（ご質問やご不満やお叱りなど何でもお願いしたいのですが）を設けています。先日、初めていただいたご質問がこのことでした。➡ （注）後にも先に質問をいただいたのはこれだけでした。

　身体の調子の良し悪しは先ずご本人が一番よく知っているはずなので、私の立場からすると、やはり問診が重要です。つまり、ご本人の話をよく聞き出すという作業です。次に重要なのは、複雑な検査などではなく、一見して元気がありそうかなさそうか、表情が冴えないかどうか、顔の色や艶などを見ることです。このことは、診療所であろうが高度医療機関であろうが変わることはないはずです。その次に、体重や体温や脈拍・血圧・呼吸の状態・むくみ（浮腫）などが重要です。体重で言えば、以前とあまり体重の変化がない場合は、体調はそれほど変わっていないだろうというと考えられ、逆に変化が大きい場合は何か変だという信号になります。

　標準体重というのがあります。以前の計算法は、身長が標準から高い場合と低い場合において不適当な値になりますので、忘れて下さい。現在は身長（m）× 身長（m）× 22 が標準体重とされています。ＢＭＩという計算値が体重の指標になっており、これは体重（kg）÷ 身長（m）÷ 身長（m）で示されますが、この標準値たるものが 22 という値です。つまり、同じ計算式を利用しているのです。この標準体重の値を利用して、その 20％を超えるかどうかで肥満や痩せと判断し、10％を超える程度はやや肥満またはやや痩せと判断します。

　しかし、標準体重でないといけないとは限りません。身体の脂肪の多少が大きい要因でありますが、筋肉の発達の程度も関係があります。標準体重と同様に重要なのは、20 代の時の健康であったと思われた時の体重も

目標体重の参考です。「体脂肪計」というのがありますが、自分の脂肪の付き具合の参考にはなるものの、器具の標準化も曖昧ですし、臨床上は体重と腹囲で判断することになっています。

　ここからが本論ですが、体重の重要性は疾患によって違います。糖尿病や脂肪肝などの人は、そのこと自体が管理の重要な指標です。また、心臓や腎臓の機能に問題がある可能性の人にとっては、体重はその機能の最も敏感な指標（浮腫の有無と同様）です。つまり水分が身体の中に溜まり過ぎているかどうかということです。一番強調したいのは、既に述べたように、値そのものよりも、増えたのか減ったのかのほうがもっと大事なのです。心臓や腎臓に問題のある人や、食事が摂れていない可能性のある人は、その都度体重測定をしないと病状の把握はできません。

　急に体重が減った場合は、①エネルギーの供給が減った（経口摂取が減った、消化吸収が悪くなった、糖尿病の悪化で体内でのエネルギー利用が悪くなったなど）、②エネルギーの消費が増えた（発熱、運動し過ぎ、甲状腺機能亢進〈ずっと運動しているのと同じ状態〉、消耗性疾患〈がんや肺結核やその他の炎症など〉）、③筋肉がひどく衰えた、というような状況などが考えられます。急に体重が増えた場合は、その逆を推定します。結婚した男性と煙草を止めた人たちも、しばしば決まったように体重が増えますね。また、減っても増えても、その変化の前のほうが異常で、元に戻ったということもあります。（2001. 11）

09. 糖尿病でない方も読んで下さい

　大部分の「普通の糖尿病」についてですが、そのコントロールが上手くいっていない時は、生活改善をしないと、医者の処方する薬だけでは十分良い結果が出ません。薬剤の効果が大きい高血圧、高脂血症、高尿酸血症などと違って、薬で「無理やりでも」データーを改善することは難しいのです。逆に、生活改善でびっくりするような改善が短期間に得られることがよくあります。自験例を書いておきます。

　70歳女性。他院で糖尿病の治療中（血糖降下剤内服）に片目が外上方に向いて動かなくなった。これは糖尿病による神経障害で、眼を動かす筋肉に麻痺が生じたものです。インスリンの適応かどうかということもあり、入院施設のある当院に紹介がありました。糖尿病の管理の指標（ヘモグロビンA1c）も最近は悪化していました。そこで、直ぐ入院してもらいました。翌日から先ず薬を一旦止めて、血糖の日内変動を測定しつつ、インスリンの投与量を決めていこうとしました。ところが、外来では高かった血糖値が入院直後から正常になり、しかも入院中の食事は家のそれよりカロリーが多いとのことでした。

　そこで本人に聞き取りをすると、テレビを見ていて果物が身体に良いと聞いて沢山食べ出し、赤ワインが動脈硬化に良いと聞けば積極的に摂り始めた。入院して、それらを仕方なく中断していたということが分かりました。このことは、外来通院だけでは分からなかったと思います。直ぐに薬なしで退院しました。その後、眼の障害は治りましたが、これは運が良かっただけです。

　赤ワインだけでなく、黒酢に黒砂糖とか、ヨーグルトに蜂蜜とか、牛乳をどんどん飲めとか、その他似たような話が懲りもせずに出てきます。それはどういう人に意味があるのか？　何に効くのか？　どのくらい効くのか？　本当に効くのか？　不明です。いくら肩書きの立派な博士が言っても、

駄目です。多くは無責任な自己主張か商売です。はっきりしていることは、財布が軽くなることと、糖尿が悪くなることです。赤ワインだってまだ個々の日本人に良いという証拠などどこを探してもないのです。面白いことにドイツの研究者から、ドイツの白ワインがフランスの赤ワインより動脈硬化に良いという研究データーが発表されているのを見ましたぞ。「研究室内での研究データー」と「実際の人間に有意差のある影響」とには、幾重にもの大きな隔たりがあります。

　高血圧や高脂血症の話も似たようなことです。「み○も○た」の番組はバラエティーとわきまえることです。大概は、耳糞ほどの変化をもって人間個体全体に良いとか悪いとか放言しています。多くは量的な意味付けが全く出鱈目です。「ストーリーは面白いなあ」ということで、自分がしようと思っては大体が間違いです。いつもの普通の美味しい家庭料理を食べてきて、日本は平均寿命世界一になっているではありませんか。欲深過ぎると火傷を負うと思ったほうがよいでしょう。そして、こうした番組に出るような医者は「おっちょこちょい」だと思います。思慮深い医師はこういう番組には出ないでしょう。この番組が多くの人の時間と心の平穏と財布の重さとそして健康を損ねているという事態を知っていればです。しかし結局は、番組は視聴率が勝負ですから仕方がありません。視聴率を上げている視聴者の責任です。

　常識的な食生活と多少のウォーキング程度の運動などを心掛けても、血圧や脂質の検査値の改善が不十分な場合は、薬の服用が勧められます。単純明快です。薬は絶対に嫌だといって、極端な食生活や過重な運動を試みようとされる場合がありますが、目的が健康というのであれば、私は良くないと思います。「極端な食事の研究」とか「運動でどこまで筋肉がつくか」などが目的なら別ですが。（2002.07）

10. 喘息は合理的な実践治療によりかなり上手くいきます

　最近の７～８年の専門学会の治療ガイドラインにより、大方の気管支喘息の治療法は解決された感があります。喘息治療の目標は最低死なせない、最低の次は入院するほど悪化させないことになっています。とにかく、悪化しかけた時に早めに手を打つことがコツです。

　喘息がアレルギー反応であれば、その原因物質である抗原を除去するという方針となります。当該抗原から容易に隔離可能なら、これは確かに良い方法です。花粉吸入などの季節性の場合は、季節の悪い時だけのメリハリ治療になります。しかし喘息の大部分は、花粉に限らない一般吸入抗原です。私の場合は、飼っておられるペット動物に対するアレルギーが陽性ならば、飼うのを止めるよう指導します。頻度の高いハウスダスト・ダニ・カビなどの場合は、部屋の掃除をしっかりすることは今でも大事な方針ですが、完全に除去するのは無理でしょう。さらに言えば、アレルギー体質の人は複数の抗原に対しての反応性があることが予想され、かつ全部の解析は不可能だし、抗原の完全除去も困難です。よく考えてみると、その抗原に過敏な反応性を持つその体質のほうが問題であると言えます。
　その過敏反応性を直接是正する目的で行われるものに、「減感作療法」があります。これは、当該抗原の液を次第に増量しながら皮下注射していって過敏反応性を消失させるものです。観念的には決定版です。しかし、月に２～１回を数年以上継続することになり、手間がかかることと、抗原を全て同定できないこと、自然の病状変動もあって効果が曖昧なこともあり、最近では重要視されていません。個々には良い人もあるでしょうが。生活改善療法や心理療法などは煩雑な上、効果はやってみないと分からないのが問題です。
　従来から変わらない治療の１つは、気管支拡張剤（テオフィリンと β 刺激剤）の投与です。急に悪くなる時は β 刺激剤吸入かテオフィリン点滴や

アドレナリン皮下注射（より重症の場合にすることがある）で凌ぎます。これは発作時に必要な治療ですが、以前はその都度病院に行かねばなりませんでした。十数年前からは β 刺激剤のハンドネブライザーが導入されました。必要時に自己吸入できるようになり、これは画期的な進歩です。ただ、この吸入のタイミングと回数のコツが問題で、「しなさ過ぎ」と「し過ぎ」の間違いがあります。この種の吸入薬での死亡事件についてのことはマスコミで有名になりましたが、冷静に解析すると全部が副作用による死亡ではなく、有効な治療を怠った喘息死の場合が極めて多いと私は思っています。重症時にはこの薬剤の吸入は無効になり、直ちに医療機関で重症度に応じた治療をしないと危ないのです。

　しかし何と言っても、原因の炎症をとにかく強力に押さえ込むという方針の徹底で、最近では喘息を安定した状態に保つことが容易になりました。悪化時期には、点滴や内服での副腎皮質ステロイド投与が非常に有用です。本薬剤の全身投与も、短期では副作用の心配はほぼないと思われます。悪化しやすいケースの安定時期はステロイドの自己吸入療法による維持が基本方針で、長期投与でも全身副作用はあまりないようです。抗アレルギー剤は一種の抗炎症剤ですが、喘息には言うほどの効果がない場合が非常に多いと私は感じています。

　喘息の治療は個々の患者さんのその時々に応じて、上記のあらゆる組み合わせが可能です。しかし、今後の治療法の中心は β 刺激剤（吸入）とステロイド剤（吸入）になるでしょう。英国と米国ではかなり以前からそうなっています。吸入薬は局所へ薬剤を集中させて全身への影響が少ないので、理に適っています。また、確実な効果のあるこの 2 種類の薬剤の組み合わせも理に適っています。（2002. 07）　➡　*(注) 現在はその通りになりましたが、副腎皮質ステロイドがより重要となっています（90 話参照）。*

11. 喘息治療におけるβ刺激剤吸入療法の具体的なお話

　私は開業する前に、1年間京都桂病院呼吸器センター部長という職をいただいて、手術の傍ら呼吸器内科の経験もしました。在職中に大塚製薬からセンター長の池田貞雄先生に、β刺激剤（気管支拡張剤の一種）のハンドネブライザー（メプチンエアー）の吸入指導のビデオ作成の依頼がありました。ビデオの中では後輩医師が医師役と患者役で好演し、池田先生が解説しています。このビデオは当院の待合室に置いてあり、貸し出しができます。私も開業してから具体的な吸入方法の実演を大切にしています。この吸入薬は喘息治療の重要な柱の一つです。

　患者さんの実演のチェックも重要です。他院から転医されてきた患者さんに、私の目の前で吸入を実際にしてもらいますと、多くの患者さんはあまりにも下手です。そして「吸入は効かない」と言っています。要するに吸入器を渡すだけで使い方の実演をしつこくしていないのです。そういう現状が結構あるのを知りました。これでは十分な効果は期待できません。

　さらに、吸入のタイミングも不適切な実態が多い（メプチンエアーは有症状時の頓用が一般的使用です）と言えます。患者さんは息苦しくなっても「もう少し悪くなるまで我慢しよう。何しろあまりしないほうがいいらしいから」となって、必要な時に吸入せずに重症になることが多いのを知りました。副作用を一方的に強調する愚を犯す世相であるので、こういう現状は非常に多くて私は呆れ返っています。正しい指導は「一寸息苦しくなったら早目にして下さい。そのほうが早く改善して、結果的に吸入量が少なくて済みます。効果があり、動悸や震えが出なければ多少の繰り返しは構いません。重症になったら効きが悪くなります。効かない時は病院に行くタイミングです。しかし、とことんひどくなる前の時間内に受診するのがコツです」であります。

β刺激剤は内服薬でも吸入薬でも時々、動悸・指の震えの副作用があります。例えば「吸入薬は何回までOKか」「吸入間隔はいくら以上ならOKか」という質問があれば、個人差が大き過ぎて答えられません。因みに、製薬会社の注意書きには「原則1日に4回（8吸入）以内を守る」です。実際には1回の吸入で動悸などの出る人がいますが、そういう方の場合は以後この吸入療法を断念します。逆に、多少繰り返し吸入しても副作用を感じなかったら、やり過ぎでなかったと考えられます。動悸や震えを感じながら繰り返す人がいましたが、これは危険な可能性があるので、私は厳しく注意しています。とにかく、それほど吸入回数が多い場合や吸入が効かなくなったということは、その時点で吸入のみでは不十分であるという結論が出ているのであり、有効な治療を放棄しているということで、大変に危険です。ステロイド投与や酸素療法が必要な可能性があり、絶対に早期受診のタイミングです。

　最近は、吸入ステロイド継続使用の普及により喘息の管理に飛躍的な進歩があります。昨年、「第1回町医者会」というプライベートな会合が京都であり、主宰の泉孝英京大名誉教授（呼吸器内科）が招待してくれました。出席者の多くは泉先生とつながりのある喘息専門医でした。私は本来は部外者でしたが、同じ大学で免疫の研究をしていた私を個人的に可愛がっていただいたものです。世話人に中島明雄先生という方がいましたが、下関の済生会病院の呼吸器科部長の時にこのステロイド吸入治療を日本に最初に臨床導入したそうで、その結果沢山外来に来ていた喘息患者さんが著明改善して再診数が減り、呼吸器科の採算が悪化して、責任を取って辞職し、今開業されているという、冗談話を泉先生が披露していました。患者数が減ったことは本当らしいです。当院の外来でもステロイド吸入の積極的導入をしているうちに、長く苦しんでいる患者さんがほとんどいなくなりました。（2002.07）

12. 咳が２～３週間も続いている場合は何だろう

　咳が出て直ぐに肺がんの検査をするのは、正しいとは思えません。先ずは、風邪症候群として診療していくのが標準です。しかし、咳が数週間も続けば、胸部写真を撮るべきです。そうしないと、重要な疾患を見逃してしまう可能性があります。

　咳で風邪症候群となると、部位的な病名は喉頭炎・気管支炎でしょう。「気管支炎です」と言うと重症と思ってびっくりする人がいますが、肺炎ではないというほどの意味です。喉頭炎ではないというほど、しっかりしたことでもないのです。要するに「咳の風邪」です。胸部写真ではっきりした肺炎の影はないということです。喉頭炎の場合は声枯れでそうと判断しますが、耳鼻科が得意な領域です。その他は呼吸器内科のほうがよいと、私は思います。

　長引いた咳は、①風邪のレベルでなくて肺炎である、②風邪の治りにくい原因がある、③アレルギー疾患、④気道の自律神経障害ないしは心身症、⑤肺がんや肺結核など、⑥その他原因不明の肺疾患、⑦肺気腫、⑧胸膜炎、⑨心不全、のうちのどれかでしょうか。①と⑤⑥⑦⑧⑨は臨床経過と胸部写真などから見逃すことは稀でしょう。④は他の疾患が考えにくい時で、雰囲気でそれらしいという場合ですが、適切な薬剤で軽快することにより診断が強化されることが多いものです。注目すべきは残りの②と③です。

　案外、②と思われる場合が多いのです。学校の先生のように話すことが多い職業や、煙草、アルコール、入浴、運動、激務などを続けており、常識的な療養を全くしていないというような状況です。例えば、問診で煙草を吸い続けていることが原因ではないかと指摘しますと、「いつもは煙草を吸ってもそんなに咳は出ないのに、そうかな？」と本人はそれが影響を

与えていることに気が付いていないことが多いものです。私は次のような説明をして「風邪の間くらいは」と言って禁煙を勧めます。

「あなたはいつもは走っても足が痛くなることはないでしょうが、もし捻挫をしたら歩き続けただけでも痛みはなかなか治りませんよ。それと同じです」

ちゃんと療養していたら、医療費も要らなかったかも知れないです。ただ、なかなか仕事に穴を空けたくない社会事情もある場合は、難しいですね。しかし、煙草や学生の部活などが原因の場合は本人の了見が悪いということでしょう。そのうちに①になってしまうかも知れません。

最近、③と思われる症例が多くなっています。微熱があっても風邪とは限りません。アレルギー炎症でも自律神経障害でも僅かの熱が出ることがあり得ます。高熱が出た場合でも、風邪を引いて、その結果、気道の過敏症が誘発された場合もあり、風邪と重なっている場合もあります。しかし典型的には、発熱もなくだらだら咳が続いているなど、アレルギー以外では説明することが難しい場合があります。

鼻にアレルギー性鼻炎という疾患があり、細い気管支に気管支喘息が結構多いのだから、その間の咽頭、喉頭、気管や太い気管支にアレルギー性炎症が稀であるはずはありません。多くは広い意味での「アレルギー性気管支炎」です。「咳喘息」や「アトピー咳」という概念もあります。気管支について言いますと、太い気管支に炎症があると咳が主で、細い気管支に炎症があるとゼーゼーや息苦しさです。

もともとアレルギー性鼻炎などがある場合や、採血検査のデーターで診断が強化されることが多いです。そう言えば実は咳だけでなく、夜間は一寸息苦しいことがあるとか、少しヒューとかゼーの音がするという場合がかなり多いので、診断には困りません。治療は短期間の副腎皮質ステロイドの内服で著明な効果を示して、長引かない場合が結構多いです。他の薬剤での短期効果は不確実です。(2002.07)

13. 成人病の管理をさせていただいて気になってきたこと

　内科中心の開業医をしていますと、高血圧症、高脂血症、肥満、糖尿病などの動脈硬化の危険因子を有する状態の管理のお手伝いをすることが多くあります。これらは関係学会のガイドラインを参考にして、検査値の目標を設定して、生活改善の指導や薬物投与の組み合わせでもって管理します。そういう管理をしていても、あくまでも大規模の臨床研究から得られる統計学的な予測が拠りどころであるだけで（マクロ医療）、個々の患者さんの将来の健康上の予測（ミクロ医療）については、実は不確実なのです。それでも現代の臨床医学で認められた指針を守ることは、一応は良いこととしているのです。

　一方、宣伝や風評のような健康対策のお勧めには時間とお金と精神を浪費しないほうがよいと思います。無責任なマスコミがしきりに流すような、研究室の中だけの一寸した試験管内のデーターや短期間の動物実験の結果だけでは、人間の個体や全体に適用（外挿）することなど全くできません。

　このような成人病の管理を長くさせてもらっている患者さんについて、まあまあのコントロールが続いているうちに、これまでの自分の対応が良かったのかと疑問を抱くことが少しずつ出てきました。その１つとして、そのうちに手遅れのがんが見つかって、程なく亡くなられてしまうことがあります。私は請け負っている範囲外の検査を勝手にしない方針ですが、胃カメラ・大腸カメラ・腹部エコーくらいはしつこく勧めておけばよかったと思うのです。肺のほうは時には胸部写真を撮りますので、よいのですが。しかし、検査の押し売りのように受け取られるのも嫌ですし。もちろん、他の医療機関や住民検診を利用されてもよいわけです。

　２つ目としては、内科的には問題ないのですが、膝が痛いとか腰が痛いとか、力が入らずフラフラするとかで、老後に非常に辛い生活を余儀なく

される方が少なくありません。私は思うに、現代はあまりに生活習慣病（成人病）や内科的な健康に関心が偏り過ぎて、運動機能の維持向上への関心が低過ぎると感じています。運動機能というと、特別に興味を持っている人の問題であるかのようです。私は 10 年余り開業医として皆さんとお付き合いしてきて、筋肉や関節の機能維持向上の重要性に気付いたのです。それには、より正しい姿勢で筋肉を維持向上させる動きを繰り返しするほかありません。

　例えば、「変形性膝関節症」です。電気治療、鍼灸療法、関節内注射、湿布なども良いのでしょうが、全て受身です。そもそも下肢の筋力低下によって悪循環を来している状況です。やはり何歳になっても筋力の向上による若返りと肥満の是正、そして正座のような悪化姿勢は取らないという積極的な対策が重要なのですが、年寄りには無理ですよというような反応が返ってきます。何歳になってもできるし、コレステロールの値を 30 下げるよりも重要だと思います。痛くて歩けない人は補助金属付きの膝のサポーターを用いての積極的な歩行を指導したり、大腿四頭筋の筋力アップの簡単な方法を勧めたりしますが、本気で聞いてくれる人は多くありません。

　そもそも、整形外科でこういう口だけの治療（エネルギーが要って医療点数が増えない）があまりされていないように思います。「腰痛症」も皆さんは骨の変形とか骨粗鬆症ばかりを思っていますが、腰痛も多くは筋力の低下が主な原因であったり、骨の変形が主原因でも筋力低下が悪循環を来しているのに違いないと思います。少しでも良い姿勢を無理にでも保って、年齢に応じた筋力アップを真剣に前向きに考える必要があります。時々からでよいのです。姿勢の悪い人が多いので、ここでも補助金属付きなどの腰帯を自分のタイミングに応じて利用されるのがよいと思います。ドラッグストアや通信販売でも容易に入手できます。（2002.07）

14. 胸部レントゲン撮影は体に心配ありません

　放射線の人体に及ぼす影響について、①がんの発生率に及ぼす影響や将来の子孫の遺伝的変化に及ぼす影響については、受ける放射線量によって何がしかの確率が増える（確率的影響）、②妊婦における胎児の流産・奇形の発生・精神発達の遅れなどの影響については、ある線量（しきい線量）以下であれば影響は全くない（確定的影響）ことが学問上分かっています。

　レントゲン単純撮影時の大体の照射線量（mGy ／ mCv）は、頭部正面で 2.5、胸部正面で 0.16、腹部正面で 2.3、腰椎正面で 3.7、腰椎側面で 9.3、足関節で 0.21 というような値です。ＣＴでは頭部ＣＴで 40 ～ 45、腹部ＣＴで 10 ～ 20、胸部ＣＴはデーターを見つけられなかったのですが、胸部単純写真に比べると明らかに線量が多いものの、他の部位のＣＴに比べて相当少ないはずです。これらの値は以下の内容の判断の参考になります。

　先ず妊婦の話をしましょう。胎児が奇形になるリスクは妊娠 2 ～ 8 週の間であり、精神発達障害になるリスクは 8 ～ 25 週の間とのことです。この間に胎児に 100mGy の線量が直接当たると障害が生じるかも知れませんが、それ以下では大丈夫ということです（この期間においてのより重要な問題は、現実には薬の服用や喫煙による影響です）。なお、放射線が直接当たっている身体の部位以外には影響がないということで、妊婦においても子宮や胎児に直接当たらない放射線照射は胎児に心配はありません。実際は妊娠中と分かれば胸部写真なども撮影しないことがありますが、それは患者さんの不安を考えてのことで、本当は一度に数十枚くらい撮影しても何ら心配がないのです。ただし、下腹部のＣＴや骨盤・腰椎などの単純写真などは総量が 100mGy 以下の線量の範囲であってもさすがに気持ちが悪いので、事情が許せばしないほうがよろしいですが、絶対ダメとい

うことではありません。

　子孫への遺伝的影響（これはもう子供を作らない方には関係のないことです）と発がんの問題は、既に述べましたように、確率的影響であるので「不必要な放射線はなるだけ当たらないほうがよい」という理念と姿勢を取ることになっています。ただし、通常撮影の線量は実際には意味がある程度のことはないということです。中でも胸部写真の線量は極めて僅かなのです。ですから、この線量を恐れるあまり住民検診やその他の必要な検査をしないのは、かえって不利益であることが分かっています。

　医療上で放射線照射による障害が特に問題になるのは、がん治療としての放射線照射治療です。診断の場合とは桁が６つほど！！！多い量です。最近、多少問題となってきたものに、血管造影透視下でのカテーテルを用いた治療があります。心臓の場合はまだ少量のことが多いようですが、肝がんの治療などでは透視時間の総量が長くなって３桁の値になることがあり問題なのですが、それでも放射線照射治療に比べれば３桁ほど少ない量です。
　法令による放射線の線量規制限度について、「公衆の限度」は年間1.0mCv、「放射線従業者の限度」は５年間で100mCv です。しかし「治療を受ける患者の限度」は規定がありません。それは、総合的に判断して（これが重要ですが）、必要な検査や治療は制限しないほうがよいし、不必要な検査や治療はしてはいけないということです。

　放射線の被曝障害を一番警戒すべき立場の人は、日頃レントゲン透視をしながら検査や治療をしている医療人だと思われます。それでも、実際には現実的な不都合は長年出ていないように思います。（2002.09）

15. 痩せ薬による健康被害について思うこと

　最近、痩せ薬による健康被害について大きく報道されており、何人かは死亡されたように聞いています。特に、一部の中国から輸入された商品の中には、発がん性で規制がある物質が含まれているとか、成分表示がなかったり不正確だったりする不都合があるので、販売禁止に指定したなどという内容かと思います。加えて、先ず本当に効果があるのかも十分なデーターが示されていないという状況をお忘れなく。

　先ず、このようなルートの商品（といっても、これは立派な治療薬です）を服用しても大丈夫だと思うことが、大変不思議です。中国のものがどうのこうのという以前の問題です。日本製であっても基本的に同じように危ういと思われます。ところでその中国ですが、私個人は「今の中国からのものをよく信用するなあ！」というのが正直なところです。最近までの中国は基本的に非民主的な国で、人権感覚も不十分だし、ビデオやＣＤの海賊版で著作権の侵害を続けてきた人の多い国ではありませんか。

　私は十数年前に中国に出張しましたが、ちょうど「イチマルイチ、101」という中国製のハゲ薬が日本で大ブームになったところで、日本では入手困難になってきていました。そして、北京の有名な同仁堂という薬局にも立ち寄り、かつ私はハゲ出していたのをひどく気にしていた！という状況でしたが、私は買いませんでした。絶対に怪しいという確信を持っていたからです。その後ブームは直ぐに去りました。そういう私も実は、数年の間、大正製薬の「リアップ」を用いていました。発売時にある程度効くことは間違いないと思えた薬品だからです。これは効きましたよ。ただし、日本発売の濃度は低かったこともあり、高齢で使い始めた私には大きい効果はありませんでした。

　痩せる薬は以前からあります。脳の食欲中枢を抑制する薬です。ただこ

れは、一部の超肥満に対してのみ適用があり、この領域の専門医ではない私には処方経験はありません。他を探すと、気分を悪くするような薬や下剤も連用すると痩せることができるでしょう。ただ、体を壊すことは覚悟ですね。もう１つは甲状腺ホルモン剤です。バセドウ病でご存知の通り、このホルモンが多過ぎると痩せてきます。この薬は作用機序も副作用についても情報がしっかりありますので、全身のチェックをしながら、医師が厳重に量を管理して服用させれば、不都合を来さないで痩せることができるかも知れません。しかし、心不全の危険があるとか不整脈が出やすいとかの病的な状態です。

　実際の通販痩せ薬の中には、腹具合の悪くなる成分や甲状腺ホルモン剤が入っているものもあるようです。いずれにしても、服用を止めると元に戻ってしまうのが「落ち」であるのでしょう。「栄養素の体内での処理を改変して肥満を解消する」薬が通信販売ルートにあれば、かなり危険だと思います。何故なら、一般に体内の代謝を直接変調させるような薬は、肝臓や筋肉などに重大な副作用を起こす可能性を孕んでいるからです。

　最近も、糖尿病のインスリン感受性を改善するという、話としては画期的な薬が販売されました。沢山のデーターを集めて厚生省の薬事審議会でパスしたものです。それでも、販売後に死亡を含む重大な副作用が散見されるに至り、私は現実には使用しにくく感じています。➡ *(注) その後、この薬剤（ピオグリタゾン）は、副作用はあまり問題でないことが認識され、広く利用されるようになり、私も現在はよく用いています。*

　また、現在よく用いられているコレステロール、中性脂肪、尿酸などの改善剤（これらの効果はかなりはっきりしています）も、稀ですが、そうした重大な副作用のリスクが周知されています。そこで、効果の判定とまさかの副作用のチェックのために定期的な採血検査が必要なのです。
(2002. 09)

16. にせ医者診療とリウマチ薬の訪問販売に思うこと

　忘れた頃に「にせ医者」による診療被害の報道があります。「にせ医者」の中には戦争中の衛生兵だったり、あるいは医学の勉強をしていたが医師国家試験に合格しなかった人などが結構いるようです。ところが、患者さんに対する応対も親切で、評判も良かった場合が結構あるようです。それまでかかっていた患者さんの多くは、今まで受けた診療内容が不都合ではなかったか大いに気になります。

　ここで思うのですが、診療内容の多くは不都合があまりなかったかも知れません。確実に悪いのは、違法行為をして「本当の医者」と思っていた患者さんの信頼を裏切ったことです。運の良い患者さんにおいては、結果的にその間、話もよく聞いてくれて、周りの「本当の医者」に劣らない診療を受けていたかも知れません。実際の診療内容に出鱈目があったかどうかは、ケースバイケースでしょう。ちゃんと免許のある医師も、人格が変であったり、判断力に欠陥があったりする場合もないとも言えません。

　リウマチ薬の訪問販売で、薬事法違反にて当局の取り締まりを受けたという報道も時々見られます。こちらのほうの実行者は、おそらく完全に商売でやっていると私は思います。最近の「痩せ薬」（➡ *15話参照*）の場合と同じですが、正規の医療のルートを通さない薬物を服用することを大丈夫と思うことが大変不思議です。

　しかし考えてみますと、そういうものに頼ろうとしている人がいるということは、現代医学が多くのリウマチ患者さんの苦痛を解決できていない裏返しでもあります。基本的に難治性のリウマチの治療は、いまだに専門家でもやはり難しいことなのです。重症のアトピー性皮膚炎の場合も、よく似た状況と思われます。現場の医師の側は治療が難しいというのを知っているので、患者さんの苦しみを解消しようという意気込みを失くしていて、そのことを患者さんが感じているのかも知れません。

　訪問販売のリウマチ薬には副腎皮質ステロイド（「副ス」）という強力な

抗炎症剤が含まれているので、直ぐに痛みや腫れが引いてよく効くのです
が、続けているうちにその副作用で顔がむくんできて騒ぎになり、当局の
知るところになるのです。ここで述べておきたいのは、リウマチに対する
正規の医療でも、強い痛みなどには適宜その「副ス」を少量もしくは短期
間併用することが勧められているということです。多くの医師は案外それ
を使ってあげないのが問題と思います（医師の多くに「副ス」についての
適切な哲学がなく、素人と同程度の考えしかないのではないか？）。

　実際、リウマチ疾患の指導的医師は、教科書的にはいかにも「副ス」は
なるだけ避けるようにしたいと受け取られるような記載をしていますが、
自らは数十％の患者さんに持続的投与をしているのが現状です（講演会で
そう明かしておられます）。こういう「無難な嘘」のような記載が横行し
ているのが問題だと思います。ただ、「副ス」は使い出すと途中で止めら
れません。止めると症状がぶり返すので、離脱が難しいのです。ある程度
の量の「副ス」を長期間投与すれば、当然ながら副作用による不都合が気
になります。しかし、苦痛が強い場合は続行せざるを得ず、それで指導的
医師も数十％の患者さんに用いているということになります。

　訪問販売は基本的に商売でやっているので、そういう説明もなく、顔が
むくんでから大騒ぎになるのです。ここで被害者の側を考えますと、違法
行為に乗ったという自らが蒔いた種であることですし、症状が改善したと
いう良いこともあったのですから、被害者という面ばかりを主張するのも
嫌だなあと感じます。なお、顔のむくみ自体は大した副作用でなく、むし
ろ「続けていると本当に困った副作用が出ることがあるかも知れない」と
いう注意信号程度であり、薬を減らすと元に戻るものです。糖尿病の場合
は要注意です。（2002.09）

17. 病診連携・診診連携：これを利用されるのが適切です

　物事は何でも手間とリスクとの天秤にあると思います。重症なら別ですが、初めからわざわざ遠くで時間の長くかかる大病院に受診しなくてもよいと思います。先ずは「かかりつけ医」に受診しておいて、「一寸、分からないな」とか「一寸、難しいな」とかの場合に、病状に応じた専門の病院や医院を紹介してもらえばよいのです。逆に、専門病院で診断と治療方針が決められて、その後は経過観察しながらの治療という場合は、最近は専門病院からかかりつけ医に紹介があって、1年に1回は専門病院でチェックを受けるだけというケースが多くなっています。これらを「病診連携」と言います。

　私の姉は大阪に住んでいますが、元気でピンピンしており単純な高血圧症だけなのに、10年間も大阪大学付属病院に通院していました。私は「何でそんなことで大学病院にかかっているのか」と思いました。大学でないと扱えない病気を持った患者さんの間に、こういう病気とは言えないような患者さんが紛れていては、他の患者さんの待ち時間の邪魔です。本当は自分には関心を持ってくれないはずなので、自分にとっても良くありません。

　風邪を引いて大きい病院に受診するのも、同じことです。私どもなら風邪でも大変だなと思って診ますが、大病院などに行くと医師は内心「何故、風邪くらいでここに来るのか」と思うでしょう。しかし、「風邪といっても中には肺がんや肺結核や何かとんでもないような怖い病気が紛れているのではないか？」という考えもあるでしょう。それはその通りですが、数日程度の風邪症状では考え過ぎです。例えば2週間も咳が治らないというなら、そろそろおかしいなと思うでしょうが、この場合でもかかりつけ医の専門次第でもありますが、そこで胸部写真でチェックすれば肺のこと

の大体は分かります。万が一に喉頭がんのようなものなら困ると思えば、念のために耳鼻科にも診ておいてもらいましょうということになります。これも近所の医院でよいでしょう。

　なお、風邪で先ず内科か耳鼻科かということも問題の1つですが、頼りになる医師と思えばどちらでもよいと思います。一長一短でしょう。互いの医師がちゃんとしていれば、長引く場合には互いに他の医師にも一度診てもらったほうが安心ですと勧めることになります。私の場合は、近所の同じような考えの耳鼻科の先生と互いに補完し合っています。これを「診診連携」と言います。大抵の病気は地域内の医院や病院の間で補完し合って完結し合えば、患者さんの手間も少なくなると思います。しかし、一般には診診連携は上手く機能していないことが多いのではないかと思います。上手く機能しないのは医師の側の姿勢や機能に問題があることもありますが、患者さんの意識にも問題があることが大いにあると感じています。

　余談ですが、いつも腰痛で整形外科医院にかかっている人が風邪を引いた場合、わざわざ内科にかからず、整形治療のついでにその整形外科に診てもらうのも1つの選択でしょう。逆に、いつも心臓で内科医院にかかっている人が一寸腰が痛くなった場合、とりあえずその内科に診てもらうのも1つの選択でしょう。簡単に治らない時には、別のところを紹介してもらえばよいと私は思います。医師によっては、専門外のことについても関心を持って多少は勉強している場合があります。私自身は、肩痛・腰痛・膝痛などは関心を持って診療しています。こうすることで、適切な医療ができて、ご本人の手間も少なく、医療費の節約になります。（2002. 10）

18. 五十肩や腰痛・坐骨神経痛にブロック注射が良いことが多い

　先ず、私の既往歴からお話しします。大学５年生の時にギックリ腰を起こしました。３日ほど寝ていたが治らないので、大学の整形外科を受診しました。外来の椅子に長時間待たされた時に、変な姿勢で寝入ったのが良かったらしく、診察室に入ると「アレーッ、痛くない」ということで恥をかいて終いでした。しかし、以後しばしば軽いですが坐骨神経痛になっています。今では筋力不足と姿勢不良が時々の悪化の一因と思っています。

　15年ほど前、肺外科医で活動していた時に左の肩から上腕にかけて強い痛みが続き、左指の知覚も麻痺しました。手術中にピンセットを落とすようになり、「これは、えらいことになった」ということで、頸肩のレントゲン・頭のＣＴ・頸のＭＲＩなどの脳神経外科と整形外科の画像診断を受けました。頸椎に若干の変形があるのにはがっかりしましたが、結局は大きい異常がなく、そもそも仕事が忙しいので治療もなしで、それっきりです。運良く数ヶ月くらいで治りました。これも、数年に１回は再発しており、時にはひどくて、数日は安眠できないこともありました。次第に減っています。寝転がって本を読んだりした後や、朝の起床時などに再発していることがあります。今では肩腕症候群として扱っています。

　頸腕症候群の多くは、五十肩〜肩関節周囲炎と大体は同義であり、痛くて肩を挙げられない状態を言います。多くは、肩や頸、特に肩の筋肉の疲労性炎症と、それが神経を刺激することの症状であるようです。レントゲンで一寸頸の骨に変形などがあれば「これが原因かも」と安直に判断することに対して、最近では整形外科医からも疑問と反省が語られています。骨の変形以外にも、レントゲンには写らない筋肉の炎症や循環障害などの問題も多いようです。いろいろな原因があろうとも、何らかの契機で肩が痛くなって動かせなくなると、それ以後は動かないことが原因で筋肉の拘縮や癒着で関節が錆び付いてしまったごとく悪循環になる。一旦は無理やりにでも動かして（非常に優しく、繰り返し動かす必要があります）、錆

び付いた動きを解除することが改善の契機になることもあります。

　そこで、ツボに簡単な局所麻酔薬によって神経ブロックをすると、一時的に痛くなく動かせる範囲が確保できます。しばしば抗炎症剤を麻酔薬に加えます。そのツボは基本的には肩甲上神経の走行部ですが、上腕二頭筋の長短頭付着部炎部が加わることもよくあります。深刻な原因のない五十肩の多くはこの治療を1〜2回すると治って、来られなくなります。牽引療法やマイクロ波などの理学療法は、あまり有効には思えません。鎮痛剤の内服は意味があるように思います。以上は、私が当院で積極的に行っていることです。簡単に治らない場合には、関節内の難しい変化かも知れないので整形外科を受診するよう勧めています。「胸郭出口症候群」という循環や神経が圧迫される特別な状態のナースが当院にいました。大学での治療でもなかなか難しいようでした。

　腰椎のX線写真で、圧迫骨折・すべり症の直接所見を確認できた場合でも、痛みの生じた最近に生じたものとも限りません。ギックリ腰（体変後の急性腰痛症のことの総称）で腰筋に明らかな圧痛点がある場合で、早く治したい場合は局所に麻酔薬＋消炎剤の注射をするのが、とりあえずは良いと思われます。また、坐骨神経痛の痛み対策は、坐骨神経のツボに麻酔薬のブロック注射が有効なことが多いです。大概は放っておいても数週間から数ヶ月くらいで症状が良くなることが多いので、それでよい方はゆっくりの覚悟でよいでしょう。鎮痛剤の内服はそれなりに意味があると思います。脊柱管狭窄〜ヘルニア症状が問題と思われたり、痛みがコントロールできない場合は、整形外科に行ってもらいます。

　脊椎牽引という施療は健康な人にでも時々するのは良いことであると、私は個人的には思っています。牽引もマイクロ波もその都度痛みが改善する場合は正解かも知れませんが、早く治癒につながるという感触はないように思います。（2002. 10）

19. 歩行 (ウォーキング) についての雑記

　良い姿勢で歩行することは、健康対策ないし老化防止の基本です。筋力は適度な運動（適度な負荷をかける）をすると、維持ないし多少の強化を得られますが、過度な運動は筋肉や関節を障害するし、運動が足りないと筋力は低下するという３原則は有名です。私たち若くない者は、内在的な老化によりただでさえ筋肉は衰えてきますが、身体活動が減ってきますので３原則の点からもどんどん筋力が低下してきます。

　人間の体はしばしば悪循環と良循環という成り行きが非常に重要です（➡96話参照）。筋力が落ちると今までできていた運動が、疲れやすくなったり筋肉や関節が痛くなったりしてできなくなり、ますます筋力低下になります。もう１つは姿勢のことです。姿勢と筋力とは表裏一体です。良い姿勢はバランスの良い筋力の裏打ちがあります。筋力が落ちると姿勢が悪くなり、姿勢が悪くなると筋肉が疲れやすくなります。ともに悪循環であり、どこかで断ち切らないと機能低下と老化が進み、常に疲れやすいとか関節が痛いとかで、やりたい活動も控えざるを得なくなり、生活も面白くなくなってきます。

　どうせ歩行をするのなら、気候の良い時に景色の悪くないところで清々しい気持ちでしたいものです。しかし、敢えて異議のようなことを言いますと、歩行は良い生活をするための保険ですから、初めから快適にというのは認識不足ではないでしょうか。「夏は暑いから散歩しなかった」と話される方が多いので、最近、私は気付いて「家の中ですればいいのではないですか」とよく勧めています。積極的に負荷をかけようとする場合は、壁に両手をついて足踏みをすればよいのです。壁に預ける角度・膝を持ち上げる角度・リズムの速さの３点で自分にふさわしいと思う筋肉への負荷が調節できます。このことは、当院入院中の患者さんに対する「歩行

器」による筋力リハビリの成果の上に立って述べています。テレビを見ながら、「このＣＭが終わるまで続けよう」と思ってやると、心理的にも容易でしょう。道具も要りません、

　こうした認識と強い心構えの上で、次に気分良く散歩する算段を考えるとよいと思います。やはり、天候の良い時に、良い環境で歩きたいものです。歩かない日は体調がスッキリしないとなってくると、しめたものです。大事なことは、なるだけ良い姿勢を心掛けることです。悪い姿勢での運動は、悪循環を固定するという良くない点も考えられます。

　「有酸素運動を 30 分とか 1 時間とかしないダメ」というのは無視しましょう。あれは体内の余剰脂肪を燃やすという意味です（最近は、15 分でも意味があるという意見があります）。糖代謝や脂質代謝の改善の目的の際の生活改善プランの話です。筋肉機能維持の点からは 10 分だけの運動でも、やらないことと比べれば実に結構な運動です。疲れたらその都度止めて、またすればよいのです。家の中での運動は「直ぐにできて、直ぐに止められる」ので優れています。

　仕事が実質的に十分な運動になっている方は、この忙しいのにわざわざ時間を取って散歩などする必要はありません。しかし、仕事を疲れるほどやっているというのは運動になっているかどうか分かりません。例えば、デパートの売り場で丸一日「立ち仕事」をすると非常に疲労感があるでしょうが、運動という点ではあまりやっていません。そういう方の場合は、帰宅してから僅か 10 分でも歩行かランニングすることが、むしろ疲労感を取り去るのにしばしば有効です。

　膝が痛い人は側面に補強線の入った装具をはめて歩行すると、案外早く悪循環から良循環に転換してくるかも知れません。ドラッグストア・ホームセンター・通販でも入手できますし、医療機関で扱うものもあります。肥満の方はカロリー制限が重要です。（2002. 10）

20. 血圧測定についてのご参考に

　心臓がエイッと血液を押し出した際の動脈内の血圧が収縮期血圧（ＳＢＰ）で、押し出す前の血圧が拡張期血圧（ＤＢＰ）です。その血圧を直接に測定しようとすれば、直接動脈挿入したチューブを介して測定器具で測ります。これは重症管理の際にＩＣＵなどで行います。通常の診療でマンシェットを肘の少し上に巻いて聴診器で音を聴いて測定するやり方はあくまでも参考値であって、場合によっては誤差が問題になるかも知れません。ただし、結構信頼できる測定法なので、普通は問題ありません。

　外来の予診で測定する血圧がうんと高いと、測り方が悪いのではないかと疑われる場合をよく見かけます。血圧は変動の大きい場合があります。血圧測定は脈波の音を聴診器で聞いて（自動血圧計の場合はこの音を器械が聴くのです）決めていますが、マンシェットを締め込んでからゆっくり緩めていく時に、最初に聞こえるところの点（この点は結構分かりやすい）がＳＢＰで、それが急に聞こえなくなるか聞こえにくくなる点がＤＢＰです。最初にどのくらいにまで締め込んでおくかは、予想血圧を考えてそれよりは高めの圧をマンシェットにかけておくのです（これは自動血圧計の場合も同じです。予想より高かったら何度も締め込みを繰り返すのも経験からご存知の通りです）。

　そうしますと、人間が聴く場合に、たとえ測定が下手ということがあっても、聞き漏らしの可能性が大部分であり、聞こえていないはずの脈波を聞いたと思う間違いは起こりにくくなります。すなわち、ＳＢＰ（上の血圧）は高目に間違う可能性は考えにくいのです。同じ理由でＤＢＰ（下の血圧）は高目に間違う可能性はあると思います。つまり、上の血圧が高いと言われたら多分そうですが、下が高いと言われても、本当は高くない可能性があります。これらはマンシェットの空気を抜く速度が速過ぎ

ると誤差の原因になるからです。しかし、空気を抜くのがゆっくり過ぎても問題があり、結局は「そこそこ」の速度で緩めていくのが良いのです。

　時には「1回目にひどく高く、もう1回測定したら少し下がった。どちらが本当だ？」と思われることもあるかと思いますが、どちらも本当と言わざるを得ません。健康な人間が重いものを抱えた状態で血圧を測定されると、かなりの高血圧状態になっているに違いありません。仕事をしたり、動いたり、怒ったり、泣いたり、喋ったりする度に、血圧はどんどん変動しています。個人差がありますが、じっとしていても常に変動しやすい方がおられます。それでは血圧なんて信頼できないではないかという疑問が出るかも知れません。この点については次項（➡21話参照）でお話ししますが、血圧測定は椅子に座って15分くらい経ってから測定すべきものとの指針があります（実際は難しい！）。最低数分は安静にして、測定したいものです。家庭血圧測定でも、そうあるのが望ましいとされています。

　血圧測定はデーターが多いほど参考になります。1ヶ月に1〜2回だけ外来で何度か血圧を測定しても、判断の材料としては少な過ぎます。最近は自動血圧計が出回っていますので、自宅の血圧データーを記録して見せていただくようにしています。機種としては、肘で測定するタイプをお勧めしています。手首や指で測る自動血圧計は個人差や状況によっての誤差はさらに大きくなる可能性がありますので（実際にピッタリの場合もありますが）、医師としてはお勧めしにくいのです。自動血圧計の相性が良いかどうかについて、当院では一度は外来に持ってきて計り比べ（検定）をしています。（2002.03）

21. 高血圧管理はどうすればよいか

　多くの人は、血圧が高いと血管が「プッチン」と破裂するイメージが強いように見受けます。だから、一寸でも高いと慌てる方がおられます。血圧が高いと直ぐに「プッチン」なら、人間は既に絶滅しています。過酷なスポーツを続けても、そう簡単には「プッチン」しません。動脈硬化が強くなるから、血管の詰まり（脳梗塞や心筋梗塞）や「プッチン」（脳出血）が生じやすくなるのです。新品のガス管と古いガス管をイメージすれば、分かりやすいと思います。

　加齢とともに動脈硬化が進むと、「プッチン」がなくても老人性認知症の状態がじわじわ進むので、嫌な晩年になるリスクが増えます。だから、動脈硬化を人並み以下に抑えたいというのは、当たり前の欲求だと思います。なお、くも膜下出血の多くは動脈硬化と関係は少なく、血管異常によることが多いので、比較的若い人にも多いです。

　以前は、医療機関での血圧データーしか測定できないので、「ある人の血圧とは医療機関の外来で測定した血圧」が定義でした。家や仕事場で血圧が高くても取り扱いの基準がありませんでした。実際は生活の中で血圧の高い程度が大きく、その時間が長ければ（これは血圧と時間の積分ということです）「ガス管が古くなるだろう」と思われます。しかし、科学的な臨床医療としては「理屈ではそのはずだが、そこまで言っていいのかな。なにせデーターがないし」という面が残ります。

　最近は自動血圧計による家庭血圧のデーターが分かってきて、やはり、家の血圧が高いと良くないことが確認されてきています。血圧変動も少ない人と多い人、夜に高い人や朝に高い人など、いろんなパターンの解析がなされつつあると思います。病院高血圧症の存在も分かっています。外来より家庭や仕事場での生活時間がうんと多いので、家庭での血圧のほうが大事ではないでしょうか。問題は仕事中です。データーを取りにくいから

です。

夜間に血圧が下がり過ぎると脳血流が悪くなるとか、逆に睡眠中の朝方に血圧が高くなる場合に、その時間帯に心筋梗塞や脳卒中が起こりやすいので注意という意見があります。診療ではそういう点に注意を払って、管理をしています。ただし、研究者や薬業者の我田引水の可能性を常に警戒しておかなくてはならないし、一般論的には付加因子が加われば全く逆の結論になることも無きにしも非ずです。

ところで、運動している最中は血圧を上げるので、運動はしないほうがよいのでしょうか？　個人的な考えとしては、「時々、適当な血流増加や心拍数の増加という負担をかけておくほうが、血管も長持ちもするかも知れないし、出来かけた血栓も剥ぎ取って奇麗に掃除することになりそう」ということになります。データーは？　なお、運動には運動後の降圧効果があることはよく知られています。

高齢なら血圧は高いのが当たり前という意見は、高齢なら脳梗塞が多いのは当たり前という意見と同じようなものとも言えます。目標は、なるだけそれを避けようということです。ただ、動脈硬化によって既に脳血管などの通りが悪くなっている時は、血圧が低いと、その臓器の循環は不十分になる可能性があります。要するに、個々の人に対してはなかなか難しい話のようだと思います。昔、血圧は「年齢＋90」というのがありましたが、そういう人が多いと言うほどのことです。最近では、年齢にかかわらず上は 130 前後／下は 80 前後というのが大体の目安となっています。2000 年の日本高血圧学会の血圧の目安は次の通りです。

正常血圧は 130 未満／85 未満、正常高値は 130 〜 139 ／ 85 〜 89、軽症高血圧は 140 〜 159 ／ 90 〜 99、中等度高血圧は 160 〜 179 ／ 100 〜 109、重症高血圧は 180 以上／110 以上。➡詳しくは *79 話*をご参照ください（2003. 03）。

22. 降圧剤は服用し出すと止められない……ことはありません

　血圧がずっと高いのを気にして、塩分を減らそうとか運動をしようとか、本来すべきと思われる生活改善をせねばならないとは思っているものの、実際には血圧が高いまま放置している方がかなり多いようです。降圧剤を服用しようかと思っても、「一旦飲み出すと止められない」ということで、なかなか決心ができないようです。しかし、これは考え違いと思います。

　血圧の薬もコレステロールの薬も、その薬を飲んでいる時だけに効果があり、短期間しか飲まなければその効果は一時的です。ある時点でどういう人には薬を続ける方針とするかを端的に言いますと、「薬を飲んでいて、ちょうど良い血圧を保っている人」で「薬を止めると血圧がまた上がる人」です。服薬して適正な血圧を保っている患者に、医師は「薬を勝手には止めないでほしいですね」と言います。それで「一旦薬を飲み出したら止められなくなる」との勘違いが起こるのでしょう。

　ただ、薬を飲んでいるうちに血圧が目安よりも下がってくることは結構ありまして、その時は実際に、薬を減らしたり止めたりします。強調したいのは「薬を飲み出すことができない理由」を「飲み始めたら止めることができないから」と多くの人が勘違いしているということです。まさに、薬に対する濡れ衣です。また、価値観が変わって途中で薬を飲むことが嫌になれば、たとえ主治医が賛成しなくても止めることができるのです。

　しかし「実際に薬を止めても良いことがよくあるのか？」という疑問ですが、しばしばあります。例えば、寒い冬は高いが季節が緩むと低くなるとか、精神的身体的なストレスが多かった時は高かったが減ったら低くなったとか、運動し出したら低くなったとか、体重が減ったら低くなったとか、塩分と水分を摂り過ぎていたのを改善したら低くなったというように、結構多いものです。

　余談ですが、血圧だけに絞ると、この中で塩分の影響は世間で有名なほ

どは大きくありません。1日摂取の食塩が1g増えて血圧が1増える程度であるとの研究データーを見たことがあります。ストレスや運動不足や肥満の影響のほうが大きいと思います。

　話を戻しますと、降圧剤をずっと続けるかそうでないかは、予め決まっていません。その後の血圧のデーター自身が拠り所です。「血圧の高いのが一時的なら、一寸待っていたらよいのであって、慌てて薬を飲む必要はないのではないか？」という質問があれば、初めから血圧の高いのが短期間と分かっていればそれは正解です。ただ、いつまで高いかは予測できません。実際は、迷いながら結果的に数年以上放置となっている方がかなり多いです。この年月の間に血管の老化が進行する可能性があります。もっと「気軽に」服用されてよいと思います。参考までに、コレステロールの薬を服用している人によくあるパターンです。「もう半年も薬を飲んでいるし、しかもずっと良い値を保っているので、もう止めてもよかろう」とご自身で判断されて急に来院されなくなる方がいますが、そのようにして止めるとどうなるかというと、ちょうど良いコントロールであったのなら、必ず値は悪化します。ただ、内服を中止した後でデーターを取ってチェックを怠らなければ、時々止めて様子を見ようとしても不都合は少ないしょう。血圧の場合も同じことです。

　多くの方は、結果的には降圧剤を中止しない選択になります。もともと、多くの人は高齢になってから降圧剤を必要とし出したわけですから、その後もどんどん歳を取るので、あまり生活や体調に変化がなければ自然に血圧が低くなる理由が、季節の変動以外にはあまりないからです。しかし、超高齢になると自然に血圧が下がってくることがあります。こういう場合には、降圧剤を長期間服用していることがあっても、減らしたり止めたりしていきます。（2003.03）

23. 降圧剤の種類は？

　「血圧」＝「血流」×血管の「抵抗」です。電圧＝電流×抵抗と同じです。血圧を低くしようとすると、その式からすれば、血流の流れを減らすか、血管の太さを緩めるかのどちらかしかありません。降圧剤の作用は、実際にこのどちらです。

　血流の流れを減らす降圧剤には、「利尿降圧剤」があります。利尿降圧剤は体液を尿から体外に出すことにより、心臓や血管の中の血液の量を減らすことによって血流の流れを減らして血圧を下げます。これと逆のことは、沢山の食塩と水分を摂取することです。
　一方、βブロッカー（β交感神経遮断剤）という薬剤は、心臓の筋肉の収縮の程度（ポンプ力）を減らすことによって血流の流れを減らして血圧を下げます。一般に、心拍数も落ちる傾向にあります。量が多過ぎると心不全になります。一見矛盾するようですが、少量から始めての心不全治療薬にも用いられます。米国では合併症のない高血圧にはこれらの薬が第一選択薬とされています。これらは薬価の安い薬が多いのです。糖代謝や脂質代謝には良くない影響があると言われますが、個人差もあります。欧米人と日本人では生活や体質が異なることもあるかも知れませんが、尊重すべきことのように思います。

　主に細動脈血管の太さを緩める降圧剤は、要するに「血管拡張剤」でして、多くの分類の降圧剤がこれになります。我が国で最も普及しているのは「カルシウム拮抗剤」といって、細動脈の筋肉の収縮性を抑制することにより血管を拡げます。同じカルシウム拮抗剤の中でもいろんな種類があり、それぞれ癖があるので、各個人の状態によって使い分けしています。例えば、カルシウム拮抗剤の中には心拍数を増やすものや減らすものやどちらでもないものなど、いろいろあります。日本人の狭心症にはこのカル

シウム拮抗剤が最も多く用いられる（心臓の冠動脈を拡張させる）ので、こういうことと相まって、この種類の降圧剤が日本では多く用いられています。

αブロッカー（α交感神経遮断剤）も同様に血管拡張性です。これは、細動脈に分布している血管を収縮させる種類の自律神経の働きを抑えることによって、血管を拡げます。この薬剤は排尿障害や前立腺肥大症状の改善に効果があり、今では泌尿器科でよく用いますが、循環器科では用いる頻度が減っています。

同じような血管拡張性の降圧剤には、昇圧作用のあるアンギオテンシンⅡという物質の体内での合成を抑制する「ＡＣＥ阻害剤」や、アンギオテンシンⅡの作用を阻害する「アンギオテンシン受容体拮抗剤（ＡＲＢ）」という薬剤があります。これらの薬剤はいずれも腎臓や心臓などの臓器機能の保護作用があると言われ、注目されています。しかし、矛盾するようですが、既に腎臓の機能がある程度以上悪い人に使用すると腎機能がさらに悪化する可能性があると言われて、使いにくくなります。また、ＡＣＥ阻害剤は副作用として咳や喉のイガイガ感が生じることがあるのが有名です。これは女性の方に多いです。ＡＲＢは最も新しい降圧剤で、ＡＣＥ阻害剤と似ていますが、咳の副作用はないことになっています。

血管拡張剤には他にも数種類の薬剤がありますが、先に述べた種類以外のものは最近ではほとんど用いられません。

上記のうちで、その人の血圧のパターンや、合併症の有無や、薬価やその他の条件により、どれかの１剤やいろんな組み合わせとして選択されます。現在では、カルシウム拮抗剤・ＡＣＥ阻害剤またはＡＲＢ・β遮断剤・利尿降圧剤がよく用いられます。（2003.04）

24. マスクや手洗いの意義は場合によると思います

　最近は、子供の時から除菌性の繊維や金属などを使用させようとする世
情であるので、雑菌の洗礼を受けずに成長するために、免疫力が弱くなっ
て問題である、という尤もな意見が出てきています。ただし、実際にどの
程度免疫力が弱くなるかということも、それほどはっきりとしたデーター
なはいと思います。これもイメージが先行して、実際にはそれほど弱くな
らないのかも知れません。

　いずれにしても、もともと人間はバイ菌と共存して存続しているので、
無菌にしようなどというのは無理な話です。それに、大腸には雑菌が多い
のですが、抗生物質でこれらの雑菌を弱め過ぎると、病原菌に都合の良い
環境になったりして、かえって悪いようです。皮膚の雑菌も安定共存して
いる間は良いのでしょう。流行性の感冒が特に流行っていなければ、普通
の健康人なら「食事の前はなるだけ手を洗いましょう、うがいはしたほう
がいいかな」くらいでよいでしょう。ただし、調理の前の手洗いは非常に
清潔さを求められます。直ぐに食べるのなら適当でよかったとしても、料
理に細菌が付着してから時間が経てば、菌が増えたり毒素が出たりして、
食中毒を引き起こす可能性があるからです。

　梅毒スピロヘーター菌もエイズウイルスも、1匹や10匹くらい皮膚や
粘膜の傷から侵入しても病気にならないそうです。人間の受精の場合も、
たとえ無精子症でなくても精子の数が少ないと、結局は不妊の形になりま
す。動物実験の場合に、がん細胞をネズミに100個を植え込んでも排除
されるが、10万個なら成長してネズミはがん死してしまうということは、
その筋ではよく知られた事実です（この個数は腫瘍によって差がありま
す）。ついでながら、「エイズに汚染された注射針からエイズの発病は大あ
りだが、鍼治療の針からの発病はあまりないだろう」という意見を聞いた
ことがあります。注射針は中空ですからこの中に感染した血液が貯留して

いるが、鍼治療の針では表面にしか付着していないので、これで皮膚を貫いても体内には十分なウイルスが入らないという意見です。だから消毒は不十分で良いということではありませんが、参考になる意見です。

　そこで本論ですが、空気によって伝播されるウイルス感染症に対して、普通のマスクをしても繊維の間からすり抜けてくるので意味がないという意見もあります。確かに、空気感染の因子についてはそういう点もあります。しかし、唾液や喀痰からの飛沫感染の因子を考えると、マスクにより体に入ってくる病原ウイルスの量が非常に減ることは間違いないと思えるし、要するに100％阻止できなければダメだというのは感染・発病の実態を無視しています。インフルエンザの流行期においては、マスクは一番意味がある対応と思います。家に帰ってからのうがいとか、食事前のうがいについては、時間的に遅過ぎて、私には意味があるようには思えません。

　同じように、手洗いの本質は「殺菌サッキン」ではなくて、「減菌ゲンキン」（こういう専門用語はありませんが）です。なお、「滅菌メッキン」という専門用語は「完全殺菌」という意味です。何遍も水洗するだけで容易に1万個の雑菌を100個あるいはそれ以下に減らせるでしょう。消毒液を用いなくても水だけでも物凄い効果があります。

　研究室での細胞培養では、厳格な無菌状態が必要です。そうでないとシャーレに雑菌やカビが直ぐに生えてきます。それほどでもないが、極めて厳重にする必要があるのが白血病患者への強力な化学療法中でしょう。それほどでもないが、常識的な「防菌」（これも私の造語）対策が必要なのが普通のがん患者に対する強力な化学療法中です。もっとそれほどでもないのが普通の病気中で、もっとそれほどでもないのが普通の人です。
（2003. 04）

➡ *(注) 最初のタイトルは「マスクや手洗いはやっぱり意味があります」でした。今年は「新型コロナ」についての議論をブログ「日出づる国考M」に4編、「意味論コラムM」に15編、書きましたが、それを契機に変更しました。これらのブログも見ていただきたいと思います (2020. 12)*

25. 胸が苦しかったので「救心」を服用した

　いろんな心臓の症状で「救心を服用したが、それでよかったか?」という質問をよく受けます。心臓の症状のような潜在的に命に関わる可能性のある症状に対して、医師の診断を受けないで服用できる薬とは何なんだろうとは思いませんか?　私は直ぐにそう思います。しかもこの薬は少なくとも半世紀以上市場に出回っていて、ニュースになるような不都合な事故は起こっていないと思います。特に循環器の薬品は適用を誤る(病名と使用薬品が不一致である)と重大な薬理的な不都合が生じる可能性があります。ということは、大きい薬理作用はないということでしょう。救心の成分を知らなくても、状況を考えればそういう結論になるように思います。

　今から思い出すと、45年ほど前に狭心症(の疑い)の母親が「救心」を愛用していました。実物は子供の頃に見て知っていました。今回、説明書と実物を見るために「救心」を買ってみました。30粒で1,890円でした。効能には「動悸・息切れ・気付け」としか書かれていません。狭心症の疑いの症状などは効能にはありませんでした。しかもニトロペンという狭心症に対する頓服薬のように舌下錠(直ぐに血液に吸収される)ではなくて、水や湯で胃に飲み込むのですから、狭心症かも知れないとして服用する場合は、呑気過ぎる飲み方です。効能にある動悸・息切れ・気付けの改善ということは、基本的には、自律神経の状態の安定化をさせるということでしょう。ただ、心臓の機能に直接大きい影響を及ぼすものではあるはずがありません。作用が大きくないから大丈夫なのでしょう。

　成分を読みました。8種類の動植物の生薬成分が含まれています。漢方薬のようなものでしょう。大人の1回の使用量は2粒とありますが、物凄く小さい。直径約2.5mmの球です。2粒の中には8種類もの生薬が含まれていて、総計20mg弱しか含まれていないのですから、生薬の割にはその各成分は非常に僅かな量と思われます。ただし、現実的に効能に書かれ

ているような症状には効果がある場合があるのでしょう。

　比較の参考に、市場に出回っている多くの漢方薬の1回分は 2,500mg
です。エキスの精製度がかなり違うかも知れないので、あくまでも参考で
す。この漢方薬の服用量もかなり少な目に設定してあることは、その筋で
は知られています。何故かと言いますと、漢方薬も現実には適用が曖昧な
上、薬局でも買えますし、医師が処方する場合でも訳の分からない点がな
いとは言えませんし、不都合な薬理作用を恐れてかなり少な目に設定して
います（➡84話参照）。それで、ただでさえ少量なのに食後に服用すると
吸収率が悪いので、漢方の多くは食間とか食前とかになっているとのこと
です。薬理的にはいつ服用してもよいのですが、そういうことを医師や薬
剤師の方も知らない人が多いのではないかと思います。胃に悪かったら食
後でも構わないのです。実際に、「漢方薬を指示通りの食間に飲むと、胃
の調子が悪くて困る」という方がおられます。

　それはそうと、よく「風邪を引いて薬局の薬を買って飲んだが効かない
ので受診した」という場合に、「薬局の薬は上等でない」と思い込んでい
る人が多いようです。私は薬局の薬の名誉のために言いますが、対症薬と
しては病院の薬と同じような成分です（➡73話参照）。普通の対症療法と
して薬局の薬を利用されるのは便利で良いことだと思います。医療費への
公的支出の負担もなく、そういう意味でも良いことだと思います。何が違
うかと言いますと、使用量を多少少な目に設定しているようです。既に述
べましたように、薬局で買う薬は副作用などの不都合な作用をより厳しく
避けようとしているからでしょう。何しろ医師の診察を受けずに入手する
からそうなるのでしょう。（2003.04）

26. イメージ先行の宣伝文句には先ず疑うことから

　〈アルカリ食品〉１世紀も前の大昔に、ドイツの学者が食品をアルカリ食品や酸性食品などに分類したとのことです。食品を焼いて残った灰のＰＨを測定して分類したそうです。人間の体で代謝される実態とは全然異なる乱暴な分類です。そもそも人間の動脈血のＰＨは7.40辺り（生理学的中性）の狭い範囲に調節されており、あまり変動させないための調節機構が備わっています。食品の一寸した摂取によって血液をアルカリにするなど、無知な発言です。特に細胞レベルでは、アルカリに傾いた環境は酸に傾いた環境以上に毒です。研究室の細胞培養では、環境がアルカリに偏らないように炭酸ガスを常に補給しているほどです。

　分類上で肉が酸性で植物がアルカリ性だというのが、この分類の信用を惹き付ける所以と思われます。しかし、肉ばかり食べるとあまり良くないと言えば済むことで、アルカリとか酸とか言うことはないのです。

　〈天然は良い、植物は優しい〉出鱈目が直ぐに分かります。毒キノコは天然で植物ですね。これで仕舞いです。劇薬の多くはもともと植物由来です。ケシ、トリカブト。動物にもフグや蛇の毒があり、挙げるのも阿呆らしいです。多くの西洋式の医薬品は植物の薬理物質（そのままでは多くは毒物）を研究して物質を同定し、毒にならないような形や量を工夫して世に出してきました。とにかく、自然はいつも優しいということはありません。

　〈血液がドロドロ、ネバネバ〉いずれも表現が過激ですねえ。サラサラと対をなしています。前者は濁っている感じ、後者は「粘性」のようです。実際は、コレステロールが高いことを指している場合もあるようです。「易凝血凝固性」つまり「血液の固まりやすさ」のことを指している場合もあるようです。つまり、このうちの何を言っているかがそもそも曖昧で

す。例えば、コレステロールが高くて血栓が出来やすくなるのは、血管内皮やマクロファージとかいう細胞などを巻き込んだ複合的な反応によるようです。それを言いたいのなら、単に「血液のコレステロールが高いと、動脈硬化を進行させるリスクがある」と言えば済みます。とにかく、研究者が自分の意見を強調するためや、メーカーが健康食品を売ろうとするための表現ですが、性根が悪い表現と思います。

　なお、食生活様式によっては血液が固まりやすくなることは、やはりあるようです。欧米人は日本人に比べて手術中でも出血が止まりやすく、外科医の苦労が少ないと聞きました。欧米人をじっと臥床させておくと、しばしば下肢の静脈血栓症が生じて、それが肺に飛んでいって肺梗塞という危険な病気になることがあります。エコノミークラス症候群ですね。日本人も次第に稀ではなくなってきているようです。

　〈医学博士〉テレビでも雑誌でも医学博士が出演して意見を言うと、それだけで本当だと信じるのも単純過ぎます。博士とは、限られた領域の研究で一応の基準に達したと認められた人のことです。中でも医学博士は、多くの医師が研究の手ほどきを数年間だけ受けて取得するという粗製濫造で問題となってきました。たとえ、まともな理学博士や医学博士であっても、おっちょこちょいな性格ではないとの保証をする称号ではありません。年齢を経て頭が変になることもあるかも知れませんが、博士号は一旦取得すると剥奪されません。テレビでも一見して怪しげな博士が多いと思いませんか？　同じく大学教授も、人格者だとか宣伝はしないだとかの保証をする職ではありません。大変尊敬に値する方も当然多いのですが、非常識だけでなく頭まで悪そうな方もまた当然おられます。そういう私も、上記のように４年間の博士課程を修了して医学博士を得た輩の１人です。
（2003. 04）

27. 何故、怪しい宣伝や意見に騙されるのかについての考察

　2つの重要なポイントがあると思います。

　1つ目は「論理の飛躍」を用いて、実は何ら証明していないことをあたかも証明したかのように説明することです。最近出回っている「脳内革命」とか「免疫革命」とか、気を引くような本はこういう手法を使っていると思います。一応、最新の一流の研究成果を引用した挙句に、「だから、私の勧めるこういうことをすれ良い結果が得られる」という書き方ばかりですが、「だから」が「だから」に全然なっていないのです。これは国語の問題なので、専門知識がない読者でも分かるべきです。先ず信用するということでなく、先ずは疑って読む癖が必要だと思います。

　2つ目は「量の観点（定量性）の欠如」です。「トラックの荷台に10円硬貨を載せたら重くなる」は果たして意味があるでしょうか。ビルディングの屋上に届きたいと思って高下駄を履いても、実際の効果はありません。使用量と効果量の関係を無視した議論は空論です。赤ワインや黒酢やアガリクスは正味何gをどの期間服用すれば、実際の人間にどの程度の判定可能な良いことが実現するのでしょうか。良いと勧めている人も実は分かるはずがありません。「でも、飲まないより、多少でも飲むのは良いのではないか？」という意見については、そうかも知れないし、実際は無意味かも知れないし、かえって悪いかも知れません。そして、それらのどれであるかも直ちには分かりません。糖尿病や肥満の人にカロリーの多い健康食品を与えた場合、糖尿病や肥満の悪化だけは確実です。

　昔、「味の素」のグルタミン酸は頭脳が良くなるという物凄く有名な説がありました。学者がある種の脳機能を良くするとのデーターを発表したからです。現在でも「味の素」は調味料として重要なようですが、今は頭が良くなるから使っているわけではありません。あの話はどうなったのだろうと思います。人間個体への影響は分からず仕舞いです。証拠なしです。

ここで万が一効果があるとしても、どの程度の効果かというのが一番大事だと思います。その後、「味の素」はとんでもなく有害だとのキャンペーンもあったのはご存知ですか。これも、いい加減な話のようです。

　最近、「ストレスが多いとがんになる」と権威筋も言っていますが、研究室レベルでの限定したデーターをストーリー化したものに過ぎないと思います。ある種の真実を語っているのかも知れませんが、人間個体レベルでの量的な意味付けもなされておらず、どの程度の意味があるか不明のままです。私自身は「ストレス・免疫・がん」というキーワードには、昔から研究テーマとして大いに関心を持っていますが、それ故に、いい加減さが分かります。せいぜい、「論理的にはそういう物語になる」とするべきでしょう。研究者も人の子ですから、自分の研究室での成果を社会的意義があると主張したいのでしょうが、あたかも本当に意味があると決まっているかのようにリークするのが良くないと思います。リークする研究者には「意図」があるのですが、マスコミ側にも無責任な発言を掲載する構造があるのです。

　量的な問題についての参考話があります。放射線障害のしきい線量（➡ *14話参照*）のように、生物反応では刺激がある量以下では、その効果は僅かでもなく、ゼロであるという場合があります。イメージとして、日本式の庭に造ってある「水の流れ」を受ける竹製の筒の「鹿威し」（ししおどし）を考えてみましょう。この筒の底に小さい穴を開けて、ある程度以上の流量で水を注入しておくと、たとえ底からの漏れがあっても定期的にカーンという音が聞こえるでしょう。ところが少量過ぎる流量で水を注入した場合には、何年何ヶ月経ってもカーンという音の回数はゼロです。適切な比喩であることを願っています。(2003. 10)

28. 血圧測定や血圧管理についての蛇足

　頭を捻ってこのシリーズ を書いていると、「あれ、こういうこともある
しなあ」というように、どんどん書き足らない物事が出てきます。この項
は20話と21話の補足で、拡張期血圧（下の血圧、ＤＢＰ）についてです。
　そういえば、昔は収縮期血圧（上の血圧、ＳＢＰ）の高いのはあまり心
配はないが、特に下の血圧の高いのが動脈硬化に悪いということが言われ
ていたように思います。何故そういう結論になっていたのでしょうか。勉
強不足で正確には分かりませんが、おそらく最初の頃の大規模臨床研究の
際に取っていたデーターを、何らかの理由（物理学からの外挿？）で、初
めからＤＢＰに絞っていたからかも知れません。最近までの多くのデー
ターでは、ＳＢＰはＤＢＰに劣らず重要だということです。具体的な血圧
管理の目安は21話に書いた通りです。
　血圧測定の結果、「はい、135／40です」と答えますと、ＤＢＰが低過
ぎて患者さんが不審や不安になられる事態に遭遇します。これについてコ
メントします。21話でも述べましたが、血圧計での測定はあくまでも測定
値ですので、本当の血圧とは違うことがあります。先ず、ＤＰＢはＳＢＰ
に比較して判断しにくいことがあり、被検者によっては本当に分かりにく
いことがありますので、真の値が決定できないことがあろうかと思います。
ただし、多くの方ではＤＢＰもしっかり分かります。実際に測定上では
はっきりとＤＢＰ＝ゼロという場合もあります。どこかに血管の細いとこ
ろのある人は、マンシェットが締まっていなくてもドッドッという音が聞
こえる場合です。そういうことが、血圧以外の病態の診断の契機になるこ
ともあるかも知れません。しかし、普通は特にチェックしないと思います。
　そして、ＤＢＰの場合は基準上限値（拡張期高血圧）の目安はあります
が、基準下限値などはないのです。一方、ＳＢＰのほうは基準上限値（収
縮期高血圧）も基準下限値（低血圧）もあります。ＤＢＰ（つまり、下の
ほうの血圧値）の測定値が低過ぎて問題になることは、一応ないと考え

ていただいてよいと思います。

　最近、高血圧専門医の指導による医師会のパンフレットに、「1日1回、早朝に自己血圧を測定しましょう」というのがあって、私はびっくりしました。要するに、早朝高血圧は脳卒中や心筋梗塞の発作のキッカケになるので問題だということです。それはいいのですが、血圧の測定が朝だけでよいなどとは、ナンセンスもいいところです。早朝高血圧は発作のキッカケに重要かも知れませんが、そもそも動脈硬化が進むのは朝の高血圧のみが原因ではなくて、1日のうちで高血圧の時間が長く、程度が大きければ、その積み重ねで（いわば積分値）動脈硬化が進み、挙句に心筋梗塞や脳卒中が起こりやすくなるのでした。

　以下が、私の正しいと思うことです。血圧の変動は個人によって個性があり、各自で自分のパターンを知っておく必要があります。先ず、いろんな時刻の血圧を測定して自分のパターンを知り、その後で自分の測る時刻を選んだらよいと思います。それなりに落ち着いていたら、別に毎日測定しなくても構わないと思います。今日はこの時刻、今は暇だからあの時刻とかも悪くないし、測定しない日があってもよいと思います。ただし、変動の大きい時とか、どうも血圧が高そうな症状や、低そうな症状がある時は、その都度測るほうがよいと思います。また、たまには1日に何度も測定する日を作ると、自分のことが自分でよく分かっていいのではありませんか？

　測定したデーターは血圧ノートに記録して、受診毎に主治医に見せると、効率の良い診療を受けられます。このシステムに慣れてくると、主治医の私は血圧ノートを数秒見ただけで、その方の血圧の状況がよく分かります。患者さんご本人も、そのデーターを見て自己判断することができます。(2003. 10)

　➡ *(注) 専門医監修の血圧ノートの記録法にも私は大問題があると思っており、私の患者さんにはそれらと異なる方法を指導しています。*

29. 内視鏡手術における医療過誤の記事についてのコメント

　最近、前立腺がんの患者に経験の乏しい某大学の泌尿器科医3人が内視鏡の手術を行い、出血のコントロールができずに死亡させたとして、逮捕されたというニュースがありました。

　こういう話で医師の逮捕というのは、あまり例がないようです。報道の印象では、経験の少ない者だけが行ったということが突出した問題点でした。私が思うには、最大の不都合は、出血で混乱したにもかかわらず、早目に通常の開腹法に切り替えて止血操作をしなかったことです。インフォームドコンセントを適切に行ったかどうかも問題かも知れません。この内視鏡手術はもともと技術的には問題を孕んでおり、視野も操作野も不十分である可能性があり、熟練者が行っても途中で困難を認めて通常の切開手術法に切り替えることが想定されるものです。

　種々の領域で以前から内視鏡手術の試みは僅かながらありましたが、最近の劇的な発展は電子内視鏡の進歩によります。最初は婦人科手術からのようで、それが腹部（胆嚢や胃腸など）や泌尿器科に広まりました。呼吸器は腹部に遅れること約1年です。この中でも、腹部外科の活動が盛んです。日本において肺の内視鏡手術が始まった時から思うことがあり、参考のために書きます。

　私はもともと大学などで呼吸器内科や循環器科にも少し携わりましたが、基本的には呼吸器外科の専門医でした。私が開業のために熊本に来たのが1990年3月で、それまでは我が国では胸腔鏡による手術は一般には全く行われていませんでした。ところが、米国で肺外科において内視鏡手術が活発に試みられ始め、少し遅れた1990年の途中から日本でも手を出し始め、爆発的な勢いで普及し出したのです。1990～1992年の短期間に全国150施設で1,218例の胸腔鏡手術が行われました。私が1990年まで1年間

在籍した病院の後輩が、その後「肺の内視鏡手術の練習を始め出して大変です」と電話で言っていました。

　最初は動物を使って、器具はまだないので泌尿器科から膀胱鏡を借りて練習しているとのことでした。その後、メーカーが器具を開発したようです。つまり、十数年前の初めの頃は日本には誰も熟練者はいないので、多くの者は自分で練習して、自分の判断で臨床にトライしたのです。現在では、先述の医療事件以後、こういう手術の術者は熟練者の下で何例かの経験をした者に限ることになりそうですが、何事でも最初の頃はそうではないのです。ところが、最初に手を出す「未経験者」は、通常はその領域での標準的な手術では既に相当な力量があると自信を持った人たちなのです。物事は、単純な数だけで決められるようなことではないのですが、発展の途中からはこういうガイドラインが出来るのも、自然の成り行きです。

　内視鏡手術の本質は、筋肉切開の範囲が少ないことに尽きます。これに適した症例には良いし、適さない症例にはよろしくありません。適した症例で予定通りにいけば、手術の侵襲が少ないので回復が早いことと、術後疼痛が少ないことが期待できます。簡単な手術であれば、しばしば所要時間も標準手術よりも短いという利点があり、外見上も皮膚の術創が僅かで好ましいと言えます。

　しかし、それ以外は潜在的には悪いのです。大きい手術になるに従って、しばしば手術時間が標準手術よりも長くなってしまう（術後回復には悪い）ことがあり、術野が悪いので血管などをうっかり傷付けるかも知れないというリスクもあります。また、がんの手術では切除範囲が不十分な可能性がつきまといます。こうした本質的な問題を孕んでいるのです。術後の筋肉縫合も不十分（きっちりと縫えない）です。

　なお、皮膚の切開の長さは物凄く短いものの、皮膚の下の筋肉は患者が想像するよりは沢山切っています（それでも通常の手術よりは少ない）。
（2003. 11）

30. 肺の内視鏡手術に思ったこと

　前項の続編です。私は、このクリニックの建物を造った時に、肺・縦郭・胸壁外科の執刀医としての実績（多分、1,000例前後か）を熊本に生かそうと思い、手術施設を備えました。ところが、開業して直ぐに突然のごとく（熊本に転居してくる直前までは、その兆しはなかった）、肺の内視鏡手術が広まり出すことを知りました。自分の目論見では、自然気胸などの軽い手術などは当院でも結構多いだろうと思っていました。ところが、この気胸手術のようなものこそ、胸部内視鏡（胸腔鏡）の適用と考えられるようになるはずだと思いました。

　もし診療所レベルの当院で普通の開胸法で自然気胸の手術を行うと、それがたとえ妥当であっても「何故大きい病院で内視鏡手術をしなかったのか」という話が後で出てきて煩わしいと考えました。実際には「当院で手術をしてほしい」という方もありましたが、病院に紹介しました。当院で手術をした胸部の手術は肺がんをはじめ、腫瘍（14例）ばかりでした。そして、開業6年をもって全身麻酔の手術を止めました。肺の手術をする診療所は滅多にないことが理由です。開業当時から時間が経って冷静になると、熊本の基幹病院と無関係な当院にとってリスクが大き過ぎることに気付きました。なお、胃がん2例、イレウス1例、虫垂炎16例、鼠経ヘルニア3例などの腹部手術は、私の麻酔のもとで大塚副院長の執刀で行いました。

　さて、病院に紹介した気胸などの肺の手術例は、術後のX線写真的にはとてもスマートとは言えない出来映えのものが時々ありました。もし、普通の開胸でこういう手術をすれば、何らかの言い訳が必要となりそうです。腹部の場合は単純写真ではこういうことも分かりませんけれど。一度、肺がんで病院に紹介した患者さんの内視鏡手術を見学しに行ったことがあります。たまたまこの症例においては、がんを含む肺の組織を一度に上手く

切除できなくて、数回に亘って切り直していました。本人は術後の傷しか見えないので、術中にそういうことがあっても分からないのです。本来は、がんの手術などでは切り直しのようなこと（絶対にないとは言えませんが）は極力避けるように、十分な余裕を持って切り取ることが伝統的な主義でした。内視鏡手術の適用を広げ過ぎるとこういう不都合が、多少は多くなってくると思います。多くの患者の恩恵になることも確かですので全部否定するものではありませんが、全て良いというものでもないということです。

　昔は肺がんの診断が付くと、いくら小さい病巣であっても片肺を全部摘出したのです。そうしないと、リンパ流などに散っているのを取り残す恐れがあるからです。私が医師になった頃は、肺葉のみを丸ごと（片肺の半分から3分の1くらい）摘出するのが標準術式になっており、今でもそういうことです。しかし、症例によって（高齢とか余力の乏しい症例で肺がんが限局している場合など）は肺葉の一部を切り取ることも間違いではないとされています。それ故、内視鏡手術でそういう手術をしても不都合であると決まったわけではありません。因みに、内視鏡手術でも肺葉切除術もできるのです。

　ところが、リンパ節郭清は不十分になるか、つまみ取りの繰り返しになりがちです。以前、このリンパ節郭清の仕方（系統的 vs つまみ取り）の論争があったのですが、言うほどのことはなく、どちらでも大した違いがなかったようでもあります。

　これは、筋肉の縫合のやり方にも言えます。伝統的には、開胸や開腹に数層の筋肉を切ったのなら、終了時には各筋肉を一層ずつきっちりと縫合することが作法でした。しかし、内視鏡手術では全然きっちり縫えないのです。ところが、そうであっても術後の不都合はあまりありません。ただ、肋骨というヨロイのない腹部の場合は、伝統的方法でも内視鏡法でも、下手をすると術後に腹壁ヘルニア〜脱が生じることがあります。（2003.11）

31. 内視鏡手術の増加が果たす医療経済への影響

　先日のワイドショーは、内視鏡手術の問題点についての特番になっていました。その番組で言っていましたが、盲腸（虫垂炎）の手術料は 64,200 円で、それを腹腔鏡で行うと 180,000 円ということで、3 倍になります。こうすると、いかにも病院側が診療報酬の点からも内視鏡手術をしたがるだろうと一般人は思いがちです。しかし、実は内視鏡手術はコストも高くなるし、入院期間が少なくなるということも考えると、個々 1 件としては、総入院費は数割安になります。利益としてもそれほど良くない場合もあるように思います。

　内視鏡手術の医療内容の問題点については、前項までに述べました。経済的因子としては入院期間の短縮が重要でしょう。入院期間の短縮で必ず恩恵があるのは、保険支払い基金と生命保険会社です。入院期間が減ると、これらからの出費が減ります。患者側には恩恵があり得ますが、そうでない場合もあります。患者側にとっては、例えば「今度の病気まで働き詰めで生命保険にも掛け金ばかり払っていたから、体調が良くなるまで、多少余裕を持って入院していたい」という考えは許されないので、結構まだ痛いとか体調が悪い時点でも退院を決められてしまいます（状況によっては、途中から診療所に転入院することもあり得ます）。その理由は、病院が入院期間を減らざるを得ないように厚労省が医療報酬方式を改変したからです。

　病院管理側としては、今も昔も変わらずに一番大事なことは、入院ベッドの空きを作らないことです。特に現在、病院は入院治療に診療点数の重みを付けられているので、入院で稼ぐようになっています（診療所はその逆の点数の重みになっています。同じような治療内容でも、診療所入院ではしばしば半分以下の費用で済みます）。

　ところが最近、平均入院日数が多いと、同じ治療をしても病院全体の支

払い点数を減額するという制度が出来ました。これは病院経営の死活問題です。だから死に物狂いで早く退院させないといけません。そこで病院管理者にとっても内視鏡手術のメリットがあるという話になってきます。管理者と患者の間に立つ主治医は忙しくなり、また書類や報告書の質や量が増えて、以前よりも大変だろうと同情しています。

　日本の医療制度には多くの問題点があり、日本医師会、政府、マスコミは地に足の着いた改革を模索しなければならないと思います。個々の医師、国民の精神改革も然りでしょう。しかし、今までの日本の国民皆保険制度については世界最高であるというＷＨＯの判定をもらっているようです。マスコミも、そういうことはきっちり言わないといけません。マスコミは医療面でも我が国の悪口ばかりで、米国のような問題ありの制度についてしばしば良い面だけを取り上げる傾向があり、国民をミスリードしていると思います。

　私は米国留学をした経験がありますが、在米日系人の間では「盲腸の手術が必要なら日本に行く」という常識がありました。当時の飛行機代を支払っても、米国で手術するよりもうんと安いからです。それほどアメリカの医療機関への支払いは高いのです。また、米国は公的な国民皆保険ではないので、金持ちと貧乏とでは医療の質の差が大なのです。しかも支払う側の保険会社が患者に「あなたはこの病院に行くこと」などと指示し、病院にも「こういう治療をせよ」という要求をするので、それなりの意義もあるでしょうが、資本主義の悪い面も気になるところです。

　日本の医療機関に株式会社の参入はあまり賛成できないという点に限れば、私も日本医師会と似た立場です。現在、既存の大企業傘下の病院は軒並み赤字で、企業の本業の余力で成立しているはずです。大きい病院で、高度医療の健全性を保ちながら、経営的成功を独立採算で成し遂げることは、日頃から相当工夫して初めて可能になっていると思います。(2003.11)

32. 末期患者への安楽死事件の問題

　安楽死については、それを認めている国もありますし、いろんな場合があるので難しい問題です。ただ、がんの末期患者に対する安楽死は考え方としても間違っていると思います。そんな無茶をしなくても、ちゃんとした緩和治療ができると思うのです。とにかく、今の日本では安楽死は犯罪（殺人罪）ということです。尊厳死とは違います。

　以前からよくあるのが、苦しんでいる患者を身内の者が見かねて殺してしまう事例です。本人が「早く死なせてほしい」と訴える場合も多く、その場合は「嘱託殺人」ということになります。しばしば情状酌量の判断がなされることもまた当然の事態でしょうが、あくまでも犯罪であります。思いつめる前に誰かに相談すべきでしょう。

　最近、次第に事例が出てきたのが、医師による医療の現場での安楽死です。有名な東海大学事件があります。がんの末期の男性患者に、担当の研修医が塩化カリウムの静注をして心臓死させてしまった事件です。結局、この医師は殺人罪で起訴され、医師免許も剥奪されています。まあ、立場と行為を考えれば止むを得ないのかも知れませんが、私は彼を気の毒に思います。私は、彼に対して十分な指導やサポートを怠った上司の責任がより問題ありと思います。ターミナルケアの現場を、経験の少ない医師に丸投げをしていたのではないかと疑います。もっと言えば、我が国の医師養成の精神自体に問題が潜んでいるように思います。そういう意味で、この若い医師は気の毒だと思います。

　さらに、まだ経験の少ない医師がパニック的な行動を取るまでの経緯にも興味があります。記録によると患者の息子が「もう早く家に返してくれ」とかなり強く求めています。この事態で早く返してくれと言うのは「早く死なせてくれ」ということで、そもそも無茶な要求ではないでしょ

うか。「苦しまないようにさせてくれ」というのなら妥当な要求であるけれども。この点については一体どう扱われているのかなど、この時の病室のリアルな雰囲気や経過を再現できない以上、永遠の謎が残ります。息子がそういう無茶なことを言わなければ、若い医師の人生をあれほどまで変えてしまわなかったと思います。彼のほうから情状酌量の話があってもおかしくはないのではないかと思います。そうしたのでしょうか？　また一方、息子がそういう要求をしたくなるほど、緩和対策についての対応や説明・協議が不十分だったのでしょうか？

　その後、京北病院の院長が患者の安楽死を計画的に行ったとの確信犯的な安楽死事件がありました。この先生は同大学出身ですので、私は学生時代から顔を知っていました。このケースでは麻酔に用いる筋弛緩剤を静注して呼吸を止めています。がんのターミナルではなく、植物状態のような疾患であったと思います。医師がある種の問題意識を持っていたから実行された行為です。これは法に触れますし、今の日本の倫理環境では許されないでしょう。

　私は立場上、数多くの肺がんや進行性の慢性呼吸不全のターミナル状態の主治医をさせてもらってきました。麻薬、ペインクリニック処置、精神安定剤、ステロイドなどで緩和ケアの管理をすることが可能であると思います。ご本人の苦痛が軽減されて、付き添いの家族の方の納得を得ることもそれなりにできたと思います。物凄く苦しむ方には麻薬などの量が増えて、それが結果的に死期を早める可能性については、安楽死とは違い、許されることであるというのが大方のコンセンサスと思われます。(2003.11)

33. ウォーキング についての雑記〈2〉

　中年以降は、ウォーキングは健康的な生活の維持向上に非常に大切なものだと思います。コレステロールの多少の変動よりも足腰のほうが重要だと思います。膝や腰の悪い方々は、膝の装具や腰の軟性コルセットをはめてでも歩行する試みが大事と思います。もちろんプールでの歩行は、時間とお金と手間がＯＫなら大変結構です。

　私の趣味はランニングです。5〜6年前に「膝を痛めた」ことがあります。その時に膝の装具を着けました。驚いたことに生では歩いても痛いのに、装具を着けると走ってもそんなに痛くありませんでした。この経験があるので、この装具が高齢者の膝の痛みにも有効だということが実感として分かりました。素直に忠告を聞いて下さった多くの方々には、その良さを知ってもらっています。自分に合うのを選べばよいと思います。

　私は「ギックリ腰」も「坐骨神経痛」も繰り返し経験があります。腰のコルセットも着用して、良い点と不自由な点の両方とも知っています。首と肩の原因で、肩から腕から指まで痛みとシビレが続いて困ったこともあり、ポリネックという「ムチウチ症」の時に用いるカラー装具を着用した経験もあります。

　首、腰、膝などが痛い場合は、痛くなりやすい原因をなるだけ取り除く工夫をすることが第一です。次に、痛い間は負担を軽くする装具を積極的に用いることです。このような装具を特殊なものと捉えるのは考え違いで、日常品と思うことです。これらには、スポーツ店で売っているタイプ、通信販売で入手できるタイプ、当院でも入荷しているタイプ、主治医の処方によって装具の作成をするタイプなどがあり、自分の都合で選択できます。最後のタイプは保険適用です。

　非常に痛い場合は、麻酔薬のブロック注射が早期の鎮痛に奏功します。

ある種の炎症であることが多いので、副腎ステロイドを併用するブロックが悪循環を断ち切る根本療法になることが期待できます。老人になったから筋肉はもう強くならないということは絶対にありません。骨折後に衰えた筋肉をリハビリで回復させるではないですか。同じことです。

　成人病対策の運動療法としてのウォーキングについての話をします。つまり、普通に歩行できる方についてです。ウォーキングといいますと、「両腕をしっかり振って」歩く人が多いようです。振り過ぎて、見ている者は違和感を覚えます。「あれが格好悪いから、私はウォーキングはしません」という男性が結構います。他人の目は気にしなくてもよいのですが、そもそも皆にあの歩き方を指導するのは間違いだと思います。腕を振り過ぎると、腰からの力の流れがかえって阻害されるのが問題だと思います。腰が弱過ぎる人の当面の歩き方であるようなものと思います。歩行と腕の柔軟運動の２つをしているようです。カロリー消費には意味があるかも知れませんが。➡ *（注）今は、この意見に言うほどの自信がありません。*

　筋力の維持や向上を考えると、腰から振り出す力で歩くのが素晴らしいのです。背腰筋の緊張を意識しながら膝を柔らかく前に進め、着地した時には腰膝足が真っ直ぐにきちっと体重を支えれば、疲労も少なく効果も良いと思います。最近は腸腰筋を用いて歩行走行することの解説書が一般書店に数多く出回り出していますが、まあ、腰から歩く感じということでしょう。腕はそれらの動きにつられて動く程度が、良い姿勢の強化になる歩き方と私は思います。私は腕を振り過ぎる歩き方よりもこのほうが良いとお勧めしていますが、強要しているのではありません。自分の楽な格好で歩くことは、それはそれでよいと思います。とにかく、歩けることは素晴らしいことです。（2003. 11）➡ *（注）今は、この意見に言うほどの自信がありません。*

34. 採血予定日は朝食抜きが常識というのは？？？

　日常的な採血検査は、普通は２本のチューブに採取されます。血球検査（赤血球、白血球、血小板）と、それ以外の血清の物質の検査の２つがあるからです。採血検査の報告データーには、正常か異常かの参考のための基準値というのが書いてあります。これは多くの正常と思われる人々の統計データーを利用した、大体これくらいであろうという参考であって、検査値の最終的な評価は人間である医師が決めます。なお、検査報告データーに書いてある基準値というのは、通常は空腹時での基準値です。

　空腹時でも食後でも大雑把に言えば、大概の検査項目についてはどっちでもよいのです。貧血の有無や白血球の数、肝臓とか腎臓のデーター、炎症の程度の値など、意味のあるほどは変らないと思います。ただし、「血糖」と「中性脂肪」（トリグリセリド）は別で、食後には健康人でも多少上昇しますし、もともと問題のある方はかなり上昇します。「総コレステロール」の値も中性脂肪値が影響を及ぼすので、食事が影響を及ぼすことになります。コレステロール値については中性脂肪値が高過ぎると、判断しにくい場合があります。中性脂肪が食後に非常に高くなる人は空腹時採血がよいように思います。だからといって「空腹時に採血しておくほうが無難だから空腹時採血がよい」という考えは、常によいとも限りません。

　私は、診察の度に秩序のある生活様態を変えるのは良くないと思います。比較的健康な方ならどっちでもよいのですが、それでも医者に行く度に朝食抜きというのは気の毒だと思います。そんな無理をしないでよいと思います。糖尿病のような方はなおさら、医者に行く度に安定した食生活を乱すのは悪いことだと思います。糖尿病の管理では、およそ過去１ヶ月の血糖管理状態の判断ができる「ヘモグロビンA1c」（エーワンシー）という指標を中心に判断しています。来院時の血糖値や尿検査データーは、あく

までも有意義な参考値です。具体的に言いますと、主治医としては、例えば「朝食後、何がしか時間後の血糖値はこれくらいなのだなあ」というのはそれだけで判断に役立っています。

　私の場合は、たまに患者さんに「次は、朝の９時頃に空腹で受診して下さい」とか、「次は、夕方の血糖値を知りたい」とかお願いすることがあります。やはり、状況によってはそういう値を知りたいことがあります。しかし、通常は生活の流れの中で受診していただきたいし、それで十分だと思います。なお、「空腹時血糖値」というのは、「単に朝から何も食べていない場合の血糖値」ではありません。意味のある「空腹時血糖値」は起床後比較的直ぐの状態の「血糖値」です。朝食抜きで昼前頃に来院して、基準値よりかなり高くてがっかりする人がいますが、朝食を摂っていなくても、活動しているうちに肝臓のグリコーゲンからブドウ糖が血中に放出されているので、話は単純でなくなってきます。そんな中途半端な受診をされることはないのです。胃カメラの前の朝食抜きの話なら、それでよいのですが。

　糖尿病の診断確定のためにブドウ糖負荷試験（OGTT）をする場合は、だから、可及的に朝早く朝食抜きで来ないといけません。余談ですが、少なくとも糖尿病と分かっている患者さんには、特定の理由がない限りこの検査を繰り返すのは悪いことです。何しろ、ブドウ糖75g を、すなわち300kcal も一気飲みするのですから最悪です。（2004.01）

35. 空腹時検査と食後検査の意味するところの余談

　人間ドックなどでは、大抵は空腹のまま朝受検するようになっていると思います。だから、採血検尿なども空腹時ということになります。やはり、検査の説明をする立場になっても、空腹時検査値のほうが説明しやすいし、無難と思います。しかし、そもそも人間ドックで空腹のまま受検される最大の理由は、その日に胃カメラとか腹部エコーなどのメニューもあり、これは空腹でないと検査がしにくいからであり、そのことが空腹時にその他諸々の検査をする一番の理由ではないかと思います。

　斜交い（はすかい）から話をするのが好きで済みませんが、もし就職前や受験前などの健康証明書のために検査をする場合は、是非とも空腹時にされることをお勧めします。こういう場合は、基準値から外れた結果が出るとご本人が鬱陶しいのではないでしょうか。検査した医師の方も鬱陶しいです。もちろん、異常値が出れば仕方がないことではありますが。例えば、多少食後血糖が高めの人なら空腹時では基準値内なのに、食後なら尿糖が陽性とか血糖が一寸だけ高いという結果が出る可能性があります。それと、検尿などの場合は脱水傾向にあると尿が濃くなって、糖、たんぱく、潜血などの結果が多少とも陽性に出やすいのではないかという心配があるように思います。だから、前日や当日に水分を十分に摂っておくと良いような気がします。

　それとは逆に、本当の意味で、健診を受ける場合は（人間ドックや基本健康診査や職場健診）、隠れた異常も早めに見つかるほうが良いという観点からは、異常の出にくい空腹時検査は感度が悪くなると思われます。例えば、食後に検尿すれば糖尿の疑いが見つかったのに、空腹時に検査したばっかりに異常が見つからなかったという場合があります。でも、人間ドックの場合は先ほどの話のように、空腹で受検するのが普通です。しか

し、通院中の採血や検尿の場合は、早く異常所見を見つけよう、つまり検査の感度を良くしようということを優先すると、むしろ食後検査のほうが良いという考えも成立します。まあ、私個人の考えとしましては、コレステロール測定の場合の一部に、空腹時採血のほうが説明がしやすい場合がありますが、それ以外は空腹時でも食後でも、指導にはあまり困らないように思っています。

　（総コレステロール）＝（ＬＤＬ‐コレステロール）＋（ＨＤＬ‐コレステロール）＋（中性脂肪×0.2）という関係式があります。「ＬＤＬ」は「悪玉」、「ＨＤＬ」は「善玉」と呼ばれるものです。通常の検査ではＬＤＬ‐コレステロールは直接測定されずに、この関係式から算出されています。だから、ＬＤＬ‐コレステロールは、総コレステロールとＨＤＬ‐コレステロールと中性脂肪の３つとも測定しないと分かりません。この式から分かるように、総コレステロールというのは３つの因子の混ざったものなので、今となっては実態としてはややこしいものです。今までの多くの大規模な動脈硬化関連の臨床研究が総コレステロールの値を以ってなされていますので、データー的には今でも重要なのは仕方ないのですが、今後は、善玉、悪玉、中性脂肪という風な個別の解析が増加すると思われます。問題は、中性脂肪が 350 という値を超えると、上記の関係式が成り立たなくなって、ＬＤＬ‐コレステロールが算出されないということになり、総コレステロール値高値の判断が難しくなるということです。前項で触れたことはこのことでした。（2004. 01）　➡　*(注) 最近では、一応ＬＤＬ値は直接測定できるようになりました。*

36. 心不全のむくみ（浮腫）と利尿剤

　下肢や顔面がむくむ場合は、心臓機能が悪い、腎臓機能が悪い、自律神経の調子が悪い、低栄養などが考えられます。一部分だけのむくみなら、そこの部位の循環障害（静脈やリンパ管）か炎症かを疑いますが、この局所の話は止めておきます。

　低栄養については血清のたんぱく量（アルブミン）を測ると判断できます。この対策は栄養を改善することですが、がんの末期や肝硬変などの場合は根本的改善は難しいです。

　心不全や腎不全が原因のむくみは、最低でも、胸部写真や血清クレアチニン値などの簡単な検査を一寸すれば、大体の見当が付くものです。治療法は病状によるので一概には言えませんが、心不全について言えば、大概の「心不全」の基本薬は「利尿剤」です。

　一見して健康そうな人にむくみのある場合は、循環を調節する自律神経の不調と思われます（特発性浮腫）。特に夕方に強く出やすくなります。これは中年までの比較的若い女性に多く見られます。この場合も対症療法的に「利尿剤」を適宜使用すると改善します。なお、甲状腺機能低下症も浮腫（古くは粘液水腫とも）が生じます。この対策は一番簡単で、適量の甲状腺ホルモン剤を（食事を摂るごとく）服用しておけば済みます。

　利尿剤は、心不全や腎不全には状態に応じて、「ループ利尿剤」（フロセミド）または「カリウム保持性利尿剤」（スピロノラクトン）またはその併用を用います。最も一般的なのはループ利尿剤です。特発性浮腫にも対症的にこれを用います。これを用いると、血清カリウムやナトリウムが低下することがあります。利尿降圧剤という種類の薬は、一義的には高血圧治療薬であるので、ここでは述べません。

　私は主に呼吸循環担当ですので、フロセミドやスピロノラクトンという利尿剤を用いる大多数の患者さんは「心不全」あるいは「心不全予備軍」

に対してのものです。「利尿剤」を処方しますと、患者さんに心不全の改善のための処方であることの認識が不十分で、「何故尿を沢山出さないといけないのか？　何度も排尿したくなるので厄介だ」という疑問や苦情を受けることがしばしばです。利尿剤を用いると体内の循環血流量を減らすことになるので、アップアップの心臓への負担を減らして肺循環も改善し、心肺機能不全の悪循環を解消するのに良いのです。循環体液が減る結果、血管外体液も減って浮腫も改善してきます。

　「利尿剤を用いると１日中排尿回数が多くて困る、夜間に熟睡できない」と言うのは誤解と思います。そもそも健康な若い人間は夜間に排尿などしません。心機能が低下するから夜間尿の回数が増えているのです。心臓の機能が昼間も不十分ですから、昼間に腎臓に十分な働きをさせていないので夜間にも尿を作らないと帳尻が合いません。残業みたいなものでしょう。朝に利尿剤を服用すると大体午前中は尿が多くなりますが、午後からは頻尿ではなくなる場合がほとんどです。夜間に多い場合は、むしろ利尿剤の効果が不十分かなと考えるべきです。あるいは、膀胱や前立腺疾患などの別の理由が考えられます。

　午前中に外出する場合は、朝の服用を止めて、帰宅してからその朝の分を服用すればいいのです。軽い方なら１〜２日抜けてもほとんど問題ありません が、主治医と予め意見の交換をしておくことが望ましいでしょう。いろいろ工夫相談することにより、外出にも支障をなくすことは可能です。なお、利尿剤の飲み始めの数日は尿量も特に多いですが、安定状態（体内の余分な水分がかなり減った状態）になると最初ほどには尿量や回数が沢山だということはなくなってくるのが普通ですので、少しの期間我慢していただきたいと思います。（2004. 11）

37. 「高齢者の内服薬が多過ぎる」からの脱線

　療養型病床群制度の導入前に、テレビの特集番組で「老人病院に入院中の患者さんの多過ぎる薬をうんと減らしたら、本人の状態も良くなったし、医療費も減った」というのを見たことがあります。自分の経験でも、病名や症状を考えて処方をしてきたら、気が付いたらかなりの量だと驚くというか何とかならないかなと思うことは確かにあります。しかも、私の場合でも、良かれと思って処方した薬を途中で止めたらそのほうがよかったという場合は、正直言って時にあります。薬の種類によってそういうことが稀な場合と、比較的起こりやすい場合があることも分かってきました。

　先ほどの病院の話の趣旨のように、不必要だった薬を単に減らしたから状態が良くなったのかも知れませんが、マンパワーによる医療の質を向上させようとした病院の姿勢の転換が患者さんの状態を良くしたのかも知れません。ただ、「薬を減らすのが絶対に良いのは本当か？」と私は言いたいのです。最近の医療費の点数でいきますと、あまり薬を出さないほうが医療機関にメリットがあるような場合があります（療養型病床群などの「マルメ」という定額制の場合）。そうすると、必要な薬まで止めてしまう傾向にあります。私は他の病院にかかっている患者さんにおいて、薬が少な過ぎて不都合になっているに違いないと思うケースを見たことがあります。今の制度では必要な薬を可能な限り減らそうとするわけです。可能な限りならベストかも知れませんが、それ以上なら悪いことになります。テレビで報道するのは物事の片方しか言わないのです。報道者が意図を持っている場合もあるし、無知の場合もあると思います。

　このような意見を書きますと、「医療機関は経済ばかり優先にしておかしいではないか？」との疑問が出るかも知れません。医師として良いと思う医療と経済との間で選択を迫られることは、現実にあります。私の場合は、「まだ経営に余力があるから、この場合は敢えて経済を無視しよ

う」ということは結構あります。ただ、日本全体の統計になってきますと、点数重点のほうに動くのです。これは、どの世界でも必ずそうなるのです。これを期待して日本の官僚は政策を決めているのです。それを「政策誘導」と言って、我が国の官僚の伝統的手法です。「こっちの水が甘いぞ（点数が高いぞ）」とやるのです。こういう場合もあってよいと思いますが、そればっかりというのでは良心とか道徳が危うくなります。

　話が脱線しますが、医薬分業政策（調剤薬局）について政府が医薬分業が真に望ましいと思えば（実際は、患者さんや医療機関に良い点もあるし、不都合な面もある）、「何年か先にそうするので、医療機関もその心積もりでいて下さい」として、法制化したらよいと思います。ところが実際に行政がしていることは、医療機関には院外処方箋を出すほうが点数が高くなるという政策誘導をかけ、一方で調剤薬局には最初は高い調剤点数で政策誘導をかけて参入させます。参入に投資をさせて後戻りできない頃合で、調剤点数を下げました。半額になっているので調剤薬局の経営は思惑より厳しくなりました。実は、最初の点数が良過ぎて、調剤薬局は大儲けをしたという情報を後で聞きました。介護点数も同じことをしています。投資をしてデイケアを立ち上げさせた後で、何度もどんどんサービス点数を減額して、当初の半額以下になっています。同じサービス内容で途中から半分に減額されては、経営の見通しなど立てられるものではありません。
　医薬分業も介護保険制度も、政府や官僚が、実際はこうあるべきという哲学からではなく、医療費公的出費の削減目的から出発したのは明らかですから、後で点数が削減されることは医療・調剤・介護機関とも先読みをしておく必要があります。私は分かっていましたが、末端の我々にはどうしようもないことが多くて困りますのデス。（2004.11）

38.「高齢者の内服薬が多過ぎる」への弁明と副作用のこと

　もし「何で若者にこんなに薬が多いんだよ！」と言われれば、「そりゃあ、ごもっとも」と思いますが、結論を先に言いますと、やはり高齢者だから多くなるのです。

　秦の始皇帝は、部下に命令して不老長寿の薬を世界のあちこちに探しに行かせたらしいですが、その始皇帝が手に入れられなかった不老長寿まがいの薬くらいは、現代の日本人は日常的に手に入れた状況だと思います。動脈硬化の進行という老化と不即不離の状態をなるだけ遅らせようという薬剤もそういうものだと思います。降圧剤とかコレステロールの薬とか、糖尿病の薬剤がそうです。

　幸いにして、高齢になってもそれなりに元気で生活できていると、潜在的にも顕在的にも身体の不都合がチェックされるポイントが増えてきます。老化が関連する病的な状態を改善しようとすると、次第に薬が増えてくるのは当たり前のことです。

　例えば、心不全の薬などの場合は、「現実に薬で若返っているではないか」という実感が私にはあります。心不全と言いますと、以前は心臓弁膜症や先天性心奇形などの比較的若い時から問題となることが多かったのですが、最近の心不全の多くは、敢えて言いますと長生きしてきたから心臓の筋肉が弱ってきたと受け取られる状況が主なものになってきています。中には、心筋梗塞後の心不全や老化現象による弁不全による心不全がありますが（これも、多くは老化に関していると言えます）、特別の病名を付けにくいような心臓の筋肉が弱っているという風な場合が多いのです。まさに老化現象です。心不全ではむくみ、動作時の息切れなどが生じますが、大概は利尿剤を服用してもらうと体調が良くなり、比較的良い状態で長寿の生活を送っていただけるのです。まさに若返りの薬以外の何なのでしょうか。

しかし、薬はやはり副作用が起こる可能性があります。副作用は滅多に起きない場合と時々起きる場合があり、起きたら薬を止めれば済むという場合や、特別のケアをしないと心配という場合、とても大変という場合などがありますから、注意しなければなりません。副作用は患者さんが実に困り、医師は全然困らないというのでは決してありません。確かに医師にその副作用は出ませんが、心身ともに物凄く影響を受けます。実際に、私ども医師の仕事をしていて一番避けたいのは副作用です。あまり薬を使わないほうが、医師の側からは無難と言えます。

　他方で、現代に揃っている薬のラインナップというのは実に素晴らしいものです。これを正しい診断と正しい適用のもとに用いることは医師の義務であると思います。医師のリスクからすると、薬をあまり使わないほうが無難ということになりますが、患者さんの不都合な病状を可及的に改善したいという気持ちは大事にしないといけないと思います。

　しかし、そういう学問的に素晴らしいはずの薬も、しばしば人間に使うと、言うほどの効果もなく、副作用が問題になって発売早々に使われなくなった薬も結構パラパラあるのも事実です。発売前に種々のバリアーを超えるチェックは受けたはずなのですが。それで、私は、全く新しい種類の薬は1〜2年は入荷しないようにしています。➡ *(注) いつもそうではありません。*

　さらに、安定して広まっている薬にも、確率的にも副作用は起こり得えますし、私ども医師の判断が悪かったら出やすくなりますので、気を付けようと思っているところです。薬が多いと、それらの相互作用で副作用が出やすいこともあります。そういうことを懸念する場合は、注意しながら併用する場合や、仕方なく片方の薬は断念してしまう場合もあります。薬剤によっては時々、薬剤の血中濃度をチェックしています。（2004. 11）

39. ハンス・セリエのストレス学説

　最近はストレスがいろんな病気の元であるとか、がんの遠因か誘因かの役割を果たすなどの情報が氾濫して、関心が持たれているように思います。私自身、学生時代からずっと興味を持ってきた「ストレス学説」の成り立ちについて書いてみます。

　1936年頃から、カナダのセリエは卵胞ホルモン（エストロゲン）や黄体ホルモン以外の第三の卵巣ホルモンを見つけようとしていました。卵巣のエキスを卵巣や脳下垂体を摘出したネズミに注射すると、「副腎皮質の肥大」「胸腺やリンパ組織の萎縮」「胃十二指腸の出血性潰瘍」という反応群（症候群）が生じました。卵巣エキスの中にそういう変化を引き起こす未知の因子があるのだと信じて実験を進めました。ところがその後、腎臓や皮膚のエキスを注射しても同じことが起こり、訳が分からなくなってしまいました。試みに組織障害性の強いホルマリンの希釈液を注射すると、エキスよりももっと強い程度の症候群が生じて、大いに落胆しました。しかし数日後、「いろんな障害に対して身体が決まりきった症候群を示すこと、それ自体が研究に値するのではないか」ということに気付きました。結局、未知の性ホルモンの発見よりも重大な学説の創造につながったのです。その後、用語の曖昧さを避けるために、「ストレス状態」を起こす要因を「ストレッサー」（訳語：ストレス作因）と呼ぶことにしました。ただし、学説というのはあくまでも「説」であります。セリエの「ストレス」は、日常会話や精神領域で用いるよりもっと幅の広い用語です。

　当時の指導教授はセリエが正統の薬理学研究から逸脱していくことに反対していました。

　セリエの提唱したストレス学説というのは、適当なストレス作因が持続的に身体に加わると、一連の非特異的な定型的な反応が起こるということです。それを全身適応症候群と呼ぶため、ストレス学説は全身適応症候群

学説とも言います。その症候群の一連の動きは、先ず「警告反応期」（最初の「ショック相」とそれに引き続く「反ショック相」とに区分される）、次に「抵抗期」、最後に「疲弊期」という３つの時期に分かれます。疲弊期が回復しないと個体の死になります。ストレス作因が物凄く強烈なら、警告期から一気に死に至るでしょう。ストレス作因が弱かったり一時的であったら、警告反応期か抵抗期までを経過して回復に向かうでしょう。

　重要なことは、この反応に責任を負っているのが「適応ホルモン」と銘打った種々のホルモンと自律神経機能であり、中でも抵抗期の抵抗力の維持に大きい役割を果たす副腎皮質ホルモン（副腎皮質ステロイド）が最も重要というものです。他にも警告期における超急性防御反応的な作用をして、交感神経とともに反ショック相の主役となるアドレナリン（発見者の高峰譲吉博士による命名）という副腎髄質ホルモンも重要です。

　新たに加わる別のストレス作因に対する抵抗力について、反ショック相では強化され、抵抗期では低下し（元のストレス作因に対しては抵抗力を維持しているが）、疲弊期では損なわれるということです。これが、持続するストレス状態が病気の元という理論的根拠でしょう。ストレス状態ががんになりやすいという話は、現時点では「重要だが、あくまでも仮説的なストーリー」で、実際の人間においてはどれほどの意味があるかという点で不確かだと思います。最近読んだ書物で、セリエ自身が晩年にがんに罹患して精神ストレスで心身がメロメロになったということを知って、私はショックでした。

　実際に日常の臨床上において、急に身体的なショックにより危険な状態になった際には、アドレナリンを注射して人工的に超急性的に反ショック状態にさせる治療をするし、また副腎皮質ステロイドを投与して急性的ないし持続的な時間経過で反ショック状態や抵抗期を人工的に強化・維持するという治療をしている、と解釈することもできると思います。（2004.11）

40. 実際にがんを治そうという研究は大抵泥沼です

　基礎研究で優れた研究成果を得られる研究者であっても、「がんの治療」という面妖なテーマに参入した場合は、事は簡単ではないのは歴史が証明しています。この項ではノーベル賞受賞者レベルでも「結構、いい加減になりますね！」という話をします。

　デンマークの生理学者フィービゲルが「ある寄生虫を持っているゴキブリを食べたネズミが、その寄生虫に感染してがんになる」という研究で 1926 年にノーベル賞を得ています。これが本当ならがんの治療法は決まったようなものです。80 年も前の話ですけど、この学説は間違いだったのです。その時代の優秀な研究者でもそういうことがあるということです。こんな歴史があるのでノーベル賞選考が慎重なのです。

　ライナス・ポーリングは天才とも怪物とも言われる超優秀な学者でした。1954 年にノーベル化学賞、1963 年にノーベル平和賞を受賞しています。もともとは物理化学者ですが、純粋物理化学から次第に生物学という応用科学のほうに参入してきて、1930 〜 40 年代に鋳型説という有名な抗原抗体反応の理論も提出したことがあります。ＤＮＡの構造が二重ラセンでなく三重ラセンであったなら、ワトソン＝クリックではなく、彼がノーベル医学生理学賞も獲ったはずというストーリーは有名です。

　その彼が後年、細胞や生体に対するビタミンＣの効果の研究を精力的に始めたおかげで、「ＶＣは風邪の予防に良い」に留まらず、「がんの予防やがんの治療に良い」という話が流布しました。ポーリングが 1977 年度の米国の科学研究費獲得のために提出した分厚い申請書のコピーを、私は「お宝」として大事に持っています。私の上司で物忘れの名人の寺松教授が「読んで見ておいてくれ」と言って手渡されたのを、返却し忘れたのです。ＶＣ大量療法の共同研究をしてくれる病院をポーリングが日本でも探

していたので、その書類が回ってきたのでした。教室出身の福岡の大刀洗病院の森重先生のグループがこの研究に協力していました。結局、この研究は「ハズレ」であったというのが最終的な評価です。だから、30年前ほどが一番騒がれたのだと思います。

　試験管の中や小動物で意味のある研究成果が出ても、実際の人間のがんの治療については話半分どころか話万分の１というのが現実です。そういう研究自体は大変重要で尊いものと思いますが、それを直ぐに市民に意味があるように漏らすのは迷惑千万だと思います。こういうまともな研究でさえもこうですから、「そこらの何とか博士がどう言った、こう言った」というのは商売なら実に理解できますが、本気で言っているのなら、つい「この愚か者」と言ってしまいそうです。現在ではマスコミがネタ探しに使うから厄介です。

　ストレス学説のハンス・セリエの晩年も、がんを手掛けようとしたようです。学生時代から、私は彼を非常に尊敬していました。彼の原著本１冊、訳本１冊の他に解説書も数冊買って読みました。25年前に首都ワシントン郊外にあるＮＩＨの国立がん研究所に留学していた頃に、「がんに対する瞑想療法」という風なテーマでしたか、ニューヨークで彼の講演があるというポスターを見たことがあります。高齢の彼自身ががんに罹っていたようでしたので、是非行きたかったのですが、行く余裕はありませんでした。しかし、その講演の内容は多分に客観性に欠けるものではないかとは想像しました。その１年後に彼は亡くなりました。

　がん以外の研究者ががん治療研究に参入してくる場合は、ピンからキリまで、泥沼の世界に突入することになることが決まりのようです。自分の学説をどこまで敷衍できるかを模索するのは研究者本人の真実であっても、民衆が直ぐに信じることはないと思います。(2004. 11)

41. がんの免疫療法も泥沼です

　10 年ほど前にＮＨＫが、京都大学医学部の基礎免疫専門のＡ教授の「自
己のリンパ球を体外で培養して、そこにある種の因子を加えて抗がん作用
を賦活して体内に戻す」治療についての番組を放映しました。

　Ａ先生は私の２年先輩で、初めは内科入局でしたが、その後基礎に転身
しています。ＮＨＫの報道では、いつもながら軽薄なことに、培養液に
「漢方薬」を加えるというＡ先生の試みの１つについてスポットを当てて
いたのです。私はその番組を見て、漢方などを用いる必然性を本能的に胡
散臭いと怪しんで、「Ａ先生は本気でこういう報道内容を許したのか」と
馬鹿々々しい気持ちになりました。

　こういう自己や他人のリンパ球を培養して治療に用いるという仕事は、
少なくとも 20 ～ 30 年前から種々の変法を用いて試みられているのですが、
結局は今でも確かなものになっていません。今でも書店に行くとそういう
治療を勧める本が並んでいます。Ａ先生も業績を一般向けの書物として出
版していました。実際に読むと、時には効くこともあるのかなという気に
させるのですが……。全てに無効ということも言えないのですが、甘い期
待を抱かせるような話でないのは事実が繰り返し証明しています。

　Ａ先生はその番組から４～５年ほどして、胃がんで早逝されました。定
期発行の京大医学部同窓会新聞には、Ａ先生の訃報を報じた記事がありま
した。彼を教授に推薦したと思われる教授が書いていました。Ａ先生がそ
の仕事をしていた頃は、全国から患者さんが押しかけて、キャンパスが混
乱したり、学問的には胡散臭くなってきた仕事を止められなかったことの
責任を感じているように思える紙面でありました。

　ずっと昔の 1978 年 11 月には、日本免疫学会総会が京都で開催されたこ
とを伝える午後７時の「ＮＨＫ総合ニュース」は、馬鹿々々しくも、その
タイトルに私の演題発表を私の顔付きで報道したらしい（自分では見て
いません）のです。その直後、「週刊現代」に怪しい記事も出ました。要

するに「ビール酵母が細胞性免疫を強化してがんを治す」というものです。学会の最中に大学付近の喫茶店に呼び出されて、ＮＨＫの取材を受けたのですが、私は、「自分自身はがん治療の実験をしていないし、がんに効くというような甘い話ではない」ということを強調したので、テレビに出るとは思っていなかったのです。「週刊現代」は電話取材があったので、この場合も同じことを言ったのですが、記事が出たら違う風に書かれていました。

　私は、教室の先輩の同級生であるＢ博士に頼まれて、Ｅ製薬の委託研究を引き受けたのです。自分のデーターで細胞性免疫の例を見ないほどの著しい強化を得たのは確かです。しかし、程度は別にして、それは予想された結果なのです。大学院での数年は免疫の研究でヒット作品が出ていたのですが、この年はそのデーターも品切れになったので、仕方なく、この委託研究を報告して学会ノルマのお茶を濁したのでした。それを報道に取り上げるのですから、科学部記者がお粗末ということです。

　実は、栄養学の専門学者であったＢ先生が、ネズミのがんにこのビール酵母成分を打ち込むとがんが小さくなることに強いインパクトを受けたのが始まりです。Ｂ先生は自分ががんや免疫の専門ではないので、その後の免疫学的解析のデーターは私が担当するような巡り会わせになったのです。その後、Ｂ先生は「壮快」とかいうような怪しい雑誌（と私は思う）にビール酵母の抗がん効果の話題を載せていました。

　他の領域の研究者ががん治療に参入する場合は、一寸がんが小さくなると、過度の期待をもってその治療法の将来を夢想してしまい、ネタ探しのマスコミの無責任さが油を注ぎます。（2004. 02）➡ *(注) この数年、やっと「がん免疫療法」と言えるような確かな水準の研究成果が出だしていると、権威ある研究者たちが言い始めています。私も期待にワクワクしています。しかし、それは、今までの長い間「がん免疫療法」と言っていた多くのものは、誇大宣伝だったと白状したということです。誇大情報をマスコミに垂れ流してきたことに対して、関係学会に携わる人たちとマスコミは責任を感じないといけないと思います。*

42. 痩せ薬についての続編

　15話で痩せ薬は効果の怪しいものが多いし、効果のあるものは薬理学的にリスクが高い可能性を考えておくほうがよいと述べました。しかし、考えれば、小腸からの吸収を減らすだけの薬物やそれに類したものであれば、理論的には「当たり」の場合もあるかも知れないと思いました。

　その後、当院の処方で痩せ薬のための「漢方薬」を扱っているらしいので、ダンマリをしているわけにもいかなくなりました。実は、当院の出入りの薬剤卸会社の人が「自分の肥満を解消するために試したいから当院で扱ってくれ」という話を当院の副院長に持ってきたようです。頼まれた彼も肥満を気にしていたので、納入以来、両者とも服用しています。普通の医療機関用に認可されている漢方薬なので、様子を見ているところです。ただし、数ヶ月から半年経ってもあまり体重に変化がなければ、止めたほうがよいと思います。漢方薬であろうと西洋薬であろうと、数ヶ月も服用してあるべき効果が言うほどのことがなければ止めるべきです。ところが、この漢方薬のもともとの効能に「便秘改善」があり、整腸作用を期待して、ついでに肥満に一寸でも期待できれば、それで良いということでもあるかな、と敢えて理解しています。便秘改善と肥満解消との関連もないとは言えないかも知れませんし。しかし、私自身はこの薬の感触が分からないので、自分は処方しません。

　肥満を解消する方法に、養分を吸収する小腸の一部を切り取ってしまうという外科療法があるようです。特別の理由がある場合に限ってするのでしょうか。これは、吸収する部分を減らせば目的を果たせるという考えです。単純で分かりやすい。それならば、腸管の中からの吸収を邪魔しようという薬があれば体重を減らせると思われます。最近、似た考えの薬は糖尿病治療薬として処方されています。

最近のテレビ販売の番組では、腸の中で栄養分を塊の中に取り込んで吸収させないようなゼリー状の飲み物を宣伝していました。食事の直前か直後かに飲むようです。これも理に適っている感じがあります。多分、上手く用いれば体重が減るのではないかと思います。これは腸の中だけでの介入なので、重大な副作用はないかも知れません。腸内細菌の不都合や栄養失調にならなければ、自己責任で試すのもあり得るかも知れません。こういう風に書く私が、こういうものを積極的に勧めているのではありません。肥満の主原因は必要以上にカロリーを口の中に放り込み過ぎなのですから。しかし、この欲望を抑えることは多くの人にとって難しいことも事実なので、難儀なテーマです。

　最近、娘が「プロテイン・ダイエット」というのを買って飲んでいました。粉末を水に溶かして飲むものです。1日3食のうち1食だけ食事をこれに置き換えると1ヶ月で2kgは体重が減るそうです（案外、僅かだ）。これには笑ってしまいました。何故かと言いますと、これを指示通り飲むと1回で78kcalしかないので、他の2回の食事を指示通りに「いつもの通り」を守ると、1日摂取カロリーは確実に減るので（1食抜きと同じ）、ダイエット効果があるのに決まっているからです。
　娘は朝食時に飲んでいました。「夕食の時のほうが効果がある」というのは当たり前の話で、これも笑ってしまいました。カロリー以外の栄養素はバランス良く加えてあるので、これも肥満解消の契機になれば悪くない商品です。いろんなアスレチック器具（製品自身は立派なものが少なくない）と同じで、結果的に継続し続けるのが困難というのが最大の駄目な原因で、娘も結局は駄目でした。（2004. 11）

43. 高齢者に対するマシントレーニング導入

　私はもともと高齢になっても筋肉の鍛錬が必要であると思ってきました。むしろ、高齢だからこそ必要と思います。そのことは、既に書いています（➡ *19話参照*）。私の大学の同じ教室の先輩に大阪府で小病院を経営している先生がいまして、最近、立派な老人保健施設も併設されました。1年半前に、その見学を兼ねて介護サービス全般について学んでこようと、私と妻の事務長とで大阪枚方市まで出掛けたことがありました。その時に高齢者に対するマシントレーニングを行うスペースを案内されました。トレーニングジムにあるような器具が並んでいました。その時は、1人の利用者がその器具を用いて筋トレを受けていましたが、80歳代のか細い女性でした。私はそれを見てカルチャーショックを受けました。そういう器具と高齢者とが結び付くとは、それまで思っていませんでした。この老健施設は、マシントレーニングの推進プラン実施前のモデル施設であったのです。その時は「フーン、そういうことができるんだ」と思いましたが、スペースの問題もあり、内科が主体の当院に具体的に導入することまでは考えませんでした。

　厚生労働省が2003年度に、高齢者に対する筋力向上トレーニングの推進プランを発表していましたが、最近は積極的に推進し出しています。当院のデイケア責任者もリハビリのメニューに、このマシントレーニング（パワー・リハビリテーション）導入を希望し出しました。スペース的にも何とか可能であると思われました。外来処置室の向こうの心エコー室を手前に拡張して機能回復訓練室に充てるというものです。壁を取り壊し、新しい簡便な仕切りを外来処置室に一寸食い込むように付ける算段です。そうすると、処置室の隣ですので、職員のアクセスも非常に良いというものです。心エコーなどの検査室の移転のために医局は完全に乗っ取られて、消滅の憂き目に相成りました。

当院でデイケアや病棟などでリハビリの指導をしている理学療法士の田中氏も、以前からパワー・リハビリに興味を持たれていたので、導入の時点から相談や指導を積極的にしてもらうことになりました。そこで、事務長が医療機器納入の代理店に話をすると、たまたまこういう器具を扱っているメーカーのＯＧ社がつい最近、熊本県に初めて出張所を開設して、前日にその代理店に売り込みに来たばかりのタイミングとのことでした。

　他の会社の器具も多少チェックしましたが、ＯＧ社のものを納入することにしました。つまり、早々に熊本県での納入第１号となったのです。納入の直ぐ後で、長崎県の病院から見学したいとの電話が入りました。長崎県ではこのメーカーの機種はまだ納入した医療機関がなくて、九州では熊本県の当院と鹿児島の一医療機関だけにしか納入されていなかったとのことでした。

　当院では、スペース的に現在は３機を設置しています。しかし、順調に進めば少なくとも４機目は何とか設置が可能です。設置する機械の種類によって、筋肉リハビリの種類が決まります。ただし、個々のリハビリの際には通常は１回に２〜３機種までの使用が無理のない限度かということです。

　対象者は介護制度における「要支援」「要介護１」などに限らず、広く外来の方が利用されても意味があるものと考えられます。近い将来はそういう方向に向かうという風に厚生労働省も考えているようです。（2004.11）

44. パワー・リハビリ（マシントレーニング）のお勧め

　筋力・柔軟性・バランス能力の向上の観点から、器具を用いたトレーニングのことで、2004年11月から導入開始しています。「パワー・リハ」はある会社の登録商標らしく、「マシントレーニング」というのが一般的でしょう。当院が納入した会社の器具は、実は「プレフィット」という商標です。

　2003年度から厚生労働省が「高齢者の身体機能向上」を目標に推進しています。元来、筋力維持向上の重要性を強く思っていた私の考えとピッタリでもあり、2004年の11月から3機設置して開始しました。超高齢化時代を目前にして、虚弱高齢者にならないように「介護予防」として、まだ余力のある「今から」無理のない有効な方法で訓練を始めましょう。

　現時点では「要支援」「要介護1」程度までの状態の方が介護制度での対象者になっていますが、実は、もっと元気な方も、もっと機能低下している方も、ともに負荷の量を調節したり、指導監視あるいは介助の程度を調節することにより可能で有意義となります。

　当院には非常勤ですが、優秀なＰＴ（理学療法士）田中氏が勤務しています。田中氏は理学療法士などの介護職員を養成する学校の教官が本職で、かつ本人は大学院進学中ですが、その時間の中で勤務してもらっています。

　具体的には、「パワー・リハビリ」の開始は、ＰＴがチェック可能な水曜日とするのが最も適切と思います。しかし、院長はじめ当院の看護・介護職員は既に何度かＰＴから訓練の方法の指導を受けていますので、特に通常の流れの訓練はどの時間帯でも可能です。

　「パワー・リハビリ」は週2〜3回、軽い負荷で無理しないで続けるのが適当です。どちらかと言うと「少し軽過ぎる」というのが良いとのことです。しかし、継続するのが重要で、3ヶ月続けるのがとりあえずの目

処です。この辺りで効果が自分でも自覚可能となることが期待されます。3ヶ月以後をどうするかは、その時点での利用者とPTや主治医との判断をすり合わせて決めればよいでしょう。無理に全員に続けるよう勧める必要はないと思います。

　では、「誰が対象者か？」という質問については、答えが難しいです。何故かと言いますと、潜在的に大多数の皆さんに有意義だからです。一方、「誰がしてはいけないのか？」という質問は大事です。何故ならば、怪我をしている方や、動作によってはっきりと痛みが出る方や、心臓や肺の機能が悪過ぎる方や、状態の不良な方などはそれに当てはまるからです。

　定期的に簡単な体力評価をします。効果判定にも必要です。毎日の訓練前に血圧のなどのチェック、準備運動としてのストレッチをしてから、いよいよ訓練となります。

　前向きに参加されてはどうでしょうか。続けている間にお互いいろんなことに新たに気付いていくことで、新しいサービスが提供できる契機になるかも知れません。

　当院での費用は、内科受診された日は「無料」です。これは他の理学療法の場合もそうしています。内科受診でない日の費用は、普通の理学療法に準じています。現時点の診療報酬点数では、1割負担の場合、せいぜい110円程度の自己負担で参加できます。（2005. 01）

45. がんの代替療法商法は興味深い

　がんの代替療法商法は、毛生え薬の通信販売以上に興味深い点があります。宣伝には効果を証明する症例の体験談や、しばしば写真データーも載せられていることが多いです。

　ここに私の考えた分類があります。販売会社Aと体験者Bの実態を想定すると、①AもBも怪しくて商売のみでやっている場合、②Aは商売のみだがBは信じている場合、③Aは真面目だがBは商売だけの場合、④AもBも真面目に効果を信じている場合の４通りが考えられます。③の場合は考えにくいので、現実には①②④が考えられます。①の場合は、Bというのも実はAとグルというものです。②の場合は、Bはたまたま運良く効果があったか、タイミング良く効果があったように見えたかのどちらかです。④の場合は、本当に効果がある場合もありますが、本当は効果がそれほど確実ではないのに、実際以上に効果があるように思ってしまっている場合もあります。分類④の場合で、本当は効果がないというのが、ある意味では一番罪深いことかも知れません。

　さて、がんの代替療法（がんの予防食品も似たり寄ったりの状況ですが）における分類①や②の場合は、商売としては非常に優れていると思います。何故かと言いますと、何しろがんであるので、高価な商品でも売れるし、効果がなかったと言って訴える者もいないだろうと考えられるからです。がんの末期で用いる場合など、もともと藁をも縋る状況であるので、効かなかったと言って怒る者は先ずいないと思われます。世は不景気だし、健康や病気に異常に関心が高い状況だし、こういうのに打って出るというのは、商売上は「なかなかのものだ」と思います。

　これに比べれば、毛生え薬のほうは分が悪いと言えます。がん商品ほどの価格は付けにくい上に、やれ「頭皮がかぶれたぞ」とか、やれ「僅かに残っていた毛髪まで抜けたではないか」とかで、訴えられる可能性は多少

あると思われます。「毛が生えてこないぞ」と本命のことで訴えられる可能性もあります。

　「医者から、余命8ヶ月と言われたが、これを飲んで1年も生きた。4ヶ月分の延命効果があった」という話を実によく聞きます。そもそも、余命何ヶ月というのを疑いもなく信じるのが、私には不思議です。実は確実なことなど分かりません。私は肺がんを扱う医師として、ご家族から「あと何ヶ月の命か？」という質問を数多く受ける立場にいました。私のお答えは「あと半年くらいかも知れない覚悟はしておいて下さい。しかし、実は数ヶ月で急に悪くなることもあるし、1年以上このままという場合もなくはないのです」というのが多かったと思います。

　多くの医師は半年くらいかなと思っても、「まあ、4ヶ月くらいでしょうか」と、意識的か無意識的かは別にして、短めに答える習性があります。そうすると、実際に長めに外れることが当然多くなるので、その場合に代替療法をしていると、その期間の差が療法の効果と信じられてしまいます。ということで、代替療法の信じる根拠の少なくとも一部は、元はと言えば主治医の「いい加減な余命宣告」にあるのだと思います。

　ただ、もし、主治医が長めに宣告した場合を想定しますと、「1年と言われたのに半年しかもたなかった」と恨まれたり信用をなくしたりする可能性があります。さらに、ご本人もご家族もまだまだ大丈夫と思っていたから生前にすべきことを先送りにしていたりすれば、予想より早く死亡されて困る場合もあります。遺産分配や会社経営の引き継ぎも呑気にし過ぎていたとか、最後の旅行を先延ばしにしていたとか。だから、どうしても余命を短めに言っておくほうが親切という風になってしまうのでしょう。
（2005. 01）

46. 代替療法というものの意味

　代替療法というのは、ある疾患に対してのある時点での、医学的に標準と認められた治療法以外の治療法ということです。前項の商法という意味合いはこの項では抜きにして、真面目な試みとしての代替療法についての話です。

　普通は医師以外の者が主導するものと思われがちですが、同様の範疇のことは、後で述べますように、医師も生活療法とか補助療法ということで取り入れており、医師以外が行うものというわけでもありません。結論から述べますと、代替療法があるということは、その時点で十分有効な治療法がまだ見つかっていないということの裏返しなのです。代替療法の効果は、それが真面目な試みであっても、不確実なものです。効くような場合もあるし、そうでないような場合もあり、その予測はしばしばやってみないと分からないものですが、効かない場合のほうが多いと思います。何故、そういう消極的な書き方をするかと言いますと、もしそれが確実なものなら、代替療法でなく、それは標準療法になっているはずだからです。

　私は４歳の時に小児結核になり、何年もずっと自宅にて臥床するように指導されていました。何ヶ月ぶりかで近所の開業医に受診したら、その医師は思わず「あっ、生きとったんか！」と叫んだそうです。その先生からは常に「大気・安静・栄養」の指導を受けていたことは子供の記憶にもしっかり残っています。小学校も直ぐには進めず、１年遅れで入学してからも直ぐに休学になり（その根拠は不明で、怪しい）、サナトリウムへの転校を勧められたこともありました。外に出る時は直射日光に当たってはいけないと指導されたので、大きい麦わら帽子を被らされたこともあります。

　発病の頃、パス・ヒドラの内服薬が使用され始め、特にストレプトマイシン注射が手に入り出して（闇のルートが最初でしたが）、それで命拾い

したかも知れません。しかし、ストマイの副作用で幼少時から耳鳴りに悩まされ、気付いたら多少難聴になっており、これらは一生治りません。つまり、私は「大気・安静・栄養」と「ＰＡＳ・ＩＮＨ・ＳＭ」との過渡期に結核になり、両方の指導と治療を受けたのです。より強力な薬物がある現在からすると、あの「大気・安静・栄養」という生活指導はどれほどの意味があったのか、本当に直射日光から身を守らなければならなかったのかという思いがします。

　かなり最近の話としては、気管支喘息です。以前の結核のサナトリウムと同じく、難治喘息に対して海辺の病院での生活療法というのが知られるところでした。しかし、吸入ステロイドなどの普及により大多数の症例で良い管理ができるようになり、その役割は終えたのではないでしょうか。
　似たようなアレルギー疾患のアトピー性皮膚炎の難治例において、まだ生活療法が重視されているのは、十分で適切な薬物療法の目処が立ちにくいことの裏返しであると思います。そういう療法を苦心して指導する側も受ける側も、一面でそういう一般状況であることを敢えて冷静に受け入れておく必要があると思います。言っては悪いようですが、合理的な考えを失くして信仰のようになっている場があるような印象を受けた例があります。

　こういうアレルギー疾患や膠原病のような難病も、薬物療法の進歩により、「代替療法的な指導」や「疾患友の会」の存在意義が失われる時が早く到来することが待たれます。なかでも、なかなか目処が立ちにくく気の毒であると思えるのは下肢リンパ浮腫です。当院でも、拝見させていただいて状況を教えていただいた方が数人おられます。こういうのも、将来は幹細胞注射による再生医療が助け舟になるかも知れません。（2005.01）

47. 丸山ワクチンについてのメモ

　免疫強化薬・丸山ワクチンについては、私はあまり評価をしていません。ただ最近、以前買った丸山千里先生の著書を読み返してみて、学問的に確かな出発点と、がんを治したいという丸山博士や共同研究者たちの情熱とが感じられて、感銘を受けました。確かに丸山ワクチンによって著効を得たという他はないと思うような症例を得ていますし、しかも、他の菌体由来の物質ががんの治療薬として認可されているのに（溶連菌由来のピシバニール、かわらたけ由来のクレスチン、しいたけ由来のレンチナンなど）、丸山ワクチン（結核菌由来）がいつまで経っても認可されず、治験薬止まりにされ続けているという義憤など、心情的にもよく理解できます。

　丸山ワクチンが認可されないことについては、丸山博士ががん学会からは傍流の領域なので不当な扱いを受けていたいう思いがあります。確かに大きい学会のボスの筋からは厚生省のバリヤーも不当に低いことはあり得ることです。しかし、こういう菌体成分由来の免疫強化剤ががん治療に保健薬として認可されている国は、そもそも稀です。多分、我が国だけでしょう。むしろ、前記の３種類の治療薬を認可したこと自体が「怪しい話」なのです。実際、医療費の莫大な浪費を引き起こしてしまったのです。どれもダメというのが正解だったと思います。ＥＢＭ（証拠に基づく医療）の観点から見直す必要があります。➡ *(注) ＥＢＭということは、一時「お墨付き」のようなトレンドでしたが、主導者が主張するほどは「怪しいところがない」とは言い切れないという反省の流れも、最近あるようです。私は、当初から「主張し過ぎ」だと感じていました。*

　なかでも、クレスチンはあらゆる分類の全ての薬剤の中で売り上げ日本一を続けた大ヒット商品でしたが、裏を返せば、国家経済から見れば犯罪的状況だと私は思っていました。そういう状況になった理由の１つは、現場の医師が診療をスムーズにこなすために安易に処方したからですが、そ

もそも薬価が高過ぎる。丸山ワクチンも含めて大方そうなのですが、寿命を延長し得るという客観的な証拠がはっきりしないと、「自覚症状などが良くなった」との曖昧な存在意義を主張し出します。百歩譲って、その程度なら薬価はべらぼうな値を付けるべきではありません。

　私が主治医であった患者さんにおいてもそうでしたが、丸山ワクチンを希望により使用する場合は、抗がん剤が使用されていたり、既に状態が末期という方が多く、悪い治療条件の方が多いのです。いずれにしても、何らかの効果があった症例の経験や伝聞に直接出くわしたことは、私にはありません。丸山ワクチンの発表から既に40年は経っていると思います。たとえ学会から理不尽な扱いを受け続けていても、少なからずの症例に有意に治療効果があるのなら、この情報化時代に隠し通せるものではありません。現場の主治医は、効果があると期待するものがあれば必ず飛び付きます。

　一般の方の大いなる誤解に学閥云々があります。自分の診療での治療効果が良くなるのなら、学閥も関係ありません。そもそも、自分が属する学閥の開発した治療法などほとんどないに等しいものです。大方は、良きにせよ悪きにせよ、フロンティア精神旺盛な米国などの外国からの輸入なのですから。

　がんというのは、予測外れの経過になることがあります。手術で取り残したはずだから再発するだろうと思った症例で、治ってしまった場合もありました。稀ですけど。丸山ワクチンは確かに何らかの条件の場合に著効があるのかも知れません。しかし、現在、その条件を明らかにできないのであれば、日本中の多くの患者さんや家族に途方もなく過度の期待を抱かせるのはよくはないと思います。他の治療法についても同じことが言えると思います。（2005.01）

48. 治療効果判定のための統計処理の怪しいところ

　前項の丸山ワクチン（代替療法）は、製薬会社のゼリアとの共同研究で、延命効果についての2つの大規模な治験トライアルがあったという記憶があります。その1つは、ワクチンの効果が統計的に有意にあったということで、他のほうは効果がなかったというのであったという記憶です（一寸頼りないのは申し訳ありません）。

　これは延命効果が多少あったかどうかでの判定です。しかし、統計処理しないとどっちか分からない程度のものです。こういう仕事を全部否定するものではありませんが、こんな程度のものなら、目の前の個々の患者さんに恩恵があるかないかについては多くを語れないし、想像力を働かせると、恩恵がないことのほうがより確かです（➡️ *79話参照*）。

　参考までに、最近の大規模調査のデーターを書いてみます。日本人の摂取食塩を平均3g減少させると、血圧が平均1.5mmHg低下するそうです。そうしますと、日本人全体の脳卒中発生は4.5%も減少するそうです。これが真理だとすると、この減少は日本国民全体を考える政府からすると非常に重い意味合いがあります。ところが、個々の成人については血圧が1.5mmHg低下したらどういう恩恵があるかというと、それについては何も言えないそうであります。これは減塩をしなくてよいということに力点があるのではなく、統計処理データーというのは、個々の将来の予想には言うほどの力がないということです。特に、ギリギリで統計上の有意差がやっと出たというような場合は、あまり意味はないと思います。

　最近のいろんな治療法の大規模治験成績をまとめる場合には、必ず統計専門家が統括することになっています。それほど、統計処理をしないと有意差があるかないか直ぐには分からない場合が多いのです。しかも、たとえ有意差が出た成績でも、もう一度したら別の結果になるということが結構あるということです。統計学者のお墨付きをもらったことは確かですが、それはデーターの処理法が一応妥当だということであって、決して真理を

述べているとは言えない代物です。

　少し自慢になりますが、私が大学院に進んで最初に書いた論文は幸運にも「ネイチャー」紙に掲載されました。これは先見性がないと掲載されない、自然科学研究者には憧れの雑誌です。掲載論文数が非常に多くなった現在に比べて、はるかに狭い門でした。

　この論文にネズミを用いた免疫学関係の実験のデーターを３つ載せたのですが、どのデーターも統計的処理を省いています。しかも、恥ずかしいことに各データーの各点に用いたネズミの数が３〜５匹という少な過ぎる数でした。通常は少なくとも５匹以上ないと信用されにくいのです。

　実を言うと、遅延型アレルギーにサプレッサーＴ細胞の関与を初めて証明する面白いアイデアが出たので、指導教官とともに予備実験的に実験してみたら、当時の議論に１つの結論を出したような（自己期待）データーが出たので、他の研究者に先を越されないうちに「直ぐ出そう」となったのです。通常はデーター間の統計的有意差を示す計算結果も付け加えるのですが、「そんな計算するまでもなく、見たら差が分かる」ということで統計処理をしませんでした（その処理は数分以内で済む、至って簡単なものでした）。そういうのでも雑誌のレフェリーはほぼ一発でＯＫとしてくれました。直感的に分かるほどの差があるというのが、一番確かであった例です。

　逆に、論文のデーターの各点を出すのにそれぞれ数十匹ずつものネズミを使って、統計処理をしてやっと有意差を出したという場合があります。論文としては確かにきっちりしていますが、直裁的に「なるほど、その通りだ」という感覚は出てきにくいようにも思われます。物理学のデーターなら、こういうのでも確かな場合があるのかも知れませんが、医学や生物学のデーターでは、統計処理がいくら完璧でも、読んでみて「フウーン」「そうかなあ」と思うだけという場合が結構あるのです。（2005. 01）
➡ *(注) 人文系のものはもっと曖昧でしょう。*

49. コエンザイムＱ10について入手した情報

　どこかで聞いたことがある「コエンザイムＱ10」が、最近は健康食品やサプリメント業界で人気が急上昇していて、一般の関心を引いているようです。旅行中に飛行機内で読んだ産経新聞（昨年11月28日）に「コＱ」についての記事がありました。それによると、「今年9月にテレビで取り上げられたことでサプリメント関連業界でブームに火が付き、10月1日には厚労省から化粧品への使用が認可されて、さらに商品の増加となった」ということです。このテレビというのは「みのもんた」の番組であると推測しています。

　大塚製薬から毎月送られてくる「大塚薬報」（昨年11月号）の「ビタミン・テキスト」というシリーズものに、この「コＱ」の解説がありました。米国の解説書の翻訳文です。話のネタに書きますが、「細胞のミトコンドリアの電子伝導系に介在して、酸化還元に補酵素（コエンザイムは補酵素の和訳）として働き、抗酸化作用がある」とのことです。キノン（Quinone）という構造に10個の側鎖が付いているので、そういう名前になっています。「コＱ」は1957年に発見され、この物質の機能の研究によって1978年にノーベル化学賞が授与されているので、学問的にはそれなりのものです。ただし、医学生理学賞ではありません。

　今年1月20日付けの「メディカルトリビューン」という新聞にも記事が出ました。タイトルは「抗酸化サプリメントの安易な使用に警鐘」。これによると、「コＱ」は脂溶性のビタミンＥ様物質（抗酸化作用物質）と期待してサプリメントなどに添加して商品化しているようです。「コＱ」自体は厚労省が認可した特定保健用食品でも栄養機能食品でもなく、またその両者に必須の物質でもありません（この保健用食品や栄養機能食品というものも極めて怪しい存在であります）。

　この記事は久留米大学第3内科の松岡助教授らの米国心臓学会（ＡＨ

Ａ）での発表内容を取材したものですが、検索した数種類の指標からすると「コＱ」の投与は治療上無意味であるという内容です。なお、この記事にはＡＨＡのガイドライン（2003年）も紹介されており、「医師は心血管疾患のリスクを軽減するためとして、閉経後のホルモン補充療法やガーリック投与と同様、ビタミンＣ、ビタミンＥ、「コＱ」のサプリメントを勧めるべきではない（有効性が証明できず、有害な可能性もあるから）」と明確に書かれてあります。この松岡先生は、真面目な外来診療をする上でのライバルは「みのもんた」と述べていますが、ライバルという言葉は大いに遠慮した言葉であって、本当はもっと辛辣な言い方をしたいのだと私は感じました。

厚労省が今年3月4日付けで、「イデベノンを含有していた「コＱ」含有健康食品として販売されていた無承認無許可医薬品の発見について」という発表をしています。「コＱ」の代わりにイデベノンという物質が入っていたので、摘発したそうです。イデベノンという物質は1986年に武田製薬から脳卒中後遺症改善剤として販売承認された「アバン」という結構売り上げの多かった薬の成分です。ところが、1998年に有効性に疑問があり承認が取り消された珍しい薬です。

ところが実は、「コＱ」自体は心不全の治療薬として、古くから日本の医療機関で使用承認され続けている薬です。私も、前医の処方を踏襲して、この薬剤（ノイキノン）の処方を書いたことがあります。しかし、上記のＡＨＡのガイドラインでも明らかなように、現在では、日本でも本気で処方している循環器科の医師はもういないはずです。現在は、「あまり効かないと思われ、米国では推奨されていない」との但し書きがありながら、現在でも保健薬からの取り消しはされていないという馬鹿々々しい（と私が思う）薬です。「コＱ」は重要な体内物質らしいですが、人体で生合成されるので（ビタミンではない）余分に摂取する必要もないし、学問上でも補充することがかえって良くない可能性があると判断できます。（2005.03）

50. ウォーキング自体では体重は減りません

　外来診療していると、「体重を真面目に減らそうと思うので、これからウォーキングします」という患者さんが物凄く多いのに閉口します。私はウォーキングを勧めるものでありますが、糖分や脂肪の体内の代謝を改善したり、自律神経の調子を整えたり、心身のリフレッシュのため、筋肉のためなど、やり方によっては意味があると思うからです。体重を減らす王道は、カロリー減量に決まっているのではないでしょうか。

　1年前の冬、娘に連れられて、自宅の直ぐ近くの丘陵である立田山の麓の「お祭り広場」にあるフィールドアスレティックの20種目サーキットに挑んだことがあります。何とか無理やり全部クリアしましたが、ヘトヘトに疲れ果てました。筋力の衰えと体重の増加の不都合をつくづく感じました。終わってから案内板を見直しますと、全部できたら皮下脂肪が28g消費され、体重が50gほど減ると書いてあったので、「あれだけやって、たったそれだけか」と改めて驚きました。それと同じエネルギーはジョギング4kmで、ビール大瓶1本か、ざるそば1杯プラス玉子1個とも書いてありました。

　私は毎週、数kmを何回か走っています。身体に良いからというのではなく、単なる趣味です。真夏の日中に走ってくると体重が1～2kgくらい減っています。しかし、体内の水分の減少による現象がかなりあると思います（発汗）。

　しかし、「実際にウォーキングしてからどんどん体重が減っている」ということはあります。その理由は、ウォーキングしようという心構えの状況が、意識的か無意識的か、食事や間食の摂り方にもそれなりの節度が出て、直接にはそちらの理由で体重が減っているものと思われます。あるい

は、運動するために外出することで間食を摂る時間が奪われることが理由のこともあり得ます。一般的にも、このような話はよくあることです。つまり、「Aが原因でXの結果が出た」と思うけれども、実は「Aをすると自然とBもすることになり、Bが本当の原因でXの結果になる」というものです。

　例えば、プラセボ（偽薬）効果というのもこの範疇のものと言えます。Aという薬の効果を期待して服用すると、実は薬自身の薬理的効能ではなく、その期待的な心的状況（B）が症状を改善するというもので、対症療法的な薬の効果の数割あるいはそれ以上はこれに拠っているということは医学的常識です。サプリメントや民間療法などの効果と信じられてしまうかなりの部分が、これに拠っていると思われます。ということは、プラセボ効果を差し引くと、サプリメントや民間療法のその固有の効果などないものが多いように思います。

　私は、1年前の立田山の件で認識させられましたが、体重は徐々に増加していて標準体重を僅かに超していたのです。ずっと痩せ型であった自分についてはカロリー管理を考えたことはありませんでした。それで、初めてカロリー制限を真面目に心掛けたところ、3ヶ月間で5kg減量しました。私の場合は幸運にも簡単でした。というのは、1年前からランニングを強化していたこともあって、副産物としてスポーツ飲料の量が非常に増えていました。食事量や間食量も増えていました。つまり運動の強化（A）が体重を増加（X）させたのですが、直接の原因はカロリー過多（B）でした。そこで、スポーツ飲料の量を減らし、ついでに、食事と間食も一寸節制したら体重が簡単に減ったのです。その後も運動時の「体のキレ」を維持するために標準体重より3kg少な目に保っています。

　他の人においても、運動し始めたら逆に体重が増えたという話を時々耳にします。その理由が筋肉の肥大なら結構ですが、単に食べ過ぎで皮下脂肪の増加になったというのが多いようです。（2005. 04）

51. カロリー制限が難しいのは本能と洗脳による？

　ところで、「体重を減らすために、これから運動するようにします」と言う人が多いのは何故でしょうか？ カロリー制限を行うことが実際には困難極まるので、論理的な逃げを打っている場合が少なくないと思われます。もちろん、筋肉を付けながら皮下脂肪を燃焼するには適切な運動が素晴らしいことは確かです。しかし、たとえこういう高いレベルでの話を知っておられても、単に逃げを打つために話だけ持ち出していることが多いものです。また、実際に運動を積極的に実行し出しても、かえってカロリー摂取の増加が過大になることがあります。一番素晴らしいのは、自己管理の意識が高くなり、運動もちゃんとしながらカロリー管理も怠らないということですが、実際にこういうパターンに上手くもっていく方たちも見受けられ、そういう場合はこちらも脱帽することになります。

　日本糖尿病学会監修のカロリー指導では、デスクワーク程度の軽度労働者の場合の摂取カロリーは標準体重×30kcal 強が目安になっていますが、年齢と男女の差によって多少違います（表があって簡単に分かるようになっています）。この場合、標準体重が 60kg であれば摂取カロリーは1800kcal 強となります。これは食事や間食やサプリメントなど口に入るもの全ての総量規制の量です。このカロリー量を日常生活の中で守ることは結構強い自制心が必要だと思います。強力な食欲というのが邪魔をするからです。
　それでは、日本人一般のカロリー指導はどうであるかといいますと、厚労省ホームページに「日本人の食事摂取基準（2005 年版）」について書かれてあります。例えば、非活動的な 50 歳以上 70 歳未満の女性の場合の推定エネルギー必要量は約 1600kcal で、きっちりとしたカロリー制限は糖尿病患者だけの他人事ではないということです。同じ条件の男性の場合は2000kcal です。多くの方は摂取過剰ではないでしょうか。生理活動の落

ちた中年以降になって、若い頃と似たり寄ったりのカロリーや栄養を取り続けていると肥満や成人病的な代謝異常が出現しやすくなるでしょう。私は、食欲の他に、何 kcal が必要であるという医学的常識が曲者であると思います。腸管からの吸収に個人差もあるし、基礎代謝量の個人差もあります。うんと少ないカロリーでも、結果的に不都合がなければよいはずです。端的に言って、痩せてきたらカロリー不足を疑い、肥満のままであれば結果的にカロリー過多なのです。これに関しては「成果主義」であるべきです。

　糖尿病と肥満の場合は、カロリー制限を最優先にするべきだと思われます。高齢者も栄養状態が悪いとかの特別の場合を除き、それに準じた考えが適切であると思います。このような糖尿病・肥満・その余地のある高齢者が、やれ牛乳が良いとか、ヨーグルトが良いとか、蜂蜜とか、カロリーや余計な栄養素が無視できないような代物が良いとか言うのは、商売上手な連中に踊らされて自分を失っているように思われます。極端に言えば、牛乳などを多く摂取することは普通の中年や高齢者には無縁のものと思うほうが間違いが少ないでしょう。

　現在の日本では、通常の人々において栄養不良が問題ではなく、栄養過多が問題なのです。鉄欠乏性貧血であれば、レバーを食べるのでなく、単純に鉄剤を服用するほうが体に良いし、安いでしょう。しかも即効かつ著効があります。カルシウムが本当に不足しているのなら、牛乳でなくカルシウム剤の服用が明快です。牛乳の味が好きであれば別ですが。なお、食材の中でも大根の葉や小松菜などの野菜の葉っぱには、牛乳に負けない量のカルシウムが含まれるので、こちらのほうがより素晴しいです（吸収率はどうなのでしょう）。食事は栄養など難しく考えずに、なるだけ品数を確保した和風家庭料理的なものの中で、単に美味しいと思うものの適量を選ぶのがよいと思います。（2005. 05）

52. 採血や静脈注射が痛いのは下手なのかどうか

　私も若い頃は、病棟の採血当番や点滴当番の義務がありましたが、開業してからは大抵ナースに任せているので、当院では細い静脈に注射するのは正直言ってナースのほうが格段上手です。静脈注射は上手く血管に針が入らない時や痛みが強い時は「下手糞」とのラベルが付けられるので、注射する側も緊張する場面です。静脈注射で痛い場合は、皮膚を貫くところが痛い、静脈を貫くところが痛い（？）、注入する薬液が痛い、などの場合があると思います。また、皮下の神経や筋膜にたまたま当たると痛いです。

　皮膚の痛みの場合は、皮膚に点在している痛点に当たると痛いのです。痛点は目で見えないので、当たるか当たらないかは刺してみないと分からないので、運不運が絡んでいます。痛点に当たらないと全然痛くないのです。臀部は痛点の分布が疎らなので、皮下注射が全然痛くないことがしばしばです。しかし、手指はその分布が密であり、大抵は痛点に当たってしまうので痛い。肘の場合はその中間の密度でしょう。痛くない確率を上げるには、痛点に当たる確率を減らせばよいのです。
　その方法は、空いているほうの指で皮膚を引き伸ばしてやることです。それと刺入する瞬間に針を皮膚になるだけ直角に近い角度にすることです。また、皮膚を刺入する時にスパっとすると痛くないのにゆっくり刺すと痛いことがあります。ピアスの穴開けは太い針をピストルのような器具で打ち込みますが、猛スピードで打ち込むのでほとんど痛くありません。この逆、つまり、皮膚を弛んだまま、針を皮膚の面に平行に近い角度でムジュムジュとゆっくり刺入すると、複数の痛点にジワーっと直撃する可能性が高いと思われます。こういう具合に、やり方によっては差が出るので、「あのナースがすると痛いことが多い」という場合が本当なら、運だけではないと思います。
　ただ、本当に針を皮膚に直角に刺すのは不都合があるし、速過ぎる刺入

も危ないし、皮膚を引き伸ばし過ぎると静脈の流れが阻害されて見えにくく入りにくくなります。実際の具合は経験が物を言うと思いますが、何事も数をこなせばよいと言うのでなく、考えを持ちながら数をこなさないと下手のままということになろうかと思います。

　静脈に針が入ってから注射液を注入する際に、耐え難い痛みを覚える場合があります。薬液によって、全然痛くない、多少痛い可能性がある、激痛がある、に分かれます。激痛の液はもちろん点滴でゆっくり注入する場合のみ使用されます。こういう薬剤の代表はカリウム製剤と抗生剤のミノマイシン（ＰＨが酸性）です。これらの薬剤は希釈してゆっくり点滴しないといけないのです。しかし、数時間かけて入れても痛い場合があります。

　さて、多少痛い可能性のある薬液（例えば鎮痛剤の静脈注射など）でも、同じ人に対しても痛くない時と我慢できないほど痛い時とがあります。ゆっくり注入したり、予め薬液を希釈しておくと痛みが少ないはずですが、受ける側の状況に痛みが左右されることもあるのです。注入される静脈の流量が多い場合は薬液が薄まるので痛みは少ないのですが、流量の少ない細い静脈なら同じ速度で注入しても痛みが強いことになります。だから、なるだけ太い静脈を選ぶほうが痛みは少ないと思われます。同じ人の同じ静脈でも、体調によって、静脈が怒張している時と凹んでいる時があり、日によって痛みが異なる場合があり得ます。また、注入している時に、その末梢を指などで圧迫しておれば静脈の流量が減るので、痛みが強い結果になるかも知れません。

　ということで、「痛みは運もあるが、やり方もある」でしょう。最後に、薬液に対する痛みの感受性にも個人差や局所差があって、受ける側によりけりという因子もあります。痛い場合は強行せずに一旦止めにして、やり直すか今日は止めにするかを検討します。（2005.05）

53. 胸部レントゲン写真について知っていただきたいこと

　胸部単純写真（ＣＸＲ）は、胸壁（筋肉や骨など）・胸膜（肋膜）・肺・心臓・縦隔などの情報が得られる画像診断です。ＣＸＲは大量の空気を含む肺が映ります。天然のマイナス造影剤とも言うべき空気があるので、単純写真であるにもかかわらず非常に情報の多い画像です。頭部や腹部や四肢のＸ線写真を見れば分かる通り、単純写真では明確に読めるのは骨や消化管内の空気くらいのものです。骨はカルシウム（金属の分類）という天然のプラス造影剤を含んでいます。肺には空気が非常に多いのでＸ線の透過率が大きく、以前に述べましたように（➡ *14話参照*）、他の部位のＸ線写真の 10 分の 1 以下の照射量しか必要ありません。腹部や腰椎のＸ線写真を 1 枚撮影すると、ＣＸＲを 15 〜 20 枚撮影したのと同じ線量を浴びる計算になります。

　以下は、主に肺疾患についての話です。実を言いますと、聴診器で肺音を聴いても肺炎が起こっているかどうかは分からないことがあります。では、聴診器は無意味かと言いますと、そんなことはもちろん決してありませんが、肺炎でも聴診で正常と思える場合があり、ＣＸＲでやっと判断できることは多いのです。一方、喘息のように聴診でゼーゼー言うのに、ＣＸＲであまり変化がないこともあります。なお、僅かの肺炎はＣＸＲでも判然とせず、ＣＴで初めて読影することができる場合があります。

　咳・痰などの風邪症状で受診された場合に、全例にＣＸＲを撮影することは医療経済性からは多少の問題があるかも知れませんが、不都合であるとも言い切れないでしょう。そういう方針の病院はあります。実際上は、患者・医者のどちらかが念のためにＣＸＲを撮るのがよいと（虫の知らせであっても）思えば、ＣＸＲでチェックするのがよいと思います。私の側からしますと、肺の聴診の音が変だとか、呼吸状態が悪いとか、咳が 1 〜 2 週間以上も続いているとか、があれば撮影をしようと思います。

肺がんについては、聴診で異常が分かってＣＸＲを撮影するという場合はむしろ稀でしょう。咳、血痰などの自覚症状のチェック目的や、定期的検査としてや、他の検索のためのＣＸＲで偶然に見つかることがほとんどです。つまり、肺の異常は喘息などは別にして、ＣＸＲを撮影せずに診断するのは困難だと思います。

　ところで、「昔の名医は聴診器１つで微妙な変化を聞き分けて診断を付けていたのに、今の医者は聴診器の聴き方が不十分で、ＣＸＲに頼り過ぎではないか」という意見がもしあれば、どうでしょうか。結論は、やはり、総体的にはそういう今の医者のほうが格段に誤診が少ないことは間違いないでしょう。昔の名医の指導者がＣＸＲをせずに「この音はこういう病気である」と教えた場合に、教えられる側の医師は「ああ、そうですか」という他はないので、真偽のほどの検索は難しい場合もあったのではないかと想像します。

　ただし、ＣＸＲの画像の深い読影にはかなりの経験が必要です。専門の医師が読影しても、やはり曖昧なところが残ることが多い画像です。それで、公的な住民胸部検診では、数人の専門医がダブル・トリプルのチェックをしているのです。それでも判断の難しい場合に、診断のより簡単なＣＴの出番があるのです。ＣＸＲのほうがＣＴよりも読影は難しいことを、よく理解していただきたいと思います。人間ドックや検診や他の医療機関でＣＸＲをチェックしてもらったといっても、読影する医師はたった１人の肺の専門外の人という場合も結構多いということを、お忘れなく。必要な場合はＣＸＲを連日撮り直すことも稀ではありませんし、不都合でもありません。肺の術後とか肺炎や呼吸不全や心不全の不安定時期などや医療機関を変えた時などは、その都度のＣＸＲ検査が必要です。（2005. 05）

54. 免疫学から本当に学ぶべきことは？

　がんの予防や治療における免疫の役割のいろんな情報が氾濫していて、現物の人間に「こうすればこうなる」というように、さも分かったかのような書物や民間療法・サプリメント業界の「お話」に出くわします。それらは、つまるところは「Aという物質が(a)という細胞を刺激する」という試験管内の事実を以って「Aは(a)を有する個体の機能をアップする」というストーリーに収束されます。これはさも真理のような論理形式のために、「お話」しているジャーナリストや業者や学者自身までもが信じている場合が少なくないかも知れません。

　しかし、実は「Aという物質が(a)という細胞を刺激する」から「Aは(a)や、あるいは(a)を有する個体の機能をダウンさせる」という現象もまたあり得るのです。どちらに転ぶかは不確かです。重要なのはどちらに転ぶかの条件を、生活している人間について、明らかにすることであります。しかしまた、現実にはアップもダウンも言うほどの程度ではないということもあります。

　免疫の主役は長らくリンパ球と言われています。➡ *(注) 最近は，進化的に古い単球系の細胞が働く自然免疫の機構の重要性が指摘されて，この領域でノーベル賞が授与されています。*抗体を直接産生するB細胞と、それを助けたり自分で種々の免疫反応を行使するT細胞とがあります。あるリンパ球(a)は細胞表面にⒶという抗体様構造を持っていて、特定の抗原構造Aにのみ結合して刺激を受けると、その刺激が細胞内の諸反応を引き起こして細胞(a)が活性化するのです。その特定以外の抗原BやCには刺激を受けないのです。Aの刺激が適当な量であれば(a)は確かに活性化するのですが、Aの刺激が僅か過ぎると実効は不明で、Aの刺激が強過ぎたり付加条件が加わると(a)は機能不全になることがあります。こういうことは、具体的に個々の細胞に起こる場合もありますが、細胞群全体として扱うとそのような結果になるという場合もあり、解析不十分なことも沢山残っています。このマ

イナス現象の典型が免疫麻痺や免疫寛容というものです。

　また、リンパ球群に対して広く刺激作用のある物質がありますが、これも高濃度過ぎるとリンパ球が機能不全を起こします。さらに、Ｔ細胞には免疫反応を活性化するヘルパーＴ細胞とかエフェクターＴ細胞とかいう概念的に明快な細胞群の他に、サプレッサーＴ細胞という免疫反応をダウンさせる細胞群の存在が随分前から分かっています。➡ *(注) 最近は、日本の研究者（坂口志文という私の３年下の同窓生）による制御性Ｔ細胞という概念修正があり、ノーベル賞候補になっています。*また、がん免疫においては、免疫するとかえって腫瘍の増殖を活発にする場合があり、これは免疫促進反応といってよく知られた現象です。つまり、これらは、Ａという刺激があっても、状況によっては結果的にエフェクター細胞(a)群の機能をかえってダウンさせる場合があるのです。どの条件の場合に反応がアップしたりダウンしたりするかが分からない限り、軽はずみなことは言えないのです。基礎研究の中ではそれを明確にする貴重な努力がなされているのですが、現物の人間については、その条件がほとんど解析されてはいません。

　麻酔導入の時に、麻酔薬の補助薬として筋弛緩剤の静脈注射を用います。その中に、神経から筋肉への刺激を受ける筋肉側のレセプターに結合するサクシニルコリンという薬剤があります。この薬剤はレセプターに結合すると離れにくいので、神経末端から生理的に遊離されるアセチルコリンという物質の結合を阻害して筋収縮ができなくなり、筋肉が麻痺し続けるのです。この薬剤を静脈注射すると、筋肉が短期間痙攣した後で麻痺します。もし、サクシニルコリンのレセプターに対する結合が簡単に離れる性質ならば、むしろ「短時間性の筋刺激剤」というだけの物質になってしまいます。僅かな属性の差で反応結果が逆になり得る例と思います。（2005.05）

55. がん免疫治療実験から本当に学ぶべきことは？

　最近の免疫関係の実験は主にマウスを用いており、その理由は数をこなしやすいのと、純系動物といって、クローン動物や一卵性双生児と同様に、遺伝的に同じ個体ばかりを揃えて免疫学的にきっちりした実験ができるからです。この数十年の間にもがんに対する免疫治療のモデル研究がいろいろありました。その中には一連の重要な研究があり、そのモデル治療からは、もう直ぐがんは治るのではないかと期待させるものが少なからずありました。ところが、あるマウスとある腫瘍との組み合わせで良い結果が出ても、他の組み合わせになると駄目であるということの繰り返しです。

　実験腫瘍の場合は、主に移植可能腫瘍を用います。純系マウスから発生した腫瘍であるので、同じ種類のマウスに植えると増殖するので、これを阻止する治療プランを試みるのです。先ず、腫瘍をいろんな条件で植えて免疫を成立させる条件を探す研究があります。ある腫瘍には放射線を照射して植えると免疫できるが他の腫瘍では駄目で、ある腫瘍では免疫補助剤と混合して植えると免疫できるのに他の腫瘍では駄目、という繰り返しです。

　また、既に生着している腫瘍に対する治療実験においても種々の免疫調整薬剤や種々のファクター（因子）という生理活性物質などを駆使して見事に治ってしまう研究報告があっても、その後分かることは他の腫瘍ではサッパリ駄目だとか、その腫瘍であっても、植えてから4日目に治療を始めたら上手くいくけれど、7日目から始めるとサッパリ駄目という、そういう繰り返しの歴史です。

　研究者の方は科学的に「水準の高い」論文を多く出したいので、治療効果の出る条件を見つけると、その条件の中で集中的に実験をすることになります。しかし、それはしばしば、実験データーを出すためだけの研究になってしまって、じゃあ、実際への応用における意味付けはあるのか？と

問われるとサッパリ答えられません。

　ここで述べたいのは、こういう研究が無駄と言っているのではなく、私はいつも期待と不安を持って見ています。私は今も、日本癌学会と日本免疫学会とさらには日本移植学会に会費を払い続けています。腫瘍の種類やマウスの種類が変わると結果が変わってくるというのでは、現実の人間のがんに応用することを思うと途方もなく壁が高いことに気付くべきです。しかも、前項でも触れましたが、治療効果を期待して免疫処置をすると、かえって腫瘍の成長が盛んになるというような現象は日常茶飯事というくらいであり、私にも何度かそういう経験があります。

　純系マウスに移植可能な腫瘍を植えて、期待すべき免疫治療をするとします。10匹集めて同じ治療をすると、10匹とも同じ結果になるというのではありません。ならないから、10匹や5匹を一治療群としてまとめた結果を他の10匹や5匹の別の治療群の結果と比較判定するのです。

　しかし、よく考えると、同じ条件で処置した個体の結果がまちまちとなる（例えば、ある群では7匹は治るが3匹は腫瘍死する）のは、一般人にとって非常に示唆的ではありませんか。つまり、遺伝的に同一の純系マウスの同一処置群の中でさえ、各個体の結果は多少とも異なるということです。カオスの要素が内在する世界と思われます。現実の人間におけるがん治療を考えると、これまた途方もない不確かさに立ち竦むべきものです。

　ですから、私は言いたいのです。「民間療法やサプリメントの推進者や業者、さらに医学博士の一部の人たちよ、人間のがんに対する治療について、もし決定論的な期待話を吹いているのなら、恥ずかしくないのかな」と。（2005.05）

56. 関節や筋肉の痛みは、医者よりも先ず生活の知恵から

　関節や筋肉の痛みが治りにくいということで我が診療所の暖簾をくぐっていただくのは大変有り難いのですが、初期の自己対応が適切なら治っていたのではというケースが多いです。

　小中高校生で膝や足首が数週間も痛いと言って受診する場合は、ほぼ全例運動の部活をしており、痛くても練習を休んだり調整した形跡がありません。本来なら、数日から１週間は痛い動作は止めておくのが常識です。とにかく、「運動をそのまま続けて痛みが治らなかったら」次にすることは「休むこと」であって、直ぐに医者に行くことではないと思います。疲労骨折などというＸ線写真を撮らないと分からないものもありますが、この場合も方針は休養です。「事情があって局所の静養ができないけど、そこを何とか上手く乗り切る裏の手はないか？」ということなら、分かる範囲のアドバイスや良いと思う治療をするのですが（スポーツ障害に造詣の深い専門家に受診するのが一番良いが）、そういう考えを持って受診される方がいないということです。

　中高年の肩の挙上障害（痛み、指のしびれ感を伴うこともある）についても、結論を言うと、数日ないし１週間でも痛いような動作をしなかったら、早期に軽快したかも知れません。痛くない周辺動作はしたほうがいい（五十肩の固定化を防止できる場合がある）のですが、痛みを誘発する動作を無闇にしてはいけません。痛い肩のリハビリと称して肩をグルグル回す方がおられる（しかも、肘関節を伸展位で！）。これは過大な応力が肩にかかるので、ワザワザ肩を痛めるためにやっているようなものです。私は数年前から、肘を完全屈曲位を保って優しく肩を回すのが良いことに気付きました。これでも痛い時は慎重にすべきです。右肩が痛いのなら、不自由であるがしばらくは左腕で労作をしておくのです。

例えば、足首捻挫の静養中に、1日のうちでたったの1回グイッと悪くするような関節負荷をかけたとすると、症状はぶり返します。自己経験でも、肩の痛みも1日のうちのたったの1回であっても悪いことをすると治りが良くありませんでした。

　要するに多くの関節や筋肉の痛みが治らないのは、生活の中で局所に優しくない動作を何度もしているからなのです。特に肩については寝ている時の姿勢が悪化因子である可能性があります。身体の造りは完全には平坦ではありませんが、寝床の多くは完全に平坦です。障害のない時は問題にならなくても、障害時には問題になり得ます。寝ている時は長時間であるし、痛い姿勢でも睡眠中ではそれを回避する防御反応は生じにくいので、ファーラー位（上半身を斜めに挙げて）やクッションを利用して障害部に応力をかけにくい姿勢で就寝する工夫が良いと思います。毎日の着衣の脱着も肩痛難治の原因になります。

　変形性膝関節症による痛みを伴う障害は、多くの女性の中年以後の生活の質を大きく損なうので、非常に重大な問題だと思います。整形外科的治療だけが対策ではありません。第一に、「正座は膝には害悪」というしっかりした認識を持つことです。第二に、労作時には痛みに応じて自分に合う膝の装具（単純なサポーターは無意味）を適宜装着することです。この2点が重要であるのに、大多数の患者さんはちっとも耳を傾けてくれません。

　こういうしつこい指導もなく、だらだらと外用薬や電気治療などのいわゆる理学療法だけなのでは、適切な治療とは言えないと思います。なお、マッサージの最中での筋肉の痛みの誘発については、その全てが不適切なものではありません。「ズキッ」という痛みは避けるようにすべきかと思いますが、ある種の痛みを伴う治療は必要ないし仕方のないものと思います。（2005.12）

57. インチキ民間療法の最近の2報道についての私見

　昨年10月6日の新聞の報道によると、「アガリクスががんに効く」と虚偽の宣伝をして販売した「ミサワ化学」の社長が逮捕され、宣伝書籍を書いたフリーライターと監修した某大学名誉教授が書類送検され、出版会社の社長も送検になるようです。ライターは架空の体験談を執筆しているし、名誉教授は実力も信用も当てにならないし、私がこのシリーズの中で指摘した通りの話でした（➡ *26話、45話参照*）。

　多くの健康食品も同じ状況です。つまり、それを安易に信用する人は、端的に言えば愚かなのです。インチキ商売で一儲けしようとする側の人たちは、それについては真剣そのものですから、信じさせて餌に飛びつかせるように熟考して努力しているのです。その立案力と行動力には敬意を表すべきです。直ぐにとか何度も引っかかる側の人は「物事の道理が分かっていない」ということに尽きますが、マスコミがこれらの人たちを「お馬鹿」とは言わず、「被害者」とのみ言うのが事件の減らない一因であると、マスコミ報道の安易さと意識レベルの低さを揶揄したくなります。

　この「ミサワ化学」だけが突出して悪質なのでしょうか？　これは氷山の一角で、今回摘発を受けなかった数多くの民間物質もほとんど同じであると思うべきでしょう。警察の方もこういう事案の取り締まりばかりやっておられないので、たまたま「ミサワ化学」が何かの成り行きで摘発ということになったということでしょう。

　今年1月19日のテレビ報道によると、インスリン注射を毎日数回しないと生命を維持できない（Ⅰ型糖尿病）中学1年生の女の子の親がインチキ民間療法の会を信じた結果、療法の最中にインスリンを投与しなかったため3日目に死んでしまった事例があり、その両親が会に損害賠償を求めて訴えていました。事件は昨年の7月。会は「次世代ファーム研究所」で光合堀菌という菌で治療すると何にでも効くと宣伝しているようです。親が知人の紹介で入会したそうで、会の代表は「インスリンを注射している

ことは知らなかった。言ってくれたらよかったのに」と言っていたが、親は「そのことは数回言ってあるから知っていたはずだ」と主張していた。

　限られた情報の中からの私の判断は、会は詐欺的犯罪を行っているが、親のほうが重大な過失を犯していると思います。会のほうからすると、自分の療法によって少なくとも死ぬとの予測はなかったと思われます。インスリン注射のことは、①聞かなかった、②聞いたかも知れないが、そもそもⅠ型糖尿病のリスクについての医学知識（注射を続けないと数日以内に重篤）を明確に知ってはいなかった、③その他、が考えられます。

　一方、親のほうはというと、Ⅰ型糖尿病のリスクについての医学知識については、主治医から明確に教えてもらっていたはずです。親と会の話がどういう調子で運んだにせよ、インスリンを止める判断は親がしたというべきではないでしょうか。損害賠償を求めるということには、何かしら違和感を覚えてしまいます。会については無責任極まりなしであり、損害賠償云々ではなく刑事告発（詐欺、医師法違反）がなされるでしょう。

　しかし、これも、この会だけが突出して悪いのかと言うとそうではなく、こういう無責任な民間療法やサプリメントや栄養食品は多くは似たり寄ったりです。私は、そのどれもについて同じ程度に「怪しからん」と思っています。この会からすると、「この親のような人が来なかったら、今後もインチキ療法を他と同じく続けられたのに」と不運（？）を嘆いているかも知れません。

　読者の皆さんは、さすがに自分はそこまでは信じないと思うでしょうが、どうでしょうか？　この事例では、「知り合いが勧めたので話に乗った」「その薬や療法はいろんなものに効く」「主治医に相談せずに勝手に療法を始めたり、時には主治医の治療を中断している」などがキーワードですが、あなたの周りの話とピッタリでしょう。特別な話ではないと思います。医師の管理が生命維持に不可欠であるⅠ型糖尿病だったことが不運でした。（2006.01）

58. 体位の選択が薬物以上に病状を改善する場合がある

　病気や体調の悪い時に、どういう姿勢や体位を取るのがよいのか。たとえ確固たる知識がなくても、自分の症状が改善する姿勢を探すための工夫をしたらよいのですが、そういう試みをしていない人が多いと思います。以下に参考意見を書きますが、やはり最終的には本人の症状などが改善する場合が、その時には正解だと思います。

　ショック状態の時は、とにかく臥床です。血圧が急に下がり過ぎた時は、意識もはっきりしなくなってきます。とにかく、頭位を水平にしたり下肢を挙上して、脳の血流を維持したり心臓への血流還流を維持するようにします。採血や注射の時や排便排尿の際などに、自律神経反射（迷走神経反射）で脈が遅くなり血圧もストンと下がることが一番多いと思います。子供でも生じることがありますが、超高齢者に向かうに従って生じやすくなります。有効と言われる薬もありますが、直ぐに臥床させるのが正解（座位でもだめです）で、大抵は救急薬品を用いる前に改善します。自宅で意識がなくなった場合でも、先ずは寝かせることです。

　心不全・呼吸不全・咳発作の場合は、ファーラー位といって上半身を斜めに挙げる体位（完全な座位のことも）を取ります。ゼーゼー言って息苦しくなった時は、心不全か呼吸障害です。呼吸障害でよくあるものは喘息発作ですが、肺炎、その他による肺うっ血もあります。肺うっ血状態では肺が充血してガス交換障害が起こり、原疾患との悪循環に陥ります。心不全も左心機能の障害が度を超すと肺うっ血になります。肺炎・気管支炎・喘息（これもある種の気管支炎です）などの状態では、軽い場合でも、全て気管支や肺の血流を減らしてやると状態が良くなります。

　喩え話をしましょう。指に切り傷を受けるとズキズキ疼きますが、指を挙げておくとズキズキは減ります。足関節にひどい捻挫をしても、下肢を

挙上しておくと腫れも痛みも軽減します。これと同じで、急性期には患部の血流を減らすことが症状を軽減するのです。咳発作も同じで、気管支などの血流を減らすことにより症状はかなり減ります。喘息や咳のひどい場合に、「本当はちゃんと横になっていたほうが良いのだろうが、仕方なしに座っていた」というのは間違いで、座っていることが良いのです。風邪を引いて夜間の咳で困る場合は、ファーラー位になるだけのほうが、鎮咳剤を服用するよりよっぽど有効なことがあります。

　眩暈（めまい）の時は眩暈を誘発する頭位を避けます。もっともありふれた眩暈は耳の奥の内耳の機能障害です。私は、脳障害に起因するような他の症状もなく、診察上で普通の眩暈であろうと思われる場合（ほとんどがこれです）は、ご本人のご希望が別になければ、最初からは頭部のＣＴや耳鼻科や神経内科への紹介はせずに、自分で薬物投与してフォローすることから始めます。しかし、聴力障害も加わっている場合は直ぐに耳鼻科病院に紹介します。突発性難聴という副腎皮質ステロイドの投与が遅れると聴力の回復が望めない場合があるからです。
　眩暈だけの場合でも経過中に他科受診を勧めることは時にあります。私の扱う多くの眩暈は内耳の機能障害で、循環障害ないし自律神経障害という受け取り方が適当な場合が多いと思っています。顔を左に向けると眩暈がひどくなるとか、臥床や座位では良いのに起床の際に眩暈が出るとかのことが多いです。薬も悪くはありませんが、先ずその誘発頭位を避けるようにするのが第一でしょう。➡ *（注）慢性眩暈の治癒に向けての専門的な治療は、この対応とは異なる方針があるということです。*

　頚腕症候群の場合は、就寝する姿勢をファーラー位にしたり、肩や頚部にクッションを上手に使うなど試行錯誤してみてください。就寝時は悪い姿勢（痛い）への防御反応がないため、悪化する原因になるからです。
（2006.07）

59. 知人に対しても、医療アドバイスは診察なしでは難しい

　昔から親しい遠方の友人から「僕の親父が○○病院に入院したけど、主治医がどうも頼りないから心配や」というような電話相談が時々ありました。友人の話からは、病状の説明も不十分で不適切に思っているようです。私は、いくら友人から父親の病状を聞いても、自分でどうこうすることの判断（診断）はできません。難しいからです。イレウスとだけでは状況が不明だし、肺がんという病名だけでは方針は分かりません。やはり、その時点で診療している主治医が一番データーを持っているのです。普通に求めてもちゃんと病状の説明をしてくれないなら問題外ですが、友人のほうもちゃんと先入観なしに説明を聞く機会を得ているのかが知りたいところです。

　友人は誰かのアドバイスでその中小病院に入院させたようですが、どうものっけから病院を疑いながら任せているようです。その気持ちも分からないではありませんが、これがいけないと思います。本当は悪くない病院かも知れないのに、のっけから信頼を持たない気持ちで病院に連れていくことは「失礼」だと思いますし、主治医もそれを感じて、よそよそしくなる可能性があります。以心伝心だから、これはあると思います。こういうことで歯車が合わなくなります。

　しかし、信頼できない状態になったのなら、早く転院したほうがいいでしょう。患者側にとって嫌な状況だけではなく、医療側にとっても嫌な状況なのです。こういう場合に、不都合なことが起こりやすいのです。「一度は今の病名や病状と見通しをきっちり聞くこと。それで納得できなかったら他院に転医すること。その場合でも紹介状を書いてもらうこと」です。とにかく、一度はちゃんとした面談（低姿勢でも高姿勢でもなく）をする姿勢が患者サイドに求められます。最近では、医療制度として、入院時に「入院診療計画書」という書類を医療機関が発行するようになり、患者さんや家族が状態や方針を把握する機会が多少得られやすくなっています。

兄が「急に大量の血尿が出た」と電話をしてきたことがありました。兄は距離的に便利な地域の中小の私立病院に行くことに決めました。私は基幹病院的なほうがいいのではないかとも思いましたが、反対しませんでした。経過を聞いて、またアドバイスをすればよいと思ったからです。もし、診断がなかなか付かなかったり、がんなどの重病であると分かれば、その病院の先生にその時点で「診療を〇〇病院で受けるのはどうですか」と普通に言えば、相談の上で紹介状を書いてくれるからです。兄のこの場合は、諸検査の結果、原因不明の一過性の血尿だったようで、その病院で終わったので、結果的に正解でした。

　外来で、かかりつけ医または主治医として診療させていただいている経過中に、今の治療に不都合を来すようなことを近所の人からアドバイスされて、主治医の「知らない間に」行動していたという話は枚挙にいとまがありません。具体的には、別の医者にかかったり検査を受けたりすること、自分の愛用している薬やサプリメントを勧めること、などです。「知らない間に」というのが重要です。「先に聞いても、どうせこの先生は反対する感じだから、知らない間に」というのは理解できますが、やはり適切ではありません。

　気が動く話なら、気軽に主治医に意見を聞くのが良いと思います。主治医のアドバイスと反対のことをするのなら、一旦は主治医を変更するのが筋だと思います。「いやいや、先生を信頼していないのではないのです。友人のサプリメントの話には気持ちが動いたので」という話も多いです。別の医者にかかるというのも、今の治療に不信感があるのなら仕方ありませんが、実は本人にはそんなに不満はないのに、押し売りみたいに「あの先生に診てもらいなさいよ」となるのです。それが、たまに正解となることがあるのも事実ですが、医師であっても直接診察しないと責任あるアドバイスはできないことが多いので、知人の無責任とも思われるアドバイスに素直に従うというのは納得しがたいことです。(2006.07)

60. テレビの健康や病気の番組は危険な場合がある

　私は、サプリメントや健康食品について警告するようなことを本シリーズでしばしば書いていますが、自分の医療経営の邪魔になるからというケチ臭い理由ではありません。とりわけ重要だと思うことを3つ書いておきたいと思います。①ある状態の人には「薬」になり得ても、別の状態の人には「毒」になることがある、②その「薬」になるはずの効果は「物凄く不確か」なくせに、「毒」になる場合は「明確に出る」ことがある、③どの人にも「薬」だと思わせるのは、それだけでインチキ臭い。

　どの人にも「薬」なのは水・空気・適切な食事（医食同源）であって、水や食事でさえも状況により「毒」になり得ます。ビタミン剤でさえ摂取し過ぎると「毒」になり得るし、脂溶性のＡ、Ｄ、Ｅなどは特に要注意です（ここで言う「薬」は良い効果、「毒」は悪い効果というほどの意味）。

　サプリメントなど以外でも、筋肉や関節のトレーニング、食事のメニューや食事の仕方、子供の育て方、老後の過ごし方など、万人に適切なメニューはそんなにありません。筋トレについても、普通の時と、怪我をした直後と、怪我の後の少し経過した時では異なります。食事でも、腎不全のＡさんはたんぱく質を制限しながら糖分と脂肪でかなりのカロリーをまかないますが、糖尿病のＢさんや超肥満のＣさんは糖分と脂肪は特に気を付けましょうということになります。腎不全と糖尿病の合併の場合はなかなか難しいです。

　糖尿病や超肥満の人には、しばしば無視できない量のカロリーを含む訳の分からない栄養食品や、あるいは普通の食材であっても、多く摂るのは百害ありの場合がしばしばです。はっきりとした糖尿病は、「何とか茶」のようなもので管理できるような甘い話ではありません。大企業も無責任なキャッチフレーズで販売し、役所も特定保健用食品という業界ベッタリの？無責任な？制度を作っています。誰か、天下りの実態を調べて下さい。

ワーファリンという抗凝固剤の服用中は、納豆のみならずクロレラ（これらは一般的にはむしろ好ましい場合が多い）は少量でも禁忌です。糖尿病の人が、バナナは良いと思って（テレビで勧めていた）、いつもの食事とは別に毎日バナナを食べて高血糖になっていました。同様に、赤ワインや蜂蜜、黒砂糖・黒酢（甘味を付けないと飲みにくい）も然りです（これもテレビで勧めていた）。

　個別的な注意事を無視して不特定多数に勧めるのは、即ちいい加減なのです。これを大量に垂れ流しているのがテレビです。「○○もんた」司会の長寿番組は特にひどいと思います。長らく高視聴率を維持しているので、その悪影響が飛び抜けて大きいです。民放におけるこの種の番組の劣悪さを思うと、ＮＨＫの存在意義はそれなりにあると思います。いかさま健康番組を見た批判能力の欠如している人たちは、疑うこともなくその番組で勧める物や事に突き進んでしまうでしょう。しかし、自分の身体の医学的な位置付けが分からない人には危険です（暇つぶしの話としてだけ聞いておれば、かなり面白いけれども）。こういう問題点は先刻承知のはずなのに、悪質番組を自主規制しない民間放送局の社会的責任感覚は麻痺しています。マスコミは事件が起こると企業の責任者や政治家の非を舌鋒鋭く攻め立てるくせに、自分には大甘です。マスコミがしばしば他者に強いるような自己改革や自己規制のようなことは実は「生理的」に困難なもので、「言うは易く、行うは難し」なのです。
　テレビ業界とともに問題なのは、たまに小さな怪しい健康食品会社を薬事法違反で検挙してお茶を濁し、もっと悪影響をばら撒いている悪質番組を放置している行政・政治の無力であります。マスコミは必要でポジティブな面はあったのですが、今や怪獣化してコントロール不能になってしまっているように思えます。こういう状況については、多くの国民に責任があると思います。「ここまで来たら、もうどうしようもない」と諦めの心境です。（2006.07）

61. ラジオ健康相談を聞いての感想

　10年以上も前のことですが、私は日本赤十字社熊本健康管理センターの胸部写真読影のアドバイザーの仕事をしていました。木曜日の午後に通勤するドライブの最中がたまたま「ラジオ健康相談」の時間だったので、毎週聴いていました。それを聴いていると、「何故、こういう質問を主治医に聞かないのだろう」あるいは「何故、こういう質問を主治医は引き出すことができないのだろう」と感じました。疑問を抱いたまま診療を受けるのも悲しいし、抱かれたまま診療するのも辛い構図です。

　主治医が古いタイプの医師なのでしょうか。古い人権感覚の医師にも良いところがあるとは思いますが、やはり十分に分かりやすい説明をする義務があります。若い医師にも、そういう場合があり得るので、医師の世代の問題に限ったことではないでしょう。とにかく、気軽に話しかけられる雰囲気が漂っていないということでしょう。もしそうなら、それは客商売道からしても、自己変革して向上してもらいたいものだということです。

　もちろん患者側も、ちゃんと病状や方針を聞く努力をする必要があるでしょう（➡ *59話参照*）。ラジオ相談でその道の権威のドクターから良い意見を聞いた後に、今の主治医とどう付き合っていくのかを想像してしまいます。「これを機会に別の主治医に替えるのだろうか？」とか、「そういうラジオ健康相談で聞いた話を報告するのだろうか？」とか「黙って今のままのパターンを続けるのだろうか？」と。

　ちゃんとした情報を冷静に判断して別の医師を選ぶのは良いことかも知れませんが、物事は「青い鳥」ではないけれど、遠くに何か良いものがあるという期待だけ持っても確率は良くないのではないでしょうか。自分の担当医師に対する姿勢が変わらなかったら、たとえ担当が変わっても同じようなことを悩み続けるのかも知れません。例えば、良いコミュニケーションを取れない主治医を教育するような質問をするのは案外良いことかも知れません。自己経験でも患者さんとのやりとりで、自己改革せざるを

得ないことは時にあります。やはり厳しいことを言われた時が、その機会になります。その時は気分が良くなくても、患者サイドからの妥当な意見や注文は医師の成長の糧です。

　ところで、そのラジオ相談の実力のある医師は、途中で「詳しいデーターが自分には分からないので決定的なことは言えませんが、こういうことが考えられます」という風な応答をして、最後に必ず言うセリフが「今の先生に十分に相談されることが宜しいようで」なのです。どちらも無難な台詞とも受け取られますが、やはりそういうことなのです。

　一方で、現在の主治医がやっぱり実力不足だったという可能性も結構あると思います。何しろ全国ネットで担当するような医師は相当の実力者でしょうから、それに比較されると不十分な点が出てくるのはやむを得ないのではないかと思います。私自身、自分の患者さんがそういう相談をされたなら、大抵の領域で自分の力不足のところが分かるであろうと思います。実力不足が問題だと思われれば、転医も致し方ないと思います。

　最近、ある疾患で最近の検査データーを見て、その治療方針に苦慮したので、インターネットの Google で、その疾患名を検索項目に入力したところ、「インターネット大学」のサイトに行き着きました。その結果、非常によく分かり、知識の整理に役立ちました。これは、医師が見るためのサイトではなく、患者さんが相談するサイトなのです。先述のラジオ相談の進化したものと言えると思います。しかし、それでも困ったなあという医師が見れば知識の整理やパワーアップの効率が良くても、読み手にもともとの知識が乏しいと、かえって不適切な結果になるリスクのほうが大きいと私は思います。（2006. 07）

62.「鈴木その子」のダイエット本を買って読んだことがある

　美白の女王として知られていた鈴木その子の『カロリーなんか忘れなさい ―食べて・やせる・鈴木式健康法』（祥伝社）という本はかなり売れたようですが、本棚に残っているのを久しぶりに開いて見ました。買った時もそうですが、斜め読みです。買った理由は題名が面白かった（逆説的なので興味を持った）からです。買った当時に、ダイエットや栄養に興味があったのではありません。そういう変な結論に達する論理やデーターは何なのだというのを知りたかったのです。その時はパラパラと読んで、その論理が分かったと思った時点で読み止めたと思います。

　彼女の基本論理は「食事指導をするための食品成分表で、たんぱく質のカロリーも糖質のカロリーと同じ枠で評価されているのは誤りだ。たんぱく質は筋肉などの身体の材料として用いられるのであるから、エネルギーの源として用いられる糖質とは違うカロリーの枠に入れるべきだ。世界中の栄養学は間違っている」というものでした。

　しかし、私はこう思いました。「どんどん筋肉が付いていくなら別であるが、筋肉組織も新陳代謝をしており、分解と合成とが平衡している。つまり、摂取したたんぱく質（アミノ酸）が筋肉に用いられる一方、筋肉組織の古い部分はアミノ酸などに分解されてしまう。分解されたアミノ酸がそのままゴミ箱に捨てられるのではなく、多少のロスはあるにせよ、また再利用されるかエネルギーに利用される。とすると、やはり摂取たんぱく質はカロリーとして同じ枠の中で算定しておかねばならない。彼女の基本理論は分解されるたんぱく質の利用を無視してしまった誤りがあるのではないか」と。

　彼女は前著『やせたい人は食べなさい』という本で有名になったようですが、この本に書いてある通り、学習院短期大学・食品科学専攻で、ご飯を主体とした「鈴木式」食養生法を掲げて活動していました。世間の常識を破る画期的な素晴らしい理論も最初は無視されるか馬鹿にされる場合が

多いので、その全てが怪しいものではなくとも、本物となるのは稀です。鈴木式もその基本理論は基本的なところで間違ったものだと思いましたが、彼女の著作からはその理論にかける情熱が感じられました。

　ただ、もし、その基本理論に誤りがあったら、彼女の一連の指導は全く意味がないのかというと、そうとも限らないと思います。むしろ逆のほうが多いでしょう。つまり、最近の理論を自分の実践に安易に我田引水して、世間を騒がすパターンです。『脳内革命』とか『免疫革命』というような本が、そういう位置付けです。それらに比べたら、鈴木その子の著作のほうが余程興味深いと思います。

　若い時は分かりませんでしたが、今読み返してみると、この本の中には、為になるところが数多くありました。彼女の実際の指導も「どんどん食べよう」という単純な話でもなく、タイトルがアトラクティブ過ぎるのでしょう。とにかく、彼女は批判精神が旺盛です。例えば食品成分表での指導について、消化吸収の個人差は千差万別なのに一律に摂取カロリーを設定するのはおかしいという、重要なことを指摘しています。また、代謝機能には個人差があるということも指摘しています。その他、牛乳を無批判に中年以降の人間が多飲すること、豆乳神話しかり、植物油しかり、玄米食への過信、核酸食は老化防止に良い、ビタミンへの過剰依存、漢方薬への信仰、などを論理的に批判しています。彼女は専門家としてきっちり書いています。私も、書く機会がないだけで同感ですが、実はこういう意見は多いのです。

　しかし、「鈴木式を実践した人はみな例外なく、なんら苦しい思いをすることなく、減量に成功しています」とも書いています。これは、「上手くいかなかった人はちゃんと実践しなかった」と評価されるということです。大概の宗教やイデオロギー集団が常用するのと似た論理です。そういうわけで、この本の記述レベルの落差が大きいように思います。（2006.11）

63. カロリー制限が上手くいかない人の誤解？ 言い訳？

　成人の肥満の根本的な原因は、①美食を知った人間は食べるという快楽に弱いので飲み食いし過ぎてしまう、②肉体活動や精神活動の機会が減ってエネルギー消費が減る（脳も多量にブドウ糖を消費する）、③身体固有の基礎代謝量も減ってくる（体温も下がってくるし、他の生理活動も低下してくる）、などでしょう。

　もし肥満を解消しようと思えば、少なくともこの３つのどれかを解消しないといけません。①は勤労が減ると暇になるため暇にあかして食べ過ぎるパターンが多く、また加齢とも関連があります。要するに、忙しかったら呑気に食べている暇がないということです。②は加齢が大いに関係します。③は個人差があるものの、やはり加齢が原因です。

　このうちで自分自身で改善し得るのは①と②であり、③は医師以外では手出しするのが難しいでしょう。私自身は②の問題をしっかり解消するのが一番と思っています。やはり、天にもらった身体は不具合がない限り動かさないとお天道様に申し訳ないと思います。それに沢山動けることは有り難いことです。私自身は天に感謝をして動き回っています（だから、もし膝が痛かったらそれは大問題なので、装具などの簡単にできる対策を真剣に実行するべきでしょう）。その前提で、次に①の問題に敢えて絞って書いてみたいと思います。

　無理に極端なダイエットをして、その結果、痩せたのは良いが体調が変になってしまったというのも問題です。ここでは別の切り口を強調したいと思います。臨戦態勢と平時態勢では対応が同じはずはありません。例えば、度を超した肥満は平時ではないという認識がいると思います。そんな時に常にカロリーも計算通りでバランスを崩さないという風な栄養指導は単純思考であると思います。現に、超肥満の人に専門医師の管理の下で、超低カロリー食という治療もあるのです。ある程度、肥満が改善してきた

ら、それに応じて平時の状況に戻してくればよいと思います。ところで、実際に多い話は次のようなものです。

　全く体重が減らない人がしばしば訴える内容が、「食事も少ないし、間食もしないし、これ以上どうするのか？」ということです。栄養指導の機会に詳しく調査すると、案外カロリー過多であったと分かる場合があります。しかし、本当に調査してもその通りならどうなのか？　私はこう思います。「それだけ摂取量が少なくてもこの肥満の身体を十分に維持しているのですから、カロリーが少な過ぎることはないはずだ。①の問題があるので非常に難しいことは百も承知だが、理屈だけでも理解していただきたいという観点からは、もっとカロリーを減らす余地がある。こういう話は成果主義であって、結果が不十分なら対策が不十分ということである」と。

　ここで喚起したいことは、消化吸収能力の個人差が大きいはずだということです。口に放り込んだら、それは身体の中と思うのが勘違いであり、吸収されなかったら結果的には身体の外なのです。だから、家族の他の人間とも比較にならないのです。

　個人情報になってしまいますが、私の妻は肉体的にも精神的にも物凄く働き者です。基本的に怠け者の私とは反対なのです。ところが結婚以来、食事量は常に僅かのように思われます。大丈夫かなと気になることもあったのですが、栄養的に破綻したこともありません。多分、消化吸収の効率が余程良いのだろうと思いますが、体温も低いし全般的に副交感神経緊張的な面があるので、基礎代謝量が小さいのかなとも理解しています。

　以上は、体重を減らそうと思った場合における合理的と思う考え方を書きましたが、「そこまでして体重を減らそうとは思わない」と思うことも自己決定ですから、その場合はそれを尊重してよいと思います。（2006.11）

64. 甲状腺ホルモン剤についての面白い（？）お話

　甲状腺ホルモン（ＴＨ）は前頚部下部にある甲状腺から分泌される、新陳代謝を刺激するホルモンで、ＦＴ３とＦＴ４の２形態が存在します。ＴＨが多過ぎると交感神経刺激状態となり、脈拍が多くなり、体温も上昇し、体重が減ってきます。ＴＨが減るとその逆（副交感神経刺激状態）になり、活力が減退して、体重も増えて浮腫んできます。

　甲状腺機能異常には、甲状腺中毒症と甲状腺機能低下症があります。甲状腺中毒症は血中のＴＨ高値の状態です。この状態の代表が甲状腺機能亢進症（バセドウ病）です。バセドウ病の治療は本邦では大抵は抗甲状腺剤内服という薬物療法の選択がなされますが、状況によってはアイソトープ療法や手術療法があります。薬物療法には治療開始後の副作用のチェックや薬剤の減量のスピードなどに若干の経験が必要です。上手くいかなければ後の２つの療法がありますので、困りきってしまうことはありません。

　診断については、ＴＳＨ低値（ＦＴ３・ＦＴ４高値）というデーターが揃えば甲状腺中毒症です。これにＴＳＨレセプター抗体の陽性という所見が加わればバセドウ病の確定診断になり、通常は薬物療法（抗甲状腺剤）を開始します。ＴＳＨレセプター抗体が陰性の甲状腺中毒症は複数の病態が含まれ、私は苦手なので甲状腺専門医に紹介することにしています。その他、腫瘍の可能性があれば甲状腺専門医に紹介します。ＴＳＨというのは甲状腺刺激ホルモンといって脳下垂体から分泌されるものです。ＴＳＨのほうが甲状腺機能の治療効果判定の基本になります（ＴＳＨとＴＨとがきっちり逆相関にならないことがあります）。

　一方、甲状腺機能低下状態の中で慢性のものは橋本病（慢性甲状腺炎）によるものや、甲状腺摘出後の状態があります。この場合はＴＳＨ高値（ＦＴ３・ＦＴ４低値）のパターンになります。この甲状腺機能低下症の治療に用いるのが甲状腺ホルモン剤（ＴＨ剤）です。この薬は一応副作用の心配のない薬で、要するにＴＨが不足しているから補充しているだけで

す。毎日数錠程度（個人差あり）の錠剤を服用していれば一生普通なのです。私は患者さんに「薬と思わないでご飯と思ったら気が楽です。ご飯だって毎日食べないといけないのと同じ程度のことです」と、全く心配のないことを説明しています。

　ところで、一応は甲状腺疾患がない人について考えてみますと、ＴＳＨ値が基準値の中に入っていても、かなり低目の場合とかなり高目の場合があります。通常は薬物投与の必要はないとされていると思われます。これに関して互いに反対のような２つの考え方を書いておきます。

　第一に、他院に受診したところＴＳＨが基準内高値であった場合（検査する理由が分からないのですが）、継続的に少量のＴＨ剤が処方されている方を何人も知っています。その先生にそれなりの考えがあり、患者さんが理解されていたらよいのかも知れませんが、本当に必要な投与なのかと疑問を感じました。

　第二に、こういうＴＳＨの基準内高値の人は病気とまではいかない程度の上記の自律神経機能の振れが、それと分かる程度にあるのかも知れません。ご本人の生活状況をつぶさに参考にしたら、自律神経障害に対してご希望に応じて少量のＴＨ剤を投与することは合理的であるような気もします。

　この話を進めると、肥満で治療効果が出ない人の悪循環脱却に、医師の注意深い管理の下で少量のＴＨ剤を投与することはあり得る話と思いました。このことは15話に既に書いていますが、その時から４年の歳月が経ち、肥満の治療の困難さが身に染みてきた現在、やや本気に考えるようになりました。これは自分が担当して処方するということではありません。その筋の専門家はどう考えているのかなということです。

　この考えに類した交感神経刺激剤などの投与オプションは専門家の書物に記載されています。競技スポーツのドーピングには抵触すると思います。
（2006. 11）

65.「薬のことで妙な判断をするのだなあ」という患者さんの事例

　医師の私から見て、あるいは私のキャラクターからして、「妙な判断をされるので、もう少し適切な判断をしていただきたい」という事例集です。

◆狭心症の薬を服用している方が「風邪薬をもらったが、飲み合わせが心配なので、いつもの狭心症の薬を止めた」と言われることがあります。……信じ難いことですけれど、よくある話です。どっちが大事なんでしょうか。大抵は一緒に飲んでも大丈夫です。疑問に思われたら、電話でも構いませんので直ぐに相談してほしいと思います。

◆慢性疾患で2週間投与の患者さんが途中で風邪を引き、いつもの薬があと3日分あったため、3日間我慢してちょうど2週間目に受診されました。そして「3日前から非常に具合が悪い」と言います。……予約制でもないし、予定受診日に来ないといけないことはないのです。

◆同じように、慢性疾患で4週間投与の患者さんがいつもより2日前に来られて、「今日は都合が良かったので、2日前ですが来てしまいました」としきりに弁解されることもあります。……薬抜けは適切ではありませんが、常に余裕を持って数日前に来ておくというのはむしろお勧めですので、早めに受診されることは何の不都合もありません。

◆前回、処方を変更してみて、その後受診された時に「今度の薬になってから調子が悪い」と言いながらも、その間きっちり服用は続けていたという方や、もっとびっくりするのは、「前回の処方は間違っていたですぞ」と言い、怪しからんと思いつつも2週間飲み続けていたという方も結構多くいます。……是非、問題にお気付きになった時は、お電話でご相談いただければ直ぐに対処します。

◆以前から飲んでいる漢方薬の効果について、「良いかどうか分からないがずっと飲んでいる」と言われる方がいます。……効果が不明な薬は、止めるほうがよいかどうかを常にチェックすべきです。漢方薬はずっと服用しないといけないように思わせる医者はいい加減か、経営的な魂胆

があるかも知れません。

◆「この薬を飲んでも副作用はないですよね？」と聞かれる方がいます。……気持ちは分かりますが、絶対に副作用はないという意味合いであれば、処方はしません。（➡ 02話、03話参照）

◆「4つの薬を処方通りに服用したら、アレルギーと思われる痒疹が出現したので、この薬のせいだと思ってこれだけを止めたが、まだ治らない」と言われる方がいます。……どうしてその薬を怪しいと思ったのかが医師の私にも分からないので、大変興味を持って「どうしてその薬が怪しいと思いましたか」と質問しましたが、明確な答えはありませんでした。事情が許せば全部止めることも、確率的に一番あり得るものを止めてみるという方法もありますし、副作用と思われる症状の程度によっても違いますので、再診していただくか、少なくともお電話でご相談下さい。

◆「今日は体調が悪くて食事はあまりしたくなかったけれど、定期薬を飲むために頑張って食事を摂った」とか、「食事が摂れなかったので、定期薬は飲まなかった」と言われる方がいます。……大抵の定期薬は、別に食事をしないと効果がないとか変になるというものではありません。飲み忘れ防止のために、飲んでいただくタイミングを決めているというのが一番の理由ですが、胃の大変敏感な方は空腹時に服用されると症状が出るのかも知れません。そういう場合は、米飯1口とかお菓子1〜2個程度を摂られるとよいと思います。

　最後に、A医療機関で処方を受けている方がB医療機関に受診される場合は、Aでの薬剤内容を必ずBに提示して下さい。薬剤情報提供書を持っていくのが一番です。薬そのものだけでは見ても直ぐに薬の内容が分からず、調べる手間がかかって困ります。そして、同じように次回Aに行かれる時は、Bで受診された際の薬剤情報を知らせていただきたいものです。ご自分を守るためでもあるし、医師に対するマナーでもあると思います。というのは、他院の薬が分からない時には、こちらがきっちり対応しようとすると（私はそうする性格なので）、余分なエネルギーを相当使うことになるからです。そうしたことを想像していただけたら幸いです。（2006.12）

66. 睡眠薬についての考え方

　神経内科の専門医が書いたものによりますと、「睡眠薬は過量でなけれ
ば不都合なことはあまりない」そうです。特に、不眠対策にアルコールを
飲むよりも睡眠剤を使用することを勧めています。
　これは多くの（全部ということではない）専門家による意見であろうと
思います。しかし、それを踏まえた上でも、Ａさんの場合はどうでＢさん
の場合はああだというのが、実地の臨床の場では大切だと思います。これ
は、人生のあらゆる事柄に言えることではないでしょうか。以下に、思い
ついたままを述べてみます。

　睡眠薬の服用をするかしないは、基本的には自分が決めることです。そ
の種類や量を含めて、医師が一緒になって考えさせていただくというもの
です。要するに、眠れないことが個々の人についてどのくらい苦痛で不都
合かによって、睡眠薬を飲もうか飲まないかとなるのだろうと思います。
眠れない時には深夜テレビを楽しむというのであれば、それはそれで悪く
ないかも知れませんが、寝ている部屋が相部屋であればそういうわけには
いかないでしょう。また、次の日の昼間に仕事があれば寝不足で支障を来
すことになるので、これも良くありません。眠れないこと自体にイライラ
する場合も、睡眠薬を飲んだほうがよいと私は思います。寝室が個室であ
る友人が、寝室が相部屋の不眠症の人に「あんた、薬は飲まんほうがいい
よ」と言うのは、無責任です。無責任な人は想像力が不足しています。
　「降圧剤」の場合と同じく、「睡眠剤を利用し出すと止められなくなるの
では？」という心配については、先ず、何故今、飲み始めようかと思うよ
うになったかを考えてみることです。すると、種々の原因があるにせよ、
高齢者の場合、その大部分は高齢になってきたことと関係があることが容
易に分かります。今後もどんどん歳を取っていくので、今、服用が必要な
ら、数年後に不必要になるような新たな事態が加わらない限り必要であろ

うと思いませんか？　だから、薬を飲み始めたら、その結果、薬が止められなくなるということは本当ではありません。

　実際、途中から止めることはあります。不必要になる事態が加わった場合や、自分の気持ちが変わって「やっぱり飲むのを止めようか」と思った時に、途中で止めますし、それでいいのです。時々は、そういうことを試してみるのもお勧めです。それで、その時々での薬の必要性を確かめればよいのではないでしょうか。何度も述べますが、自分が決めることですし、個々のその時の状況によって、どのようにでも選択すればよいでしょう。しかし、「癖になるかどうか」についての質問であれば、確かに絶対にないとは言えないことです。ただ、その理由が、心理的依存なのか薬理的機序なのかは別です。➡ *(注) 認知症が社会的に問題となった最近では、高齢者には薬理的に不適切となる可能性のある従来からの最も一般的な睡眠剤（ベンゾジアゼペン系）以外の薬剤の使用を選択するという傾向があり、私も気を付けるようにしています。ただ、現実的には患者さん全員にそうしているということでもありません。*

　昼間にすることも少なく、身体的や精神的な活動をあまりしないのであれば、夜はそう眠たくないのかも知れませんね。けれど、老齢で昼夜逆転している場合は、心身の悪循環が深刻になる可能性があります。そういう場合の日中の長い睡眠は厄介です。ただ一般的には、一寸だけ午睡するというのは老若問わず良いことと言われています。(2006. 12)

　➡ *(注) 最近、私はひどい入眠障害で本当に困っています。寝床で必要があって本を読み始めると、直ぐに眠たくなって数ページも進まないうちに眠ってしまうので、これが良い対策かなと思います（明かりはついたままですが）。一方、テレビをつけながら眠ろうとすると熟睡できないことが多いです。ラジオや癒しの音楽をかけながらの経験はありません。いずれもタイマーを利用するとよいかも知れません。そういうことで、そろそろ睡眠薬を試そうかと迷っています。*

　➡ *(注) つい最近、親しい精神科医師から「高齢者には私は睡眠薬は使いません」と言われました。効果も難しいし、日中の不都合があるためということです。この場合、プラセボ薬の利用を考えるそうです。*

67. 胃に放り込む量を"苦痛なく"減らすノウハウ　その1

　カロリー過多の方がカロリー摂取を"苦痛なく"減らすことは大変に重要ですが、一番難しい患者指導ですので、頭を悩ませています。このシリーズの中でも肥満とかカロリー関連のお話を何度も書いているのは、その反映です。ところで、もともと自己抑制の非常に苦手な私が、最近は体重を5kg以上減らしてずっと維持しています（➡ *50話参照*）。

　私の趣味は大学時代からランニングとサッカーです。サッカーは熊本県シニアサッカーリーグで現役選手として15年間活動しています。今でも上手くなりたいし、この高齢の現在でも毎年上手くなっていっています。もともとが、いかに下手糞だったかということです。

　私の身長から計算される標準体重は63～64kgです。青年期は50kg強で、「痩せ」でした。その後、加齢とともに徐々に増えてきていたようで、3年前に66kgになりそうでした。運動を続けていて、そうなったのです。

　「運動時における身体のキレが悪くなってきた」ことと、「ウエストの形の格好が悪くなった」こともあり、ダイエットしようと初めて思いました。私が上手くいっている理由は、この2つをどうしても改善したいという動機が強かったこともあるのかも知れません。3ヶ月で5kg強減らすことができて、その後60kg前後で維持しています。何故標準体重よりも少な目かといいますと、先の2つの目的のためには標準体重を維持する程度では不十分なように思えたからです。2kgくらいの増減はありますが、増えたら食べるのを少し控えるという繰り返しで、私の場合は簡単でした。

　私はパクパク食べるのが大好きでしたが、よく考えてみると微妙な味をじっくり味わってこなかったことに気付きました。そこで、食物を十分に味わってみる癖を付けました。すると、少量ずつ口に入れることになります。なるだけ味覚の鋭敏な舌先で味わうようにします。奥歯で噛んでも、

以前ならここでゴックンとするところをまた何回か舌先で味わおうとします。そうすると自然と一旦お箸を置くことにもつながりましたし、食事の時間が経ってしまいます。そうしたら、はじめは白飯をもう1杯おかわりしようかと思っていたのが、満腹に近いので止めにするということになってきたのです。

　私は白飯が大好きで副食が多い時でも必ず十分な白飯が必要でしたが、意識して白飯は後回しないし少量ずつ味わうような癖を付けました。よく言われるように「口に入れたら30回は噛みましょう」という風な寂しい話ではなく、ゆっくり味わおうという豊かな話なのです。私は恥ずかしながら60年間くらい生きてきて、やっとそういうことに気付きました。その結果、食事量は減りましたが、食事は以前よりも待ち遠しくなって、楽しく味わえています。最初の動機の目的も上手くいきましたが、結果的に味わって食べることの喜びも増えたのです。ポイントは、少量ずつ口に入れることと、ライオンのように口を上下に大きくパクパクせず馬のように舌と口蓋との隙間をあまり空けないことでしょう。

　早食いをすると、食べ終わってから「ありゃ、食べ過ぎて胃が苦しい」という不適切な事態になります。脳の満腹中枢を満足させる前に胃袋を満杯にすることを避けるためにも、ゆっくり食べる必要があります。満腹中枢が満足したら、その時点で食事を終了する前提であります。そうでないと、単に「長飯食い」というだけで馬鹿々々しいです。

　もう1つのことは、体重計を身近なところに置いておき、毎日量ることです。興味が出てくると、「今日は大食いになってしまったが、どのくらいになったかな？」と知りたくなるのです。体重計は2,000円未満の安いものが必要十分です。電池切れで困るような体脂肪計のようなものは止めたほうがよろしいと、これは強くお勧めしたいです。（2007.01）

　➡　*(注) 1年前から気ぜわしくて、良い習慣が駄目になってしまいました。体重は65kgです。運動能力も明らかに低下しました。退職を契機に意識をリセットして、再チャレンジの予定です。*

68. 胃に放り込む量を"苦痛なく"減らすノウハウ　その2

　私は開業してから次第に「多くの人がどうしたらカロリーを減らすことができるか」に大きい関心を持たざるを得なくなりました。思いついたことをメモっておきます。

　私は朝食と夕食はほとんど自宅で食べます。昼は病院食を食べます（検食です）。*前項*で述べたような食べ方、つまり、「少量ずつ口に入れた食物を十分に味わって食べて、その結果以前より少量の食事量で切り上げて不満のないこと」は、昼食時にはかなり徹底できていますが、夕食の場合はパクパクになる傾向があります。昼食は予めトレイに並べられた皿にカロリー計算されてくるのですが、はじめから「これだけです」というパターンのために、意識が「そういうつもり」になるらしく、何となく納得できるのです。

　例えば、料亭で和食などを食べる際には、少量ずつの品が順々に並べられるけれど、「美味しいから、もっとおかわり」ということにはならず、あまり満足できなかったとしても、一応ご馳走様ということになります。これらのことからも分かるように、はじめから「これだけです」と予め決められた量（もちろん、多過ぎない量）を皿に盛っておくようにすると、我慢できる可能性が大きいのです。家庭でも、料理を作る際にカロリー計算して作る量自体を少なくするか、何回かの量をまとめて作る場合でも、食卓に並べる時点で適切な量のメニュー以外は食卓に載せない（総量規制）ことで、心理的により苦痛が少なくカロリー管理できる可能性があるように思います。総量規制に関しては、間食の量も重要問題です。

　先に述べたような和食料理屋のパターンが良く、最後に少量の米飯が出されるので、この順序も良さそうに思います。ただし、「美味しかったけれど、腹がいっぱいにはならなかった」ということがしばしばあるのも確

かです。バイキングの場合は総量規制が難しいでしょう。家族の皆で焼き
そばを焼いて食べる場合や、鍋物、カレーライスなどはしばしば総量規制
が難しく、食い過ぎになることが多いものです。私は、たまには良いと思
うけれど、普段は総量規制を原則にする必要があると思います。たまに大
食いして体重測定して「ありゃ、増えてしまった」と思ったら、数日は我
慢するのです。このパターンに慣れると、我慢するのも楽しくなります。

　空腹でやっと食事にありついた時は、要注意です。ここでバクーッと食
物を放り込むと、「アアーッ、やっと生き返った心地になった！」と感じ
るけれど、この間の時間はほんの僅かなもので、後は惰性で味もじっく
り楽しまずに満腹になるまで胃袋に放り込むことになります。ところが、
「空腹で死にそう！」という時に、少量ずつ食物を入れるとどうなるか？
口に食物を少量入れて噛み出すと、胃がキューッと収縮するのが感じられ
ます。「早く食物をくれー」とせっついているようです。しかし、ゆっく
り味わい続けた末に嚥下します。そしてまた少量を入れ、また胃の収縮を
感じ、「もっとくれー」となり、何度か繰り返されます。この感覚に目覚
めると、実に楽しいものです。例の「好きなものは小出しにして楽しも
う」という一般的な知恵に通じるものです。

　碗や皿に載った食物を食べ残すのは、私たちのような若くない者には倫
理的な抵抗感があります。「もったいない」と感じるのは美徳なのですが、
カロリー制限すべき人には世迷言であります。その結果、動脈硬化が進ん
だり、糖尿病の管理が狂ったり、自律神経が変調したりしては、そのほう
が経済的にも「もったいない」ことになります。本当に「もったいない」
と思うなら、料理を作る時に量を加減して作るべきでしょう。（2007.01）
　　➡　*(注) 私の妻は若い時と同じような食事量で料理を作ろうとするくせに、「あ*
なたの腹は太過ぎる」と文句を言うのです。反論したいが、機嫌が悪くなるので
難しいです。

69. 家庭血圧計についてのアドバイス

　血圧に何らかの問題のある中年以降の方は、家庭に血圧計を常備するのがイロハのイです。家電メーカーのものや医療器具メーカーのものなどがありますが、どれが良いとも言い切ることはできません。

　当院には１種類だけいつも在庫を置いていますが、家電ショップやドラッグストアで買われてもいいと思います。ただし、安価なものはそれなりに不都合なリスクが何がしか多いという一般原則はあると思います。また、値段だけでなく測定部位の違いもあります。肘関節の辺りで測定するものが一般的ですが、手関節（リスト）や指先で測定するものもあります。多くの医師は肘測定のものを勧めると思いますが、では指測定は不正確かと言いますと、ちゃんと役立つものもあるでしょう。それでもやはり、手首から指へと、肘より先になるに従って測定誤差が生じるリスクは高くなるという覚悟は必要かと、私は思います。

　血圧計は少なくとも、はじめに自分と相性が良いかどうか（自分には誤差が少ないかどうか）検定すべきと思います。当院では、全員にこれをするようにしています。外来にその器具を持ってきていただいて、ナースが測定する通常の値と何度か繰り返して比較するのです。これは器具が故障しているかどうかだけではありません。同じ器具でも、奥さんには誤差が少ないがご主人には誤差が大きいという可能性があるかも知れません。誤差が大きい場合の対応は、ケースバイケースです。

　どの時刻やタイミングで家庭血圧を測るか。日本医師会が数年前に作成したポスターに「１日１回、朝の血圧を測りましょう」というのがありました。立派な専門家の監修を受けているものですが、私はそれを見て驚きました。確かに、高血圧のかなりの方に未明～早朝から血圧が不都合に上昇してくる場合があります。これは自律神経の日内リズムが不適切になっているわけで、こういう時間帯に心筋梗塞や脳卒中という重篤なイベント

のリスクが高いということです。

　実際には、起床前から次第に血圧が上昇する場合と、起床した途端に血圧が上昇する場合とがあるようです。それに対しては確認して対処しましょう。しかし、だからといって朝以外の血圧には無頓着でいいと受け取られる指導は、偉くなりたい専門家の自己の希望的仮説への我田引水だろうと思います。血圧は乱高下も悪そうですが、高い時間が長いのも悪いはずです。つまり「高さ」×「時間」の積分だと思います（証拠は知りません）。イベント発生リスクの基盤である動脈硬化の進展リスクという本来の基本の話です。

　はじめは、自分の血圧の変動パターンを知るためにいろんな時間帯で測定すべきと思います。邪魔くさかったら、今日は朝、明日は夕と最初はむしろ気まぐれなタイミングで測定してもよいでしょう。そのほうが、朝だけとか夜だけとかよりも情報が多くなります。大事なことはそれを血圧ノートに記録しておくことです。血圧ノートは無料で製薬会社が持ってきてくれるので困りません。数字を書かずにグラフに点だけで記録しておくと、「パッと読んで一瞬にして判断できる」ので素晴らしい（数字だけの記録の場合は、読むのに消耗するだけでなく、把握しにくい）のです。

　数字を書くと短期間に何度か測定した場合に記録するスペースがないことも不適切です。折れ線を入れるのも適切とは思えません。自分が知りたいように自由に測定して「点」だけで記録するのがお勧めです。毎日測定しなくてもよいし、何度も測る日があってもよいのです。外来での血圧測定だけでは明らかに不十分です。

　血圧ノートによる日頃の血圧の測定値の呈示もなく、口頭でゴジャゴジャ話し合っても実態は不明のままで、いい加減なことになるだけでなく、無駄な消耗をしてしまいます。そういうことで、通院の際には毎回血圧ノートを見せていただくように指導しています。極端な場合は1回しか記録がないこともありますが、「血圧ノート」という意識をお持ちであるということで、私は「可」としており、「次はもう一寸増やして下さい」とお願いしています。（2007.05）

70. ハゲ治療の素晴らしい内服薬は当院で扱っています

　ＭＳＤ（旧 万有製薬）から発売されているプロペシア錠は「男性壮年型ハゲ」に対する初めてのちゃんとした治療薬と私は思います。私が思うのですから確かです。私は長年、この領域のいろんなジャンルについて研究（学問的にではない、体験者として）をしてきて20年になります。これについての大著を執筆中です。カツラについても２社の営業マンと接触したし（買ったかどうかは言いたくない）、ハゲ用のシャンプーをおせっかいな知人からもらったこともあるし、いわゆる増毛剤についても、古くは中国産の怪しい（中国産のものは先ずは怪しいと思ってかかるのが判断力のまともな人であろう）「101（イチマルイチ）」という商品が我が国でブームになったのを傍観していたのが最初です。

　その後、いろんなものが出ていますが、大正製薬から発売されている発毛剤「リアップ」が比較的まともなものです。リアップの主な特徴は血管拡張作用で、毛根辺りの循環を良くするようです。自験では、数ヶ月以内に細かい毛が沢山生えてきたのは確かでした。それで３年くらいはきっちり続けていましたが、私の場合その毛は太くならずどんどん長くもなっていかなかったため、その後はほとんど忘れてしまいました。**➡ *(注) 欧米ではこの薬剤の内服薬が出回っています。私の調査では有効率は結構あるようです。***

　プロペシアは2005年10月に厚労省から輸入承認を得て、同年12月から男性型脱毛症（ＡＧＡ）に対して発売されました。この物質は、効能からすると学問的に非常に立派なものなのです。研究者の書いた書物によると、この薬はテストステロン（男性ホルモン）をより強力なジヒドロテストステロン（ＤＨＴ）に転換する還元酵素の阻害剤です。陰毛や腋毛の出現には男女とも少量のテストステロンが必要である一方、ＤＨＴが十分過ぎると「ヒゲ」「胸毛」「ＡＧＡ」になるということです。もし、思春期の女性で陰毛が全く生えてこないことで困っている場合は、少量のテストス

テロンをほんの一時的に服用して発現のきっかけを作れば、それで仕舞いなのだそうです。余計なことですが、私は別に困らなくてもよいように思います。

　プロペシアを服用するとＤＨＴは抑制されるが、テストステロンは抑制されません。副作用はほとんどないということです（個人差はいつでもあり得ます）。2003年に医師に対しての市場前のアンケートを求めるダイレクトメールが届いたことがありました。その時点で呈示された情報では、世界62カ国で承認されており、既に200万人以上の禿頭に投与されていて、2年後の判定で66％に効果あり、副作用発現は7.7％（プラセボ〈偽薬〉で7.0％）でした。

　このダイレクトメールが舞い込んできた時から、待ち遠しく思っていた私は、約1年前（昨年6月）から毎日1錠服用しています。時々飲み忘れます。3〜4ヶ月目には明確に増毛効果を認め、以後も次第に濃くなっています。「それで濃くなったのかい？ 薄いじゃあないか？」と言われれば、その答えは「濃くなったのだ！ まだ薄いけど」であります。飲み続けていると2年くらいは少しずつ濃くなる目論見です。

　プロペシアの購入には医師の診断と処方が必要です。しかし、治療費は保険対象外で全額自己負担です。ということで、その費用は医療機関が勝手に決めてよいのです。私は先日、「ひまわり皮膚科」のホームページにあった各医療機関の治療費比較というのを参考にして、月当たり消費税込みで9,000円弱の定額制に決めました。これで儲けようとは思っていません。最初の数回は毎月、その後は3ヶ月に1回の受診が目安です。対象者は「自分が壮年型のハゲ」と思い、かつ、本剤を試みようと思う方です。初診時に適用を判定します。半年で効果が見られない場合は服用中止ということになります。（2007. 05）

　➡ （注）最近、当院で扱うのを止めましたが、副作用が出たとかの不都合があってのことではありません。拙著『増毛ラプソディ』は2019年に幻冬舎から発売しています。この本は私小説風な体裁を取っていますが、増毛への優れた実用書を目論んでいます。ネット購入できます。

71. 終末期ケア～終末期医療はどこで迎えたらよいか？

　15年ほどの開業医の経験で気付いたことを述べてみます。

　当院での終末期の方の多くは末期がんですが、慢性呼吸不全や超高齢という場合もあります。表題の「どこで迎えたらよいか？」の結論は「人それぞれ」「ケースバイケース」だと思います。そして、経過中の「その時々による」と思います。受け皿の「病医院もいろいろ」、「ホスピスもいろいろ」、「在宅もいろいろ」です。初めから決めてかからないほうがよいと思います。どんなケースがあったかご紹介します。

　肺がんで末期の老婦人のケースです。基幹病院に入院中で、死期が近い状況でした。ご本人が自宅で最期の日々を迎えたいと希望して退院されました。かなり重篤でしたが、主治医も仕方なく「それでは」ということになったそうです。帰宅して直ぐに分かったことは、呼吸が苦しいし痛みも強いが、寝床の状況も具合が悪いということでした。しかも世話をするのは老夫だけということで、退院した夜から修羅場になったそうです。その夜、近医の私が急に往診を頼まれましたが（これが初診でした）、翌日、亡くなられました。在宅ケアは困難過ぎたのです。

　こんなケースもありました。脳梗塞後の麻痺で意識のしっかりした寝たきりの老人のケースです。定期的に訪問診療を行っていましたが、数十年にわたって家族による十分なケアがありました。肺炎を契機に食餌が摂れなくなり、最初は点滴をしたりしましたが、目処が立たずジリ貧状態となってきました。しかし、苦痛はありませんでした。家族と私の協議の後で、奥さんが「点滴ももう止めようね」と意識のしっかりしている本人に告げられて、見守るだけになりました。最後まで自宅で安らかな、多分良い最期を迎えられたと思います。在宅もいろいろです。

　ターミナルケアと言えばホスピスですね。ホスピスにはケアに適した環境と訓練されたスタッフがいて、確かに素晴らしい点は多いと思います。

それでは、近所の末期がんの方は当院に入院するよりホスピスが常に良い
かというと、そうとは限らないと思います。当院では、アメニティは落ち
るし、質量ともにマンパワー不足です。ですから、療養生活をまだある程
度楽しめる時間的そして精神的に余力のある場合はホスピスが良いかも知
れません。当院が良いと思った点を挙げますと、近所の方の場合は、家族
が毎日のようにヒョコッと会いに来ることができる点です。遠方のホスピ
スではアメニティは良くても家族は頻繁に面会に来られないでしょうし、
来られたとしても家族の負担が大きくなります。だからまあ、早い話が、
このことが当院を利用する一番の利点です。

　当院では胸水が溜まってきて息苦しくなっても、胸部外科的な専門処置
もある程度は可能なので、そういう処置をするのがよいか、麻薬や酸素を
中心の手立てだけにするかの選択が可能です。また、誤嚥性肺炎で痰が溜
まって苦しくなった場合、当院ではベッドサイドで細い気管支鏡でそれら
を除去することも困難ではありません。消化器科の医師もいるので必要な
専門的医療もある程度可能です。また、一時的な状態の悪化も強力な薬物
療法を単発的ないし臨時に行うことで、早期に苦痛を緩和することもあり
得ます。末期だからアクティブな医療をしないというのは十分な緩和とい
う観点からも、常に適切とは限りません。大病院におけるホスピスならば
院内の協力体制があればベストに近いことが可能でしょうが、小規模のホ
スピスの場合はどうでしょうか。

　入院より在宅のほうが良いという話が厚労省のほうからもプロパガンダ
（？）していますが、それはもともとは医療費削減が主題で、ご本人の快
適さとは別物です。在宅が良いのは、やはり家族にマンパワーの余力があ
る場合でしょう。在宅もホスピスと同じく、末期といっても、まだ最期ま
での時間の余裕がある場合には良いと思いますが、常に在宅のほうが良い
とは思えません。ご本人の状況や家族の疲労度に応じて、入退院を繰り返
すようなことも現実的で良いかも知れません。それと、入院の場合は、家
族は見舞いに来た時間だけのことなので、切り替えができてより優しくな
れるようです。（2007.05）

72. 交通事故（ムチウチ損傷）とカラー装具

　当院でも、ムチウチ損傷（外傷性頚部症候群）の症例を結構多く経験しました。一般診療所なので、全てが軽症に分類されるものです。非常に軽症で受傷時にどうもなかったとしても、翌日には項部（後頚部）や肩に凝りや張りや痛みが出現する場合が多く、翌日以後も無症状なのは10人中で1～2人です。翌日からの症状が一旦出現すると、その後数週間から数ヶ月以上は鬱陶しい生活になるので、受傷当日に症状がなくても仕事は臨時に休んで頚部を静養させておくのが本当は一番良いのですが、現実的には難しいようです。

　重い頭部を比較的細い頚部の骨と筋肉で支えるため、頚部の筋肉は収縮と弛緩の微調整を繰り返しており、始終負担がかかっています。そのことは、健康な時にはなかなか気付かないのですが、怪我をしたら分かります。「ムチウチ」や「寝違い」で頚部を損傷した方はご承知と思いますが、首を回しても曲げても痛いし、咳をしたり、ひどい時には喋ったり飲み込んだりする動作でも響いて痛いことがあります（私自身、この経験があります）。どの筋肉でもそうですが、損傷したのに愛護的な対応をせずに容赦なく使うと、なかなか治らないし、しばしば悪化していまいます。頚部については、立位や座位を続けていること自体が酷使しているということです。これに対する対策は、簡単な「頚部の保護装具（カラー装具）」です。追突事故などに遭ったら、症状の有無にかかわらず先ず「装具」をすることを私は勧めています。

　「装具」を装着すると、先ず、重い頭部の重量を顎と「装具」を介して鎖骨付近の上胸部で支えさせることになり、頚部の免荷になり頚部の筋肉を休養させることができます。一方で、「装具」を装着すると首を左右上下に回す動作に支障を来し、日常生活が不便になります。こういう不都合

から「装具」を忌避する方がいますが、この不都合さと筋肉の休養とは表裏一体なのです。不都合を避けることを優先した場合は、ムチウチ症状の悪化や遷延を覚悟しなくてはなりません。

　「装具はなるだけ続けないほうがよい」という意見を無責任に言う人が多いようです。そういう人々には自分の発言に責任を取れる程度の経験や見識を持っているのか疑問です。装具全般的に言えることは、「したほうがよい間は続けるべきで、しないでよい時期が来たら外していく」のが正解です。その時期は、当然のことながら各人の状態や症状によって違うし、ご本人と主治医との協議によって決めていくことです。装着期間でも時々は外したりしてチェックし、症状に応じてご自分で脱着のパターンを次第に自己調整していくようになります。

　私は、受傷後数日は就寝時には外さないほうがよいと思います。どうしても不都合ならば外せばいいのです。睡眠時は、知らない間に頚部の負傷を悪化させるような動きを何度もしてしまうリスクが高いものです。逆に昼間は受傷早期でも時々なら外してチェックしてもよいと思います。「枕はしないほうがよい」という無責任な意見も多いです。高い枕はしないほうがよいのですが、自分が楽な程度の低目の枕がよいでしょう。枕なしはかえって悪化の原因になる可能性があると思われます。どのことも予め決め付けるのではなく、体験して調整していけばよいと思います。

　軽いムチウチ損傷では「大病院や整形外科病院には行かなかったほうがよかったのではないか」と思われるケースを見かけます。本格的な疾患の患者の中にこういう軽症患者が混じっていると、医師の関心が希薄になりがちです。関心が物事の最初です。軽症のムチウチのその後の経過についても関心がないと、私には思えます。だから、カラー装具を考えてあげないのだと思います。「湿布と痛み止めだけ」というのをよく見かけます。
（2007.07）

73. 病院（医院）の薬とドラッグストアの薬の違いはあるか？

「風邪を引いて薬局の薬を飲んだが効果が悪い。病院の薬とやっぱり違うんですな」と言って受診される方が、結構多くいます。私のお答えすることは次のようなことです。

薬局の薬も病院の薬もその成分自身は大差がないことが多いです。一般的な差は、薬局の薬は病院の薬に比べて、合剤が多いということです。つまり、１錠とか１包の薬の中に数種類の成分が混ざっていることが多いのです。それで、「総合」感冒薬とかになるのです。病院の薬の場合は、一部には合剤もありますが、含有成分は通常は１種類です。この状況と裏腹なのは、すなわち、ある成分の量は病院の薬に比べて薬局の薬の場合はかなり少ないことが多いということです。そういうわけで薬効が少ないという結果になり得るように、私は思います。成分自体は遜色のない場合が多いのです。

「風邪」で受診された患者さんに処方する薬剤を考えた場合、痛みや発熱、咳、痰、鼻水の症状があれば、結局４種類の薬剤を考えることになります（必ず４種類処方するとは限りません。３種類や５種類の場合もあります）。一寸風邪で受診したのにこんなに沢山もらったという感想を持つ方もあるのではないでしょうか。薬局に行くと、総合感冒薬１種類かも知れません。１回に２～３錠服用するようになっていても、各成分の服用量は結局少ないことが多いです。病院の薬もなるだけ副作用が出ないように工夫されていますが、薬局の薬ではさらにそういう不具合が出る可能性をうんと少なくしたいために、服用量を低目に設定しているように私は受け取っています。医師の診断を経ないで処方されるので、安全性をより一層担保したいのではないでしょうか。

鉄欠乏性貧血というのがあります。思春期や若い女性の場合にはありふ

れた種類の貧血です。これは、血球検査をすると簡単にその診断にたどり着くことができます。念のために、血清鉄その他を測定すると確定します。この治療は面倒なことをする必要はなく、病院の鉄剤を服用すれば早期に良くなります（失血の原因自身の治療の必要性はいろいろです）。1日1錠を1ヶ月も服用すれば大体目処が付いてくるし、あとは週に数回とかの服用継続のこともありますが、とにかくそれで仕舞いです。当院にある鉄剤（薬価10円40銭）の鉄含有量は105mgです。

　先日、慢性の鉄欠乏性貧血の女性が受診されました。薬局で買った貧血治療薬を継続服用していましたが、貧血が続いたままでした。その薬の鉄含有量は12mgしかありません。効果がないのは当たり前でしょう。その代わりにカルシウム、ビタミンB12・C・Eが加わっている。

　鉄欠乏性貧血にカルシウムやビタミン類は「無意味」というのが正解です。なお、貧血には鉄欠乏性の他に、葉酸やビタミンB12という物質が有効な貧血もあることはあります。その場合はそういう物質のみをキッチリ補給すればよいのです。あれもこれもと一般薬やサプリメントの成分を組み合わせる場合が目立つ風潮です。その理由の多くは、効果というより「付加価値を付けて価格を上げる」という商売上の理由なのでしょう。鉄剤のみなら安過ぎて商売にならないので、総合治療薬という形にして価格アップを図るということです。

　総合感冒薬にせよ総合貧血治療薬にせよ、大した症状ではない場合や病的とは言えないが念のために服用しておこうという程度のものでしょう。総合感冒薬の場合は便利で有意義な場合が多いと思います。しかし総合貧血薬に至っては、各人に意味があるかどうかは検証してみないと分かりません。多くの場合は意味がないのではないかと思います。この話を敷衍すると、「特にサプリメントについて、効果があるのかを診断や検証をする能力をお持ちですか？」という話になります。(2007.07)

74. 抜歯の時に抗凝固剤を止めておく必要はあるのか？

　[質問] 最近、抗血液凝固を目的として、アスピリン錠を連続投与されている患者が多数見受けられます。このような患者の抜歯、小手術の前には、アスピリンの服用を中止したほうがよいのでしょうか。また、中止しなくとも通常の止血法で大丈夫なのでしょうか。（柏原市、歯科）

　[回答] ご質問のアスピリン投与中の抜歯や小手術の問題ですが、多少出血が増えるのは確かです。ただし、抜歯や小手術後の圧迫などによる通常の止血で十分であろうと思われます。一旦止血すれば、それで十分で、ワーファリン（抗凝固薬）投与時のように手術終了後、数時間してから大出血が始まることはないはずです。

　どうしても出血が気になる時には、アスピリンの長い作用からみて、抜歯や小手術の４〜５日前にアスピリンを中止せざるを得ないと思われます。おそらく、それでも大したことは起こらないと思いますが、アスピリン中止により血栓発現の危険が増大するので、このことをどう考えるかが問題です。また、アスピリンを作用時間の短い抗血小板薬（例えばプロサイリンやトレンタール、プレタールなど）に予め切り替えておいて、止血後アスピリンを再開するのも１つの方法です。（金沢大学内科教授 松田 保）

　この質問と回答は、インターネットから一部を引用したものです。ついでに　ワーファリン錠投与中の患者の抜歯の場合について書いておきます。

　ワーファリン投与中については、通常のワーファリン管理状況程度では抜歯の際にワーファリンを中止する必要は、私の読んだ文献からは、ないように思われます。ワーファリン管理における目標は、大体ＩＮＲ＝1.6〜2.6という検査値の範囲である場合が多いのですが、抜歯の場合のＩＮＲの推奨値は＜2.5であるらしいので、敢えて中止するほうがよいというものではないと思います。その時点のＩＮＲ値を確認しておくのは必要だと思います。歯科医の先生から一時中止してほしいと連絡がある場合は、

止むを得ず4〜5日程度の期間ワーファリンを中止することが少なくない
です。

　しかし、内科的にはワーファリン服用が望ましいということで処方され
ていますので、安易に自動的に中止の依頼に応じるのも悩ましいことです。
内科医のほうから一時中止を勧めるものではないことを書いておきます。
アスピリン（抗血小板剤）の場合に「私は止めていただかなくても結構で
す」とされる歯科医が次第に増えており、有り難いと思います。心臓の機
械弁置換術を受けている患者さんなどは極力、ワーファリンの服用を中止
することは避けたいものだと思います。

　ただし、胃腸の内視鏡で生検するような場合は、処置後の万が一の出
血はチェックするのは難しいので（歯科治療の場合は容易）、仕方なく、
ワーファリンやアスピリンなどの薬剤は一時中止するのが一般的であると
思います。

　なお、アスピリンは風邪や頭痛の時に服用する薬剤と同じものですが、
これは「抗血小板作用」によって、血液凝固を抑制する薬です。ワーファ
リンは血漿中の凝固因子を抑制するという「抗凝固作用」によって、血液
凝固を抑制する薬です（→ *06話参照*）。(2007.07)

　→ *(注) こういう薬剤を投与する疾患は、現在では心房細動という不整脈が最*
も多いように思います。心臓内で生じた凝血塊が血流に乗っていって、脳塞栓症
を引き起こすリスクが問題だからです。以前は、アスピリン剤（抗血小板剤）が
使われていましたが、最近ではワーファリン（抗凝固剤）による管理のほうが基
本になっています。エコノミークラス症候群にも用いられます。

　しかし、こういう薬物の易出血性という副作用のリスクは実際に心配なのです。
ワーファリンの投与を開始して1週間ほどして脳出血を生じて亡くなられた方が1
名おられました。自分の頭の中では忘れられないことです。

75. ジェネリック薬品とは

　最近、テレビＣＭでジェネリック薬品（後発医薬品）の大手の沢井製薬と東和薬品が有名なタレントを使って違和感を感じる寸劇（医療機関にジェネリック薬品を使うように勧めるような内容）を流しています。

　このＣＭについての私のコメントは、先ず、この流れは厚労省が音頭を取っているということを一般の人々は知っておいてほしいということです。厚労省は政治資金や天下りのせいか、あるいは純粋に我が国の製薬会社を海外の会社に負けないようにという国益のためかは不明ですが、従来は先発メーカーに肩入れしていたように思います。ジェネリック薬品は医療機関が利益のために使うという風潮（実際は、大体その通りです）が一般的でしたが、厚労省官僚は自らの医療費抑制政策が上手く進まないとみるや、ジェネリック薬品会社に大きく肩入れした保険点数の細かい変更を何度もしてきています。しかし、我が国の先発薬品メーカーの薬品開発の国際競争力に対しての応援という視点も持ちたいと私は思います。➡ *(注) その後、大手の製薬会社がボロ儲けをし過ぎているという情報（全国保険医協会団体からの新聞や雑誌によるもの）もあります。ただ、同協会の仕事の半分は「反政府」という政治活動のように私は感じています。やはり、最近までの大手の先発薬品メーカーは、軒並み合併を繰り返しているので、経営上は安泰でもないかも知れません。*

　私は以前からジェネリック薬品を既に何割か用いていますし、他の医療機関も大なり小なりそうだと思います。やはり、医療機関の経済にプラスになるからです。今後も、ジェネリック薬品により多くシフトした割合になると思います。私どもが先発医薬品を選択する場合は、2つの理由からです。1つ目は、先発医薬品の特許がまだ有効でジェネリック薬品が存在しない場合です。2つ目は、医療機関の経済メリットを無視してでもより信頼性の高い（かも知れない）先発薬を選択する場合です。だから、あの

寸劇は医療機関の経済的立場をなんとなく誤解せしめているような気持ち
を抱きます。

　先日、あのＣＭを見た患者さんがその真似をして同じようなことを言い
ました。そこで私は、普通にちゃんと説明をしました。
　「財布の損得を言いますと、ジェネリック薬品を使用すると患者さんも
得ですが、医者も得なのです。つまりあなたと同じ経済的立場です。しか
し、より重要な薬剤の場合では、日頃からの情報提供やアフターケアなど
を斟酌すると、より信用の大きい先発メーカーのほうを選択したい場合も
あるのです。この薬剤は先発で、あの薬剤はジェネリックでという判断は、
専門である当方の専権にしていただきたくお願いします。ただ、あなたの
場合は、半分以上はそのジェネリック薬品ですよ」という風に。
　逆に「ジェネリックを使われるのは嫌です」と強く希望する患者さんの
家族が１人おられて、そのために同じ薬剤に両方品揃えをしているのが１
種類あります。こういうのを全部斟酌すると品揃えがどんどん増えてしま
い、医療機関の煩雑さや在庫の不経済性から受け入れにくいことになりま
す。そのため最近は、場合によっては院外処方箋を利用しています。

　さて、ジェネリック薬品とは、「先発医薬品と成分や規格が同じとして
承認された医薬品（後発医薬品）のこと」です。先発医薬品はその効果や
安全性の研究のために高額の開発費がかかります。先発品の特許等が切れ
た後に発売されるジェネリック薬品には開発コストがほとんどかからない
ため、安くなるのです。ジェネリック薬品はその基本成分は同一であると
いうことでチェックはほとんどないのですが、錠剤やカプセルの作り方は
メーカーによって多少の差異があり得るとして、試験管内や生体での「薬
剤溶出テスト」というデーターを揃えて、先発医薬品と有意の差異がない
ことを証明することを厚労省が義務付けています。先発品と後発品は、実
際はほとんど同じであると私は判断しています。（2008. 09）

76. ジェネリック薬品について意図的な意識誘導をされている

　以前、ジェネリック薬品についてのコメントを書きました（➡75話参照）が、それ以来、もう４年半もこのコラムに記事を書いていませんでした。一旦書く習慣が止まるとなかなか書けないものです。最近の患者さんの発言から感じることは、テレビのＣＭが流石によく効いてジェネリック薬品について良過ぎる印象を持っておられる方が多いようです。前項の繰り返しになるかも知れませんが、書き足してみます。

　ジェネリック薬品会社は多数あり、テレビで頻繁にＣＭを流すのは最大手の数社です。沢井製薬と東和薬品、それに医療器具の大手であるニプロも、最近はジェネリック薬品に参入してＣＭをよく流しています。ＣＭを見ると、ジェネリック薬品のほうが製剤上の種々の工夫・改良をしていて、大手先発の薬品会社の製品よりも良いものであるかのように伝えています。

　ジェネリック会社の努力は、製品については錠剤であればいかに飲みやすくするかくらいでしょうか。それも、先発品より優秀だとは限らないのではないかと思います。服用した後で体の中で溶けて血中に移行する動態が先発薬品とあまり変わらないことの証明が、厚労省への申請に必要になっています。コストがほとんどかかっていないのですから安いのは当たり前です。「いい商売です」が、過当競争でしんどい点もあるかも知れません。ともあれ、先発製品と現実的には遜色がないのではないかということです。私は「まあ、そういうところである」と判断していますが、一部の種類の薬品については先発品を是非使いたいというケースもあります。

　先発製薬会社は社運をかけて新薬の開発を行い、基礎応用化学の研鑽と薬品の効果・副作用のチェックに莫大な時間と費用をかけています。我が国のお家芸であるところの先進化学技術を発揮すべき領域で頑張ってほし

いものだと思います（外資系の薬品も無視できないシェアを占めていますが）。1つの薬品の性能は、この先発薬品の開発した時点で決まってしまうものです。先発会社は特許期間中で大きい利益を得たのですから、それ以後はそこそこで我慢すべしという制度のもとで、ジェネリック会社は活動しています。患者個人・医療機関・国庫などに経済的恩恵があるので社会的に意味があるということで、ジェネリック会社にも頑張ってもらおうということです。当院でも以前から使っており、次第にその比率が増えています。要するに経済面だけの効用であるということです。

　20年ほど前に知り合いの診療所を訪れた時、待合室の壁に「当院では先発品しか用いていません」と書かれたポスターが誇らしげに貼ってありました。当院では既にその頃から少しではありますがジェネリック製品を用いていましたので、いろいろ考えがあるのだなあと思ったことがあります。(2013.01)

　➡ (注) 最近では、当院でのジェネリック薬品の銘柄数は8割以上を占めています。

　➡ (注) 最近、ジェネリック薬品の一部または多くは中国などの経費の安い国で外注生産しているという情報を知りました。多少のリスクを感じる方がいるでしょうね。前項で紹介したジェネリック薬品を忌避された家族は、製薬会社勤務の方でした。彼はそういうリスクを考えて、そのような発言をされたのかも知れないと思いました。

77. 院長退任にあたってのご挨拶

　私は1991年に有床診療所の当クリニックを開院しました。義父（前身の大塚外科医院・院長）と義弟を加えての3人医師の体制で始めました。実質はほとんど若い2人の医師で行ってきました。この度、無事に義弟に院長をバトンタッチできましたので、安堵していますと同時に、患者の皆様に感謝いたします。加えて、至らないところ多々あった点についてお詫びを申し上げます。

　病院の各専門科の先生からいただく診療情報提供書から多く勉強させてもらったことは言うまでもありませんが、このシリーズの開始時にご挨拶しました通り（➡ 00話参照）、私は「患者さんに教えられながら」経験を増やし、判断の仕方の勉強をしてきました。このシリーズは「医療のことは素人の患者には分からない」という態度のままではなく、医療であっても、自分のことは最終的には自分で判断して自分が決めるように誘導したいというものでした（余計なお世話でしょうか？）。

　ということで、このシリーズに書かれていることも（大抵は良いことを書いていると私は思っていますが）、その内容を自己判断していただくのが一番素晴らしいことだと思っています。私も、病院の各専門科の先生のご意見やご指導を自分で取捨選択しているわけでして、部分的にはこちらのほうが事態をよく把握していることもあるわけであります。また、各専門学会の作っている治療指針であるガイドラインについても、重要な参考にしますが、必ずその通りにするというものではありません。個々の患者さんの具体的な状況を知っている主治医が判断するものです。

　私は卒業当初から「呼吸器外科」という教室に入局し、臨床の部分では18年間この狭い領域（肺・胸壁・縦隔の外科疾患）だけで仕事をしてきました。呼吸器内科と循環器内科や心臓血管外科のことは、合同カンファレンスなどで「門前の小僧」的な経験をしたことがある程度でした。ただ、

全身麻酔は自分たちで行う体制でしたので、沢山の経験を持っていました。急に準備期間もなく有床診療所を引き継ごうと思い立ちましたので、仕事を始めた時には開業医が扱うような病気のことはほとんど経験がありませんでした。「風邪」のようなものや「成人病の管理」も、最初は不案内でした。ただ、「怪我・捻挫・骨折」や「理学療法」などは義父が扱っていましたので、簡単なものは自分なりのものにしていきました。消化器科のほうは全面的に義弟に任せることにしました。

　ということで、開業当時の外来は「知らない病気ばかり」でしたので、来院数が多くなくても疲れていました。そのうちに多くの疾患に慣れてくると、そういう性質の疲れは少なくなってきました。結果的に、来院される患者さんの大方の訴えや疾患に対して、一旦は当院で扱えるようになったと思います。

　このシリーズは開業後10年目に始めました。100回を目標にして、最初の8年間に75回を書きましたが、それ以後の7年間には1回しか書けませんでした。日々の診療やマスコミの報道の内容から書くネタは幾らでもありました。書けなかった一番の理由は、日常診療において書くという作業に疲れ果ててしまったからです。

　高齢化の問題と医療費の高騰の抑制策が上手くいかないなどで、国の医療や介護の方針が試行錯誤の繰り返しでして、その過程で、医療や介護の現場で書類を書かされる仕事が多くなってきました。これらの書類と病診連携の情報診療提供書などの書類を書くのにエネルギーの多くを費やすようになりました。書くことによって病状の再把握ができる利点もありますが、国にはもっと診療自身に集中できるような環境を作ってもらいたいと思います。今年から外来診療日を半減させていただき、気持ちと時間に余裕ができますので、このシリーズも100回を目標に再開しようと思いました。(2016.01)

78. ノバルティス社の降圧剤・ディオバンは問題のある薬か

　開業してから営業の攻勢を受けるのは製薬会社のＭＲという営業担当者です。Ｎ社ＭＲのＡ氏は昨年退職しましたが、それまでの付き合いはもう十数年になります。私のするサッカーの撮影に協力してくれたのが始まりで、その後ずっと市民マラソンに一緒に参加していた仲になっていました。

　2013年にＡＲＢ剤という分類の降圧剤であるＮ社のディオバンの大規模臨床試験のデーターの改ざん問題が明るみに出ました。当院においては、ＡＲＢとしてはこのＮ社のディオバンを使っていました。Ａ氏とはＭＲ業務としてもオフとしても付き合っていたのですが、薬剤情報についてはパンフレットなどを置いていってもらうだけで、こちらからの質問があればする程度でした。

　会話のほとんどが私のお喋りで、その内容はＮ社を揶揄するような内容でした。①同類の薬はどの製薬会社のものでも基本的に同じような効能があるに過ぎないのだろう、②何故にＮ社の薬に付加効能があると主張できるかというと、大学の研究者にも協力させて研究するだけの資金力があるからである、③ただ、臨床研究というのは、たとえ大規模研究であっても、基礎研究のような事象に比べると信憑性が驚くほど低いはず、④データーの信頼度はそれを担保するために参加している統計の専門家に依存しているが、その専門家はお墨付きを与えたことを自己主張し過ぎていると思う、⑤実地に当たる臨床医は「良い臨床研究で終わってほしい」という気持ちがどこかにあれば、知らないうちに素データーの扱いにバイアスが生じ得る、などと執拗に繰り返し、会話のネタに使っていました。つまり、もともと大規模臨床試験というのが、私にはどこか胡散臭いと感じるのです。

　ディオバン問題が明るみに出てからは、患者さんに質問を受けることがありましたが、もともと上記の①という判断でしたので、説明した上で変更しませんでした。どれも同じとしても、シェアが一番多いディオバンが安全性から言うと無難でもあるというのが冷静な判断であるとも説明しま

した。ただ、その頃からこの薬剤のジェネリック製品が出だしたので、現在は同一成分のジェネリック製品に切り替えています。

当院の開業当初、Ｎ社の売り込みの目玉は「悪玉コレステロール」を下げるスタチン剤のローコールというもので、その後は目玉がディオバンになり、現在は糖尿病薬が目玉になっています。どの薬も、先発製薬会社はジェネリック製品が出る前に利益を確保しておかねばなりません。ただ、この場で強調しておきたいのは、新しい薬品の開発の恩恵は非常に大きく、患者はもとより医者も大変有り難いのです。なお、スタチン製剤についてはもともと我が国の三共製薬にいた遠藤章博士の素晴らしい研究成果によるもので（一時はノーベル賞候補にも）、随分前に三共製薬からメバロチンという薬品で世に出ました。その後、後発品のしかも外資会社のこのローコールというのがかなりのシェアを獲得したようですが、これが付加効能という戦略が奏功した結果であることをもってＮ社を揶揄していたのです。ローコールは「悪玉」を下げるだけでなく、既に生じた動脈硬化を治療する効果があるということを、データーを示してＰＲしたのでした。

そういうこともあり、現在はどの会社のスタチン剤も、特に心筋梗塞後に用いて、基準値ラインより大幅に悪玉を低下させておくというのが、循環器学会などの専門家の方針です。自分では判断できるものではないことですが、私もそれに従っています

ＡＲＢ剤のほうは、一般的に心臓機能や腎臓機能（最近ではその他の臓器機能も）の保護作用があるとして重要になってきました。大きくなった心臓が小さくなることは経験しています。ただ、既に機能が低下し過ぎている場合に使うと機能低下がより顕在化するので、投与時期の判断が重要です。これは、腎機能低下患者において実際に経験しています。（2016. 01）

79. 専門家の示すガイドラインが胡散臭いと思うこと

　医者というものは、狭い自分の人生観や哲学だけで医療をするものではないと思っています。やはり、長い歴史のある医学の成果を勉強して、現在の各診療科学会や指導者の示す指針や書物から学ぶことを基本とすべきだと思います（私は、呼吸器外科では以前は学会で指針を示す活動をしたことがありました）。また、法律的には「保険診療の指針に従う」と誓うことで保険診療医の資格を得て診療をしております。ただ、保険診療の支払い基金が学問的にも実地診療的にも疑問のあり過ぎるという判断で支払い拒否を日常茶飯事にしていることを、この場で抗議しておきます。ただ、臨床医の方にも医療費の削減についての国家に対する協力姿勢がないのが要因だと思っています。

　しかしここで、個々の専門科の作成する指針である「診療ガイドライン（ＧＬ）」についての問題点を述べてみたいと思います。有名なのが「高血圧治療」のＧＬでしょう。随分昔から（私が医者になる前から）血圧の目安は確か140／90と単純明快だったように記憶しています。この20年くらいの間（私が開業してから）に何回も改定があり、高齢者以外は135／80になり、家庭血圧は外来血圧より低目が基準で、かつ、糖尿病がある人は低目が目標とか、次第に厳しく、また複雑になってきました。これは臨床専門学者の努力の産物なのですが、それは薬物の大規模臨床試験と同じく、数千〜数万人（大規模）のその後（前向き研究の場合）の血圧の値と関心疾患の発症率との統計的な差があるかどうかを調査しているのです。大規模でないと統計的に有意差を示せず、結論が出ないからです。統計学的にはそれが常識で、現在のこういう研究には必ず統計専門家の参加が必要とされています。

　私は、統計学の世界的権威が述べている内容を最近読んで、自分が素朴

に思っていた判断に力を得ました。それは「1万例を集めないと有意差が出ないような事象に関しては、目の前の数例や数十例程度の事象では予測をすることは全くできない」という考えです。すなわち、大規模研究を正しく行ったとしても、「疫学的調査結果」は「衛生行政方針決定」への資料としてのみ有用であるように思われます（➡*48話参照*）。しかし、血圧が140か135かというような細かいことが目の前の個々の患者さんの運命にどのような影響があるなんて、誰にも言えないことは直感で分かります。実際の私はどうしているのかといいますと、「大体は以前からの慣れ親しんだ140／90でいいのだろう。ただ、糖尿病で長い人や心機能に問題のある人などはやや低目がいいかな」くらいです。

　ところが最近、高血圧の治療のＧＬが元の値近くに変更されました。莫大な経費と時間をかけて一体何をやっているのかと思います。私の趣味としては、こんな仕事は知的にも全く面白くないし、したくない仕事です。こういう仕事をしているその界の権威が、しばしばノバルティス問題とニアミスを起こしていると思います。ほとんど同じ領域です

　私は、糖尿病治療のＧＬとか慢性腎不全（ＣＫＤ）のＧＬは、専門家がする講演会や講習会に出席して積極的に研修しています。特に、熊本市・県は全国で人工透析が一番多いという驚くべき事実がありますが、医療費の問題もあることから、行政もこの状況を是正するために研修に力を入れています。糖尿病やＣＫＤの患者さんの場合は、常にＧＬのことを念頭に置いて診療をしています。しかしながら、必ずＧＬの通りにしているのでもありません。たまには「うっかり」がないとも言えないのですが、個々の患者さんの状況によってはＧＬ通りにすることのほうが不都合である場合もあるのです。具体的に言いますと、ご本人の希望・他の疾患のこと・認知症のこと・性格のこと・経済的な面・家族との関係などです。（2016.01）

80. 化血研のワクチン不正製造問題で思うこと

　現在、化血研の治療用の生物製剤製品の「不正製造問題」がマスコミに報道されています。化血研は当院の直ぐ近くにあり、職員の方が時々呼吸器疾患で受診されたり、試薬をいただいたこともあり、親近感を持っているので、今後の成り行きを心配しています。

　問題となった契機の製品は牛や豚などのワクチンなど34種類らしいですが、随分前から承認と異なる方法で製造されていたということです。農水省は「安全性には問題がない」としており、品不足が生じる可能性のある10種類以外を一時的に販売停止の行政処分をするということでした（1月19日の報道）。懲罰の意味が大きいという印象を持ちました。

　承認を受けていない方法で製造して販売したという（特に薬品である）違法的なことなので、処分の対象になるのは仕方がないようです。経営陣などの責任のある任にあった人たちの責められる点は、「バレたら大変なことになるし、今や内部告発が多い世相なので、これは拙い」という認識があったらしいのに、対策を取らなかったことだと思います。結果、従業員や関連企業に対して混乱と迷惑をかけることになりました。

　こういう報道がされるや、程度の低いマスコミは化血研の製剤を用いて治療している患者に必ずインタビューして「こういう会社の治療薬は心配です。他の会社のものを使ってほしい」というような紋切りタイプの映像を流します。ネットでも「化血研のインフルエンザのワクチンは大丈夫か？」という書き込みが溢れてきます。私なら「処分すると言っている担当省庁だって、製品自体の安全性を認めているではないか」と答えて仕舞です。国は「必要な製品は出荷を許す（本当は『出荷お願します』）」と言っているのです。

　化血研自体も長らく対応に揺れていたと思われますが、国のほうも薄々分かっていたかも知れません。対応に揺れていた可能性があると、私は疑っています。告発があれば当局は動かざるを得ません。化血研は長らく

国の衛生政策におけるこの方面の重要な役割を果たしている企業であり、その力量の高いことは関係者なら分かっていることです。今回のような内部告発ではなく、ソフトランディングできたらよかったのにと思います。

　すなわち、30年前などに承認を通した製造方法には、その後経過とともに問題点が分かってきて、もっと良いと思われる製造方法に変更してきたのだと思われます。承認を受ける立場の化血研のほうが承認を与える国よりも製造自体のノウハウをよく分かっているという構図であるため、「事がそんなに単純でないのだぞ」ということになるのだと思います。

　ここで問題なのが、国の承認には他国と比べて信じられないほどの手間と時間を要することです（これには国や国民が是正すべき2つの原因があると私は思っています）。だから、この時点で、製造が結構長い期間ストップせざるを得なくなり、それは結局、化血研や関連企業の経営にダメージを与え、かつ、衛生行政の遅滞を招くということで、化血研も行政も困ったものであったのではないかと思います。「再承認を得るまでの期間は以前の製造方法ですることで仕方がないと判断すべきだったではないか」と想像するのですが、現実的に大きい壁があったのかも知れないとも、カリスマ的な強権を持つ指導者がいたら対応できたかも知れないとも想像しています。以上は、私の想像的なストーリーです。（2016.01）

➡ *（注）化血研は古く、熊本大学が設立に関わった時代の先駆けのベンチャー企業でした。熊本の数少ない誇りの企業です。厚労省はこの問題を機に大手の製薬会社の傘下に入るように画策をしています。これが成功すると、官僚の息のかかりにくい地方の優秀な企業がなくなり、東京の権力に屈することになります。中央集権から地方分権へという時代の要請の逆行を画策しています。私は、天下り事情を疑います。「自己変革」というのは、自分も含めてですが、まことに難しいことです。このことについて地元の新聞の化血研支援の論調があまりにも低調であり、地元マスコミの責任を十分に果たしていないと思います。その一方で、最近、大学と企業とが協力してベンチャー企業を育てようとするプロジェクトが政府に立ち上がりました。政府自体が縦割り行政で、省益一番というのが続いています。*

81. いろんな疾患の治療法の進歩は現在進行形です

　血圧の管理で通院されている60代後半の男性が、数年前に歩行が不安定になり、病院の神経内科に通院されています。「原因不明の小脳変性症で、1種類の薬の処方を受けているが、少しずつ調子が悪くなっていて、見込みがない」とのことです。私は「長生きしているうちに良い薬が出てきますよ」と常に励ましています。

　17年ほど前に妻の友人の中学生の娘さんが、突然「特発性肺高血圧症」という難病を発症しました。学生生活をしながら基幹病院でフォローされていました。そのうちに心不全状態が悪化して、「一刻の猶予もない状態」ということで、その日のうちに予め病々連携していた岡山大学に陸路救急車で搬送されました。唯一の治療法であった肺移植のドナーに父親がなることを決めていたからです。しかし、手術できる状態にまで改善せずに亡くなりました（ヘリ輸送は選択できなかったのか？）。それから1年ほどして、双子の同胞にも同疾患が発症しました。ただ、その短い期間の間に病態管理の特効薬が我が国にも導入されていたため、その方は特別の薬剤投与法を継続することによって今も仕事を続けています。新しい薬剤の出現によって状況が一挙に変わることを目撃しました。

　糖尿病に対する薬剤はこの10年ほどの間に、日進月歩的に新しい薬剤が数種類発売されてきましたし、最近までに見捨てられていた感のある薬剤の再評価もありました。現在は、4〜5種類の内服薬が揃うようになりました。その結果、外来での大部分の糖尿病患者さんのデーターが非常に良くなりました。この数年間で、長期的にインスリン注射を使わざるを得なかった5名ほどの患者さんの全員がインスリンから離脱することができました。現在では、従来の主役であった血糖降下剤以外の内服薬が中心です。つまり、糖尿病の治療は以前とは革命的に違うようになった感があり

ます。その結果、個々の患者さんによっては、生活指導を以前ほどは厳格
にしなくてもよくなっています。

　気管支喘息も30年ほど前までは、専門医にかかっていても「ゼーゼー」
からなかなか解放されず、気の毒で危険な状況が多かったと思われます。
喘息のような病態には、副腎皮質ステロイド剤以外の薬剤の効果は不確実
なために、長期間安定を維持することが難しい方が多かったのです。結局
は、ハンドネブライザーのステロイド剤の開発（その後パウダー吸入もあ
り）で、多くの喘息の管理は非常に楽なものになっています。当院では、
毎月の病名の統計で「喘息」は100名ほど来院されていることになってい
ます（咳喘息も含まれる）が、実際にはそんなに受診しているような印象
は全くありません。吸入薬を処方しているだけで大多数の患者さんの状態
が落ち着いているからです（➡10話、11話参照）。

　「肺気腫」という病気は、「薬の効かない喘息」と思えば分かりやすいで
しょう。肺の構造が進行的に壊れていっているからです。予後は地獄的な
呼吸不全が待っていました。麻薬の使用が対症的に若干有効でしたが、こ
の20〜30年の間に在宅酸素療法の普及で、状況は多少緩和されていると
思います。さらに最近は、新しい機序の吸入薬も出ましたし、ステロイド
剤の内服や吸入を併用して適用することにより、さらにもう少しだけ緩和
されることが期待できるようになっています。

　心不全に対する治療薬剤のイロハのイは利尿剤ですが、この20年ほど
の間に、心保護作用のある降圧剤の併用の匙加減が開業医レベルでも役に
立っていると思います。進行がんに対する薬物の開発は現在やっと花開こ
うとしており、既に一部はかなりの恩恵を与えています。日常生活をしな
がら延命している方々が増えているのを目撃しています。(2016.06)

82. 高価な薬剤を頻用すると日本の医療は維持できない

　我が国では「薬を飲む」ということに否定的な方々が多いように思います。その一方で、「健康食品」の類いを過度に期待する風潮もあります。これは「不健康な考え」だと思います。内科的な疾患に対する最も有効な手段は、結局「薬剤」です。こういう認識に基づいて、このコラムでも何度も薬剤による恩恵について書いてきました。しかし、「良いものなら費用がいくらかかっても構わない」という考え方は、どの領域においても持続可能な方策ではありません。

　慢性腎不全に対する人工透析療法、難病に対する高額な薬剤などを含む治療法、臓器移植治療など、生命の存続か否かに直結するような領域について、費用が高過ぎるからどうのこうのと言及することは慎重にならざるを得ませんが、それでも日本の国民皆保険制度がこのままでは維持できなくなってしまうのでは元も子もなくなります。今後の医学の方向は、「持続可能な費用で行えるような優秀な薬剤や治療法の開発研究」という費用と効果の両面という哲学で行わなくてはならないと思います。今後もし、iPS細胞による治療が発展する場合でも、パイロット的な治療の試みについては「いくら費用がかかっても試みる」ということには基本的に賛成ですが、これがもし成功すると、一部の人たちが（主にマスコミを通じて）直ぐに保険適用を求めてくるのが問題だと思います。

　しかし、実はもっと身近な治療領域の中で、専門学会や厚労省の医療費節減という観点が甘いから、医療費が浪費されているように感じています。一例として、抗凝固剤のワーファリンという治療薬があります（➡ *06話、74話参照*）。最近では特に、心房細動という不整脈が脳梗塞の重要な危険因子であるために、その予防目的で投与することが常識的になっています。納豆やクロレラの摂取は禁止されることと、定期的に（毎月など）服用量

のチェックに採血検査を行う必要があります。

　数年前から異なった機序の同類の薬剤が数種類出現しましたが、上記のような禁止食品もなく、定期的な採血検査も不要で面倒くさくないというものです。ただ、検査不要というのはワーファリンの場合のように良い判断指標がないということであり、不都合でもあるのです。しかし、とにかく便利だと思います。最近、私自身も必要があって服用したことがあります。

　ところで、ワーファリンは1錠9.6円です。これをもし平均1日3錠が適量の方なら月額864円ですが、新しい薬剤であれば純薬剤費だけで月額約1万円です。10倍以上も高騰します。この数年、専門医がどんどんこれに切り替えてきていますので、病診連携している診療所もなし崩し的に切り替えざるを得ない状況です。既に長年ワーファリンに慣れている患者さんは、そのままそれを使ってもらう方針でおります。

　1年ほど前、そのうちの1人の方が新しい薬の情報を知って、「切り替えてほしい」と希望されました。「今までのワーファリンのほうが良いと思いますよ」と説得しているうちに電話があり、「歳も取ったし、近くの医院に変わるので紹介状を書いてほしい」ということで、その患者さんを失いました。便利か便利でないか程度で10倍も高い薬に平気で変更するようでは、医療費削減も絵に描いた餅です。厚労省はつまらない方策（ここでは具体的に述べません）で現場の医師の疲弊を招くのではなくて、本筋で医療費削減を実行しなければならないと思います。

　また、効果が曖昧な薬をダラダラ用いることによって、医師・患者双方にいい加減な精神を育んでいると思います。多くのビタミン剤や多くの漢方薬などが、その筆頭のように思われます。去痰剤でさえ、どれほど効果があるのか不明です。最近の話では、「咳喘息」のような性格の咳には通常の咳止めはほとんど効果がないように思われます。（2016.06）

83. 当院に品揃えしてある薬剤の現状から分かること

　前項を書いていて、本稿を書こうと思いました。随分以前に、調剤薬局を利用することを考えました。しかし、同一敷地内には出店できないという規制を作られたために実行できませんでした。少し離れた場所では、雨の時に老人が困ると思ったからです。

　疾患領域別の内服薬在庫の現状は、次の通りです。①抗菌剤 17 種、②抗炎症剤 16 種（抗アレルギー剤を含む）、③呼吸器薬 6 種、④循環器薬57 種、⑤消化器薬 42 種、⑥向精神薬 31 種、⑦代謝疾患薬 32 種、⑧ミネラル・ビタミン剤 14 種、⑨泌尿器薬 5 種、⑩麻薬 6 種、⑪漢方薬 5 種、などです。内服以外は、次の通りです。坐薬 6 種、吸入薬 8 種、点鼻点眼薬など 10 種、皮膚塗布薬 14 種、湿布薬 10 種、注射薬はここには書きません。内服薬は 230 余種類も納入しています。「結構多いなあ」と、ため息が出ます。

　私が一番目立つと思うことは、③の呼吸器薬が極端に少ないことです。私は長年、呼吸器外科→呼吸器内科を主標榜しているにもかかわらずです。炎症疾患の多い呼吸器領域は①抗菌剤と②抗炎症剤が主力の薬剤なのです。つまり、主に鎮咳・去痰・呼吸改善などの呼吸器関係の「対症薬」が極端に少なくなっています。実はこういう薬は役に立っているかどうか検証が難しいのです。
　肺炎の症状は、根本の炎症を抑えるのが一番強力な対症療法です。喘息関連疾患も炎症を確実に抑える副腎皮質ステロイド投与が一番強力な対症療法であるのです。抗アレルギー剤に関しては、随分以前から喘息には通常の抗アレルギー剤よりも抗ロイコトリエン剤というのが学問的に良いはずだとの製薬会社の情報や専門医の推奨などがあり、他の医療機関ではしばしば用いられています。私も以前から処方を試みていますが、高額薬の

くせに効果がある感触はあまりなかったのです。この薬剤は、現在では、微妙な判断をしている5人の患者さんに処方をしているだけです。

「鎮咳剤」は「咳が軽くなるかも知れない薬」であって、「咳が止まる薬」とは限りません。「去痰剤」も痰が切れるとは限りません。そもそも去痰剤というのはたんぱく分解の酵素剤というたんぱく質のはずで、こんなものを服用しても血液に入る前に胃腸で分解されてアミノ酸になってしまうはずなのに「何で効くのだ！」と思っています。異質のたんぱく質がもし分解されずに血液に吸収されるとアレルギー反応が起こることが危惧されます。サプリメントのコラーゲン服用も同じく馬鹿な話だと思いますが、この場合の利用者は自費で買っているので、「阿呆だなあ、しかし、景気対策に貢献しているのかな」と傍観して済む話です。

他方、普通によく用いられる抗炎症剤（NSAID）は解熱や鎮痛に確実な効果があります。抗アレルギー薬も目・鼻・皮膚の症状に効果が期待できます。また、抗菌剤と副腎皮質ステロイド剤は適用が間違っていなかったら、最も根本から状態を良くし得る薬剤で、医学の歴史を俯瞰しても重要な双璧の薬であろうかと思います。そして、安い薬の入手が容易です。

漢方薬は全て否定するものではありませんが、かなりの部分は「逃げの処方」「患者を納得させるための処方」として、莫大な医療費の無駄使いを行っているように思います。漢方薬であってもなくても対症薬であるのならば、1ヶ月程度使って効果がはっきりしない薬の処方は中止すべきだと私は思います。漢方薬は元来、主に病名でなく症状に対して処方するはずです。私は以前5～6年以上、咽喉症状に好んで「半夏厚朴湯」を処方していましたが、その後次第に最初に思ったほどには効かないような感触を得て止めました。風邪症候群に「葛根湯」というのは薬局での話にしてほしいと思うものですが、他医でしばしば処方されています。（2016.06）

84. 漢方薬について以前から思っていること

　私は現在、芍薬甘草湯を下肢痙攣症に好んで用いています（長期投与はしません）が、他の領域でも「この漢方薬はこの症状によく効く」ということは、かなりあるのだろうと思っています。しかも、本業が不振のためにサプリメント市場に参入してきている食品メーカーや製薬会社などの過剰な宣伝とは違って、漢方（中医）というのは、それこそ「中国四千年」（この表現は鵜呑みにするのも好きではありあませんが）の先人たちの膨大な経験と哲学の蓄積があります。

　ただ、支那や倭国の哲学や方法論は西洋のそれらとは随分違います。中医であっても我が国古来の武術や芸能であっても、秘伝や極意を多くの弟子の中で指名された数少ない高弟に継承される形を長らく取っていたように思われます。ところが、西洋医学というものは、カリキュラム化された教育と実習をクリアすれば、「唯の人」であっても医師として医療を実践できるというものです。「唯の人」というのは、特別に優秀な頭脳や技量がなくてもよいということで、余程の「出来が悪い人」でなければ、医師としてなんとかやっていけるということです。それだから、西洋医学は発展したのです。「西洋医学の補完として漢方の意義がある」のは一般的にはそうなのでしょうが、以前から気になってきたことを列挙しておきます。

　私も、開業した時にはそういう考えで、漢方の教科書や教養書を手に入れて読んだりしました。しかし、漢方の治療は「証」という体質に対する「物差し」で決めるというものです。「西洋医学には乏しいオーダーメイド治療になる」ということでしたが、この「証」が客観的には分かりにくいのです。免許皆伝的な匂いがあります。一寸くらいの研修では「自分が一人前になった」とは思えません。然るに、現在では漢方薬をそこらの一般医が相当数処方しています。このギャップが大きいのです。結局、製薬会

社や関連学会の意見の通りに処方している医師が大部分であろうと思われます。本来、西洋医学的な病名では漢方処方は決まらず、個々の患者における「証」によって決まると言いながら、現実は制度上でも病名で規定されていますし、実際上も病名に依存しており、漢方薬は西洋医学と同じ土俵で処方されています。

　漢方薬は以前においては薬局では販売されていたのが、1976年に保険適用になりました。通常の個々の薬剤が保険薬適用を受ける時には、詳しい基礎データーを揃えて認可を受ける仕組みになっていることはご承知の通りです。開発のためにそれなりの費用と時間を製薬会社に負わせているのです（ジェネリック薬品は別です）。然るに、漢方薬はこれらを「超法規的に」免除して適用になっているのです。以後、ずっと審査は「素通り」のごとくなのだと思います。当時の日本医師会と政府の指導力で行われたものと思われます。私は、大手の漢方製薬会社への天下り役人の存在と役割の有無を検証すべきだと思っています。

　こういう制度上のいい加減な保険適用になった漢方薬について、最近、保険適用を外そうという動きが政府に出てきています。もちろん、医療費全体の増大をどこかやりやすいところから手を付けようという政府の思惑なのです。もともと、保険導入の経緯に問題があるのですから、これについてはそうすべきだと私は思います。私は多分「非常に少数派」の賛成者です。昨年、日本臨床漢方医会がそういう動きに対して反対声明を出しています。しかし、前項で述べたように「効果が不明な場合に直ぐに中止することもせず」、医療費を無駄使いしているのではないか」という反省を先ず学会関係者がすべきではないかと思います。
　「漢方には副作用がほとんどない」とか「漢方は体質の薬だから、ずっと飲み続けないといけない（サプリメントと同じ感覚）」と思い込んでいる人が多過ぎるように感じます。医師自身がそう思っているのであれば、それは医師側に認識の問題があると思います。（2016.06）

85. 薬剤処方の適正な匙加減に医療費の支払いを拒否される

　薬剤の説明書には、「効能」「投与量」が記載されている一方で、「使用に慎重であるべき病名」や「使用してはならない（禁忌）の病名」が書いてあります。しかし、実際に適切なオーダーメイド投与においては、主治医の裁量と責任で投与量の逸脱をしたり（投与量に関しての記載では医師の裁量が認められていますが、支払基金には無視されています）、禁忌とされる病名でも使うことがあります。こういう場合に、「薬剤情報書」を読んだ患者さんが処方する医師に不信感を持たないよう説明することがあります。

　加えて、医療費削減を第一目的としている支払基金は、薬剤の説明書の通りでないと絶対にその薬剤の医療費を支払ってくれません。いくら「最新の医学ではこうなっている」とこちらから説明書を提出しても駄目です。支払基金を担当する医師の人たちはどういう知識を持っているのかなと疑問に思います。以下、当院のような診療所でも扱う例を示してみます。

　アテノロールなどの薬は、国によって高血圧症・狭心症・不整脈に対して効能が認められています。こういう種類の薬（β交感神経抑制剤）は長い歴史の間にその作用がよく理解されているものです。主に、心臓の収縮のリズムを遅くして、かつ収縮力を抑える働きがあります。別に、気管支を収縮する傾向にあります。それで、禁忌に「心不全」と「喘息」と書いてあります。ところが、心不全の一部またはかなりの症例においては、「今は僅かに心臓をさぼらせておくことで心臓が長持ちする」ということが分かっており、最近では投与（通常量の８分の１とか４分の１もよくあります）によって、予後を良くすることは日常茶飯事的に行っています。もちろん、最初は専門学会の指針を専門医の先生から教えてもらったものです。この処方の支払いはしてくれないので医療機関の「手出し」となります。この金額は些少でありますが、「支払は認めない」という書類が来るので、不愉快なのです。

こういう β 交感神経抑制剤を用いて高血圧・狭心症・不整脈のコントロールが上手くいっている人に喘息が生じたら、病名上困るのです。その時点でこの薬は「禁忌」になってしまうのです。最初の病名に対しては代替薬の適切なものがないこともあるし、代替薬があっても管理がピッタリになるまでの試行錯誤期間が長引くこともあります。実際のところは、経験を積んだ医師ならば、β 交感神経抑制剤を止めずに適切な喘息の治療を継続すればよいのです。それが医師の匙加減です。当局（支払基金）は「禁忌薬」として、認めないのです。

　この β 交感神経抑制剤は、「糖尿病は悪化する可能性があるので注意して用いること」となっています（これは禁忌ではない）が、支払いを拒否されています。その糖尿病には「副腎皮質ステロイド（副ス）」は「禁忌」とされています。ところが、実際はいくら糖尿病であろうとも「絶対に〝副ス〟を用いるべき」なのが稀ではありません。使用しなければ重篤化、場合によっては死亡する場合（喘息やその他の重篤なアレルギー疾患など）や後遺症が残る場合（顔面神経麻痺など）などです。

　糖尿病の症例で「副ス」を用いる必要のある場合は、血糖をモニターしながら糖尿病の治療を続けたり開始したりするのですが、軽度の糖尿病の場合は外来でモニターしていて結局、多少糖尿病は悪化したものの短期間であったので特に糖尿病の治療を要しなかったことが多いです。一方、既に相当糖尿病が悪い場合は、入院してから「副ス」を使います。糖尿病は血糖のモニターをしながらインスリン投与を一時的に行います。ということで、「禁忌」とか「投与量」とかは書いてあることが絶対の真実ではないのです。

　以上のような、医療費のしばしば細かい額の支払い拒否をしておきながら（「塵も積もれば山となる」ですが）、高額の治療法や高額のしばしば不必要な検査（次第に増える）を野放しするような了見では、我が国の医療保険システムは持たないと危惧しています。（2016.06）

86. 医療費の高騰の原因の1つは安易に検査をし過ぎること

　医療費のことを考えると、「医師を増やすと医療費が増える」とか、「検査機器を増やすと医療費が増える」というのがマクロ経済的に正解です。そのことを医療の便利さと費用の高騰とのバランスからどう考えるかですが、突き詰めれば哲学の問題になると思います。外国（ここでは、「欧米先進国の多く」という意味）で、当院のような一般診療所にＣＴ機器があるのは日本だけと思います（恥ずかしいことです）。何度か一緒に仕事をした熊本大学出身のＵ先生は、パリ大学で数年研修をした経験があり、実際、臨床的に非常に優秀な神経内科医です。20年ほど前の彼女の話では、パリでは例えばＭＲＩ機器のような高度なものは1カ所のセンター的な施設にしかないそうです。ＣＴ機器もある程度大きい病院にしかないということでした。

　20年ほど前にオランダのＡさんから聞いた話です。彼女は、大学院での日本の農業の研究のために数週間の予定で玉名郡のほうに滞在したところでした。病気になり当院に受診されましたが、急性肺炎でした。Ａさんの希望（入院は嫌ということでした）により、銀座通り（熊本市の中心街）のホテルを紹介し、毎日抗生剤の点滴のために通院して順調に経過しました。

　帰国前に来日した夫とともに、私たち夫婦を夕食に招待してくれました。夫は国際金融の仕事をしていました。その時に、両国の医療の現状について雑談しました。Ａさんは「日本の医療は非常に素晴らしいと思う」と言ってくれました。特に印象深かったのは「オランダでは、肺炎でも2週間に1回くらいしか胸部写真の検査はできないだろう」とのことでした。オランダの話は多くの西欧での状況と同じであり、日本だけが多分違うのであろうと推測しています。

　両者の違いは国民の「考え」の差であると思います。患者の利益のために診断の精度を限りなく上げたい（費用は出来高支払で天井なしもあり）

なら日本型であるし、国家財政的に身の丈に合った検査メニューなら仕方がないというのが外国型であるように思います。Ａさんの発言もオランダの制度への不満ではなかったと思います。

　私が患者さんを病院に紹介させてもらうと、たとえ最近の当院からの検査結果を提出していても、それに構わず決まったような多くの検査項目をされます。画像検査も採血検査も必ずフル項目でされてきます。「抜けのないチェック」をしようという意味は分かりますが、出来高支払い医療制度の様相でもあろうかと思います。

　「成人病Ｔ細胞性白血病」で世界的に高名な熊本大学名誉教授の高月清先生は、「アミラーゼ産生骨髄腫」の症例についての最初の発表者だそうです。当時は「血液系の腫瘍が消化酵素を産生する」という多少のインパクトがあったのでしょう。高月先生の口から直接聞いた話では、この話を外国で講演すると必ず受ける質問があるそうで、それは「骨髄腫の患者に何故血清アミラーゼの測定をする必要を認めたのか？」ということです。日本では、とにかく普通の検査項目は全部しておこうとなるのですが、外国では直接関係のない項目は「無料ではないのだから自動的には行わない」ということです。「日本だから、こういうのが見つかりやすいんですねエ」と笑っておられました。

　私は各国の医療制度の詳細については多くを知りません。それでも一寸書いておきます。米国は「特殊国家」ですから、直接には日本の参考にしないほうがよいと思います。歴史も日本と匹敵する欧州が参考になると思います。ただ、人口が少ない国が多いのです。政治・経済や医療などでは「スケール効果」というのが大きいので、欧州で成立できるような医療制度が１億人以上の日本で成立するのは難しいと思われます。日本の諸制度を改革するなら、単なる模倣は良くないと思います。先ず、「義務と権利」「自由と平等と公平」とは何かについての理解と覚悟をし直すことが肝要だと思います。結局は、教育とマスコミの問題だと思います。（2016.06）

87.「1時間待ちの5分診療は不適切」なんですか？

　当院のような診療所でも、「1時間も待たされて数分以内」ということは稀ではありません。最近、厚労省のほうから1人5分以内なら支払減点という考えが浮かんだようです。この問題だけでなく、厚労省は「物理的にしんどいことをしなかったら減点」という愚劣とも言うべき政策を取り続けてきました。それに反論してみます。

　能力が低いけれど真面目な医師（開業当初の私）が30分かけて1人の診療をやっとこなしたとしても、経験と能力のある医師なら1分でもっとしっかりとした診療を済ませることができます。一番いけないのは能力が低くて不真面目なパターンで、この場合は時間も短く内容も低いことになります。逆に経験のある医師でも、ある患者さんの場合では診察だけで30分もかかってしまうことがあります。体制内で出世するような中央官僚は、自分自身は「親方日の丸」で現場の工夫や苦労のことが分からないし、分かろうともしないのだろうと私は不満を持っています。

　診療時間とは何でしょうか？　患者さんにとっては「診察室で医師に直接対応してもらっている時間」ということが多いのかなと思います。医師が直接関与する点であっても、診察室に引き入れる前に「問診票」とかカルテの以前の記録を読んでいる時点で始まっているのです。患者さんが診察室を出てからも、頭を再度整理してカルテに記録したり、処方内容を吟味して処方箋を発行したり、検査の場合は検査内容を吟味して書きます。つまり直接対応よりも長い時間を費やしています。私は開業当初から、長く待たせることが「脅迫神経症的に」嫌なので、しばしば一番時間がかかるカルテ書きを省略して、診療時間が終わってから書くことがあります。私は紹介状の手紙を書く時でも、適当な長さで終える能力がなく、かなりの量の文章を書いております。相手の医師が「びっくりした」というのを何度か伝え聞きました。こういうことも査定に反映することは難しいです。

理念的には、「診療の質」で査定すべきです。しかしこれは実際的・技術的には不可能です。質的査定も無理です。

　現在の私の診療の実態を書いておきます。直接の診察時間は極めて短いものです。自分の得意分野では、診療のポイントが出来ているので短時間で判断が下せるし、自分の不得意分野では、当面の対応で様子を見るか早く他医を勧めるかの判断をするので、それにも時間があまり掛からないのが普通です。内科的な患者さんの場合、診察室に入ってきた歩き方で足腰の状態をパッと判断したり、顔色や表情や全体の感じをパッと判断したり、ナースの付けた血圧・脈拍・体重・体温をパッと見たり、必ず下肢を触ったり（成人病や老人の診察には最重要だと思っています）して、これらのうちで気になる点が見つかるとチェックします。問題がなく、これで終わったら１分で可能です。慢性疾患の定期処方を受けにきて安定している場合は、そういうことになります。

　臨時受診の方には、今日は「何をしてほしくて来院したか」（症状を聞くだけでは終わりません）を確かめます。問診表への記載とナースの予診でも、この「来院目的」を重視しています。なお、他の医院の処方内容や検査結果を書いてあるものがあれば、これらは必ず参考にします。私は、最近あった検診や他院の採血データーは客観的データーであるので、尊重して（しばしばコピーします）無駄な採血検査はしません。

　随分前から私は、聴診器をルーティーンでは用いません。聴診器を用いないことは全然自慢すべきではありませんが、それほど非難されることもないと思います。上述したような観察をきっちりすることのほうが、いい加減な気持ちで聴診の格好を付けるより、概ね確かです。聴診器を当ててはいるが耳に差していないことを患者さんに指摘されて、恥をかいた知人の医者を知っていますし、下着の上から聴診（心音や肺音は聞こえていない）をしている医者を見たことがあります。つまり、聴診はしばしばセレモニーになっています。（2016.06）

88. 肺や心臓の聴診についてのお話

　医師、特に内科系の医師というと、その象徴は聴診器でしょう。聴診器についてのエッセイを書いてみます。

　近代医学の最初の頃の診察は理学的診察といった視診・聴診・触診くらいしか手段がありませんでした。現在の聴診器は非常に集音効率が良いのですが、素肌に完全に密着して当てないと聞こえません。また、薄い肌着の上から当てても「ザーザー」という摩擦雑音が邪魔をして、心音や肺音はよく聞こえません。最近の女性は「肌着の上から聴診せよ」と言わんばかりですが、聴診器は素肌に当てないと無意味です。また、ブラジャーも医療上は外すべきですが、「外して下さい」と言えば、こちらが鬱陶しくなるような顔をされるのがオチなので、それは許容しています。診断上の不都合はあまりありません。

　私は呼吸器外科を専攻しました。指導してくれた先生はいろんな患者さんの聴診を私にさせて、詳しい解説を繰り返ししてくれました。ところが、大抵は「よく分からないなあ」というのが実感でした。私は幼少時からの不治の耳鳴りによって僅かな聴力障害がある（ストレプトマイシン副作用）ので、分かりにくかったのかも知れません。実はそれだけではなく、経験豊富な名人が「これはこうだ」と言っても、新米のほうはそれを検証する術がないのです。名人芸的な面もあるし、免許皆伝的なところもあり、私には苦手でした。

　半世紀くらい前、時の東大教授（神経内科？）が退官時に言った「私の誤診率は何十パーセントでした」という発言が世間を驚かせました。「むしろ名人だからこその発言」という大方の評価だったように思います。しかし、「名人芸的な要素が大きいほど（その頃の医学レベルでは仕方がない）、やはり誤診率は高いのだろう」と思います。肺の聴診で「ここに胸

水が溜まっているようだ」、「この部分に肺炎があるようだ」などと疑っても、胸部写真で確かめない限り、「全くあやふや」であることを何度も思い知らされました。肺や心臓に何か問題を感じた場合、胸部写真を撮影しておかないと後で後悔することになります。胸部写真は検査としては安価な上に、何枚撮影しても全く安全です。「イロハのイ」の検査です。

　しかし、本気で肺の聴診をする必要を感じれば（ある理由で胸部写真を撮らない場合など）、私も呼吸器科診療の経験者としての対応をします。普通の聴診に加えて、声音聴診といって「アー」と発声させてそれを聴くことも多いです。これによって、気胸、胸水や無気肺（肺炎や腫瘍も含まれる）の範囲の推定ができます。打診は心臓の大きさの推定の参考とするのでしょうが、格好付けにしている医師が多いと思います。本気で考えるのなら胸部写真で評価すべきだし、通常は視診などの診察全般で心不全の悪化の有無を推定できると思います。

　心臓の聴診は、以前から肺に比べて優れて解析的な集積があります。電子機器も発達していて、心音聴診の名人芸のところも心音図というグラフで検証できますし、古くから心音聴診の訓練用のテープが発売されています。私も以前買いましたが、やっぱり感性と集中力がないので全く進歩がありませんでした。しかし、現在では心音聴診は診断の入口に過ぎなくて、心疾患の評価や方針決定は、診察上の心不全の程度の評価と心エコーや心臓カテーテルによる評価によります。

　心エコーでさえも、診断が付いた後では、検査代の要らない理学的診察のほうが治療方針の判断に重要である場合が多いと思います。私は自己流ながら年間200件は心エコーをした時期がありました（透析患者さんのデーター取りの依頼が65％と大部分でした）が、この数年は年間1〜3件です。心エコー自体の所見で診療方針を変えるようなことがほとんどなかったですし、正直なところ歳も取って面倒臭くなりました。プライマリー診療では、通常の視診・触診・胸部写真・心電図・採血検査・検尿などが、結局は重要と思います。(2016.06)

89.　神経疾患の画像診断のことで専門外ながらに思うこと

　神経疾患についてはあまり分からないので、大抵は専門医に紹介しています。それでも20数年も開業医をしていますと、感想のようなものは出てきます。*86話*で紹介した神経内科のU先生には、神経内科の診察を依頼していた期間がありました。神経領域の先進国であるフランスで厳しい研修を受けた彼女によると、経験を積んだ医師がマニュアル（用手的）な診察をすると、神経障害を来している脳の病変部位を非常に細かく診断できて、その後、必要に応じて画像診断でそのマニュアル診断を確かめるということです。然るに、現在の日本の趨勢は「画像診断に頼り過ぎるので、用手診断の訓練が疎かになっている」とのことでした。医療費に対する認識の差が両国にあることも、こういう差に表れているのかも知れません。

　ＭＲＩによって、脳の疾患の詳しい画像所見を得ることができます。ＣＴの診断能力は、ＭＲＩに比べると多少見劣りがすると思われます（肺の場合ではＣＴのほうが画像的に優れています）。診断費用はＭＲＩのほうがより高価です。特にそのＣＴについてですが、当院でも頭部ＣＴを行っており、自分たちで画像診断しています（専門医と比べたら読影も不十分で機器の解像度も低いものですが）ので、それなりの経験を得ています。

　ＣＴ画像で病変の所見があっても、それが現在の症状の責任部位とは限りません。古い病変が映っていることもあります。新旧の診断も経験を積んだ医師なら精度よく判断できます。それでも、責任病変の部位診断は通常診察上の症候の所見が大きい比重を持つとのことでした。最近、医療費の適正な抑制という内容を書いていますが（➡*86話参照*）、ここで述べたいことは次のようなことです。

　優秀な神経内科医師が診察をしっかりすれば、画像診断をする以前に正確な臨床診断が可能かも知れませんが、現在の日本では自動的により高価な画像診断をすることが日常的です。「頭がピリピリ痛い」というだけで

頭部ＣＴの検査など、私はしたくありません。日本では患者が画像診断上での確実な所見結果を要求するので、医師側もしなかった場合の「患者からのクレーム」のリスクを考えると、全部しておこうとなると思います。実は、これが一番の問題点かと思います。

　先日、内科疾患で通院中の70代の女性が当院の建物の中で転倒して額に「タンコブ」を作りました。特に神経症状もなかったし、頭蓋内の問題は先ずないようだと判断して、しっかり者の彼女をそのまま帰しました。頭部打撲の方には、その後の留意点（慢性硬膜下血腫など）に関するパンフを渡しています。その方にも渡しましたが、数日後、本人は無症状なのに、家族が心配して別の病院に受診させて頭部ＣＴをされました。いろんな考えがあろうと思いますが、患者側の医療費の無駄使い感覚がかなり問題になってきていると思います。

　こういう観点から見て分かるのは、一部負担金の額が少ないのだということだと思います。一部負担金ゼロなどは幼稚な議論だと思います。国も医師会も「世界に誇る」という国民皆保険は、持続可能なら私も破綻しないでほしいと思っています。医師会が自画自賛する「フリーアクセス」は間違っていると思います。フリーアクセスを本気で抑制する方策を取らないから、無駄な検査や無駄な投薬が積み重なるのです。その基本を変えないで、実に面倒な誘導政策で検査と投薬の抑制をしようとすることが、医療機関（医師・事務員）の疲弊をもたらして、実効が期待できない下手糞な政策を続けているのだと思います。

　脳疾患の病変の部位は特定の神経症状や麻痺などの症状部位によって診断され、疾患の種類（卒中、腫瘍、外傷、炎症、変性疾患など）は発症の時間的経過によって診断されます。極端に言えば、問診と診察をしっかりすると（私１人では後者も十分にはできません）、大体の診断は高い確率で可能なようです。ただ、私がしばしば胸部Ｘ線写真をそう位置付けるように、頭部ＣＴは「イロハのイ」の検査なのかと言えば、今のところケースバイケースかなと思います。（2016.07）

90. 喘息と咳喘息（アレルギー性気管支炎）の最近の状況

　喘息につては14年前（➡ *10話、11話参照*）に書いています。現時点で
も訂正することはあまりありません。既に、長期管理薬である吸入ステロ
イド（吸ス）と発作対応薬である吸入気管支拡張剤（メプチンエアーな
ど）の2種が中心になっていたということです。ただ、滅多に症状が出な
い方は、症状が出る場合に早目にメプチンエアーで直ちに症状を抑えれば、
それでよいでしょう。1〜2年に1回くらいメプチンエアーの補給に受診
される方が散見されますが、それは望ましいことです。こういう状況の場
合は、長期管理薬は不要と思われます。
　その後は長時間作用性の気管支拡張剤の吸入剤や抗コリン吸入剤（主に
は肺気腫対応）が発売されており、私も用いていますが、先の2種の吸入
薬の登場と比較してインパクトは少ないと感じています。以下、咳喘息に
ついて追加コメントを書いておきます。

　咳喘息についても14年前（➡ *12話参照*）に書いています。最近はこの
ような方の受診が毎日のようにあり、明らかに患者数が増えています。当
院に最初に受診される方よりも、他の医療機関で処方を受けた後の方が多
いです。発症から1〜2週間も経過していて、胸部写真で異常がなく、無
熱の場合は、「臨床的に咳喘息である」と判断します。早く症状を緩和し
てほしいという当然の要望を尊重するために、副腎皮質ステロイド（副
ス）内服を用いることが多いです。念のために、必要と思う採血検査も最
初にしておきます。

　半世紀前に比較して「スギ花粉症」が格段に増加し、アトピー性皮膚炎
も増加していることも常識となっています。外界の空気の通り道である気
管支（細気管支を含む）にアレルギーが格段に増えていることは、当然念
頭にないといけません。咳が1週間以上も続くのに、胸部写真などで（採

血検査も参考）特定の病名が分からないなら、アレルギー性のものとの臨床診断を考えるべきでしょう。その場合でも、抗アレルギー剤と鎮咳剤や去痰剤を用いだけでは症状に改善のないことが多いのです。「副ス」だけが確実な症状の改善を期待することができます。

　2週間くらいかかってもよい場合は「吸ス」で治療を始めます。特に妊娠中は産科の先生と相談しなくてもよいように、そのようにしています。早期に改善したい場合（これが大部分ですが）は「副ス」内服薬を開始します。汎用の鎮咳剤（普通の咳止めや気管支拡張剤）を併用することもありますが、これらは実は強力な作用がないので処方しなくてもよいと思っています。「副ス」の内服薬を1～2週間くらい用いたら「今回は終わり」という場合もしばしばあり、「吸ス」を長期的に処方しないで済む場合が多いことは、患者さんにとって有り難いのではないかと思っています。15年以上も前に喘息専門医（金沢大学の藤村政樹先生）などが、「咳が数週間も続く時には咳喘息を念頭に置いて、「副ス」内服薬（プレドニン20mgくらいから）を処方する」ことと、書物にてちゃんと推奨しています。なお、日本呼吸器学会から4年前に詳しい「咳嗽に関するガイドライン（第2版）」が出ていますが、実地臨床的にはなかなか実用的とは言えない感じがします。

　アレルギーかどうかにかかわらず、鼻炎の症状の「鼻水」「鼻づまり」「くしゃみ」は気管支炎に当てはめると、「痰」「息が重い～ゼーゼー」「咳」であります。つまり、この3つの症状は病因として分けて考える必要がありません。ただ、気管支の諸症状は、鼻や皮膚のアレルギーと比べて抗アレルギー剤の効果は悪いと私は思います。また、気管支拡張剤（細気管支の拡張に有効）は典型的な喘息にはよく効いても、それほど細くない部分の気管支の症状である「咳」にはあまり効果がなく、気管支拡張剤のエアロゾル吸入の刺激で咳が悪化する可能性があります。だから、咳喘息は「副ス」でないとなかなか早期に改善しないのです。「副ス」の吸入剤もエアロゾルよりパウダーのほうが刺激が少なくてベターと思います。（2016.07）

91. 副腎皮質ステロイドに対して正当な評価をしましょう

　副腎皮質ステロイド（副ス）は効能も多岐にわたっていますが、起こり得る副作用も数多くあります。この状況で一般の医師はなかなか使おうとしません。使わないほうが立場上無難だからです。素人の方も「この薬は副作用が心配な薬だ」という情報だけを得ている場合が多く、この薬を普通にかつ適切に使えば大きい恩恵を与えることができるという情報は行き渡らないようです。この薬剤は、基本的に強力な「抗炎症作用」があります。そのため、多くの膠原病の治療には欠かせないものです。臓器移植にも「副ス」は併用薬として現在も重要です。「副ス」は極めて長い歴史と経験が共有されています。個々の場合において留意すべき副作用を念頭に置いておけば、十分だと思います。「恩恵は絶大だが、副作用は非常に少ない」と言うべきでしょう。

　大学の胸部外科勤務時代の話です。重症筋無力症という難病で神経内科の薬剤（大量の「副ス」による管理でも困難な症例に対して、胸腺摘出術を依頼されていました。私は胸腺疾患の担当者であったので、手術の執刀と術後管理を研修医と一緒に任されることが多かったのです。術後に呼吸状態が必ず悪化かつ変動するので、管理は高度な専門的対応が必要でした。大量の「副ス」（例えば、プレドニンの隔日 16 錠→術後は連日 8 錠）を続行しながらの呼吸管理を行いました。手術というストレスのタイミングでは長期大量の「副ス」の減量は特に危険なので、減量しません。つまり、「副ス」大量投与中であっても手術は安全にできます。

　「副ス」を投与するかどうか非常に迷う場合は、重症〜劇症肺炎です。これは何度も遭遇しましたが、肺炎であるから「副ス」を用いると免疫抵抗力が損なわれて逆効果になりはしないかという（論理的には賢明そうな）判断ですが、多くは「投与時期を失ってしまった」という後悔とともに患者さんを失ってしまいました。「副ス」はつべこべ言わずに「炎症反応を抑え込もう」という薬なのです。現在の重症〜劇症肺炎の治療のガイドラ

インには「有効な抗生剤を使用しながら」「副ス」を用いることが推奨されています。しかし、なかなか心理的には使いにくいのです。もし使用した「にもかかわらず」肺炎が悪化した場合に、「副ス」を用いた「から」命を失ったのではないかと指摘されることを考えると躊躇してしまうのです。過敏性肺炎などと診断したものに対しては、明確に「副ス」の適用です。

　開業してからは、急性扁桃炎で近くの耳鼻科の先生からの紹介が何度もありました。「炎症がひどいから、抗生物質に併用して「副ス」の投与をお願いします」ということでした。私は、この先生とは同じ考えで診療できると思っていました。気管支喘息の急性増悪の場合は迷うことなく「副ス」を用いる必要がありますが、「細菌の感染によって喘息が悪化したのではないか」と思えばどうなるのでしょうか？　そう、それでも「副ス」は用いるのです。劇症肺炎の場合と同じく、こういう場合に「副ス」を忌避するのは、火事の最中に「将来に重要な書類が濡れるから放水を止めてくれ」と言うのと似たようなものです。しかも、実際には免疫低下による不都合は（ないとは言えないが）、あまり遭遇しないのです。

　大学の後輩医師が、重症化したマイコプラズマ肺炎に抗生剤と「副ス」の併用が適切であるという数編の論文を30年前に出しています。「そもそも重症化の原因をマイコプラズマに対する過敏な炎症反応に想定しています」と考察されており、傾聴に値すると思います。実は、多くのウイルス感染による病状もこういう機序が重要だと言われることがあります。

　普通の風邪症候群は「ウイルスによる」と一般に言われていますが、口腔の常在菌のようなウイルスが本当の原因ではなくて、むしろ、物理的環境・疲労などが引き金になって、局所粘膜や局所の自律神経が変調することが原因なのではないかと、私は以前から考えています。皮膚や粘膜では成長とともに常在ウイルスや細菌に免疫学的寛容が生じて共存するようになっているようです。インフルエンザウイルスとかノロウイルスとかの明らかな感染性のものと風邪症候群は混同してはいけないと思います。風邪でさえも強烈な場合は「副ス」の使用はあり得ると思いますが、自分や身内以外には適用はしていません。(2016.07)

92. 副腎皮質ステロイドによるリスクについて

　正しいバランスを取るために、今回は副腎皮質ステロイド（副ス）のリスクについて書いておきます。私は、「気管支喘息」における急性増悪は当然のこと、現在は遷延性の「咳喘息」にもしばしば1〜2週間までの経口の「副ス」を処方しています（➡ *12話参照*）。ある薬品の処方頻度が増えると、確率的に副作用の頻度が増えるのは自然の理ですが、許容を超えるような不都合な結果や、そもそも根拠の乏しい処方は避けなければならないと思っています。

　「副ス」の副作用でよく言われているものは、①感染抵抗性が減弱する、②胃潰瘍のリスクがある、③糖尿病が悪化する、などでしょうか。実際はどうかというと、①は症例報告や総説などの論文において数多くの記載がありますので、無視はできません。ただ、適用や用量に気を付けて投与すればよいと思います。原疾患における「副ス」の必要性の大小によって、その適用の拡大や縮小が判断されるものでしょう。②は相反するいろんな意見があるようですが、通常は普通の胃薬を併用する程度の対応だと思います。③は予め念頭に置いておればよくて、対応はできるということです。むしろ、長期投与の場合（過敏性や自己免疫性の慢性炎症など）における「骨粗鬆症」のリスクについては（最近の骨粗鬆症対応の薬剤を併用していても）、回避できる自信はありません。

　もともと免疫力が低下している方は、別の話であると思われます。特に白血病のような場合は、有効な抗がん剤と「副ス」とが好んで用いられます。ともに有効であるというものの、いずれも免疫抑制を来す薬品です。こういう場合でもこの2種の薬剤は用いられるのです。原疾患の治療に不可欠だからです。それで、状況によっては無菌室に収容するような対応がされることがあります。一方、膠原病の治療では、いくら高用量の「副ス」を使用するといっても、無菌室に収容されるような事態は滅多にないように思います。

「副ス」はもともと体内から作られる副腎皮質ホルモン（副ホ）の同類作用の物質です。この薬をある程度の期間続けていると、体がホルモンの分泌をさぼってしまいます。「副ホ」は「ストレス学説」において、アドレナリンと並ぶストレス対応の重要なホルモンなのです。この状況でこの薬を急に止めると副腎皮質不全状態に陥り、ひどい場合にはショック（虚脱）のような状況になる可能性が危惧されるのです。

　以上のような観点から、「薬剤情報提供書」に「この薬は急に止めないように」としばしば書かれてありますが、こういうのを「単に書き投げておくこと」はよろしくないと思います。書くのなら、「但し書き」を添えておかないと誤解の契機になるように思います。ある程度の投与量とある程度の服用期間の場合のみの話なので、そういう場合は医師が患者さんにきっちりと説明することになると思います。咳喘息の場合は、急に止めてもよい状況だと考えています。投与量と投与期間も限られた範囲内です。

　実は、別に「急に止めないほうがよいことがある」という場合があります。それは比較的短期間の小〜中用量以下の投与の場合で、急に止めたりすると当該疾患の病状が「リバウンド」的に「ぶり返す」ことがあるからです。私の扱うケースでは、アレルギー性の肺炎や喘息の治療の場合に起こり得ることです。「減薬が早過ぎた」ので「もう１回投与量を増やしましょう」という事態は時々あります。

　話のついでに、膠原病で長期的に「副ス」を用いている人が妊娠した場合、どうしたらよいか調べてみました。端的に言いますと、原疾患の状態を安定させたままで、希望されている妊娠と分娩を産科の管理下で続けるのが良いことです。つまり「副ス」を続けながら（多少減薬はするかも知れないが）ということです。産婦人科専門医の書いたものによりますと、詳細は別にしてプレドニン（5mg）換算２〜３錠なら妊娠初期から服薬が続いていても特に心配ないということです。（2016.07）

93.「特定健診と当院の検査の基準値が違うのは変だ」と質問された

　先日、通院中の患者さんが特定健診の結果を持って来られて、「当院での採血の基準値と随分差があるのが納得できない」と疑問を述べられていました。私も既に「これは不適切」であると思っていたことです。健診データーの基準値が厳しいほうに変更されており、診療においては「良い値」であっても、健診では「要注意」として引っ掛けるのです。

　「予防医学においては、より早目に引っ掛けるほうがよろしい」というのが、国（それを支える学者、多数派なのかも知れない）の考えのようです。「医療費の増大を阻止するためには、早目に引っ掛けて指導して、疾患の発生を阻止するのが大事」という主張です。中央官僚は、白黒の付かない事象について、都合の良いデーターを取捨選択して作文する能力を評価される立場のようです。個々の官僚の業績は在任中に何らかの事業を起こすこと（多くは税金を食う）で決まるようです。

　ところが、どうせ人間は死ぬのであるから、今のような我が国の医療環境であれば、いずれ同じように医療費を食ってしまうという反論があるのです。私はこちらの意見が本当のように思います。国が推奨する職場における健康増進プラン（ＴＨＰ）も特定健診も、その仕組みに多くの税金が支出されることが確かなだけです。
　仮に、早目に指導をするのが良い点があるとしても、他方で、余計な病的な意識を被検者に植えつけたり指導を受けさせたりしなくてよいと思います。いろんな人間ドックも、検査値の基準値は特定健診のそれに合わせてしまっております。医療と健診において検査値の基準値が違えば「面倒くさいこと」が伴います。

　特定健診で一番怪しからぬと思うことは、医療機関に通院していて、主

治医が管理させてもらっている患者にも「受検勧誘」の電話を繰り返し掛けてくることです。電話を掛けてくる地方の公的団体などの経済的な事情と仕組みについては、私も知っています（中央官僚の常套手段である補助金という飴と鞭です）。つまり、受検率が低いと減額されるので、実際に困るのです。それは分かっているのですが、やはりこういう「受検勧誘」の電話は非常に不適切であると思います。

　我が国の縦割り行政は、あたかも「冗談」であるかのような趣を感じます。例えば、「肺がんでの死亡を減らしましょう」と言う役所がある一方で、同時に煙草を売っている役所もありました（現在は民営化となっていますが）。一方で、「医療費の増大で日本という国が経済的に持たなくなるのではないか」という状況のはずなのに、他方で、世界一の長寿国を「さらに寿命を延ばして自慢しよう」という役所があります。特に、後者は現在進行形なのでもあり、「馬鹿じゃあないか」と思います。「健康寿命だけを延ばす」ことが、まあ妥当なのかなと思います。国もこの概念を持ってはおり、「予防医学を充実させることが、健康寿命を延ばす」と主張していますが、単なる「作文」に過ぎず、実効がない可能性があります。少なくとも、もっと歳出の少ない仕組みになるよう頭を捻るべきだと思います。

　我が国の平均寿命が長いことの理由の１つは、国民皆保険とフリーアクセスのもとで、他の国では行わないような「高額の医療費を使い続けて無理やり生かしている」からなのではないのかと思います。否、それよりも日本の長寿の最大の原因は「単に、生活水準が素晴らしく良好」ということのようです。この総合力が長寿大国の秘密なら、それは素晴らしいことです。先進国でありながら富裕層と貧困層との程度差は世界的に見て、極めて少ない（不安を掻き立てて成立している多くの新聞とテレビ報道は、そうは言わないが）と思います。マスコミや識者の言う「貧困度」という指標の「計算法」は、実態に合っていないような気がします。（2016.07）

94. 健診とか人間ドックはどう位置付けたらよいか

　検診とは、特定の疾患の早期発見を目的とするもの（がん検診など）です。健診とは健康診断のことで、法律による義務実施である職場健診や学校健診および最近の特定健診と、任意実施である人間ドックがあります。調べたら、そのように書いてありました。

　ここで述べている検診も健診も、ともに「一応健康」だと思っている人が受ける検査のことでありまして、「症状があるので何か異常はないかな？」というのは当てはまりません。そういう時は医療保険制度の中で検査をしていくものです。

　費用から見てみますと、義務健診は職場（または学校）という個人以外の他者による負担があります。人間ドックは基本的に利用する本人が費用を支払うものです。労働災害の防止目的なら会社が費用負担をすることは妥当かも知れませんが、一般健康維持という本人と国家の責任の案件のことに私企業が負担させられるということに、私は納得できません。そもそも、医療保険金の支払いの半分を私企業が負担したり、税金の源泉徴収の手間と負担を感謝の言葉もなく私企業に負わせているのも、「考え方としておかしな話」だと思っています。

　検診も健診もすればするほど、隠れた不具合や異常が発見される場合が増えるので、そういう意味では良いことだと思います。「異常の疑い」が出て、精密検査をいろいろしたところ、結局「異常なし」であった場合の「面倒くさかった」とかの不都合もないとは言えませんが、そういう覚悟も含めてご本人が自主的に自費で行う人間ドックは「したい時にすればよい」と思います。

　ところで、検査の種類によっては、常識的な推奨頻度があります。例えば、胸部検診（レントゲン）を1年に3回も4回もするのは馬鹿げていると思われます。脳ドックであっても、1回十分な検診を受けて異常がなければ（少なくとも、先天性の脳血管異常がないのであれば）、何度もする

必要はないのではないかと思います。しかし、何度しても自費だから他人に迷惑をかけるものではありません。ただ、ＣＴ検査は僅かであっても、それなりの被曝線量があるので、これをどう考えるかです。

　ＭＲＩ検査は人体への影響はないようですが、これが導入された時のことを覚えています。「あれを受けた後で頭の調子がおかしなった人がいるらしい」という風評が、周囲の医師の間に面白半分で流れました。まあ、それほど「革命的な仕組み」の検査であったのです。私は１回、この検査を医療として受けたことがあり、異常がありませんでした。そういう私ですから、検診としてのＭＲＩ検査を今後受ける予定はありません。異常を疑う症状が出現すれば、医療として受けようと思います。

　ところで、公的補助のある検診や健診は事情が違うと思います。当クリニックは熊本県の肺がん精密検査の認定機関として 20 年ほど活動しています。現在の熊本市における認定機関は 9 機関で、当院以外はほとんどが基幹病院であり、多少の誇りを感じています。こういう私が以下のようなことを認識しているのは微妙なところであります。

　日本で行っているような公的な肺がん検診は、米国では行われません。米国では、相対的な発見の数の少なさと相対的な費用の多さを総合的に判断（つまり、費用対効果）して、「行わない」という判断をしているのです。米国のしていることが全て正しいとは思いませんが、我が国は「費用対効果」について全般的に無頓着過ぎると思います。国民からマスコミ、さらに政府に至るまでのこういう国民性は果たして「美徳」なのか、「贅沢」なのか、そのことについての議論をする必要があると思います。

　ところが、ミクロ的な状況では、当院においてもこの検診で早期の肺がんを拾い出して基幹病院へ治療目的の紹介を毎年のようにしています。つまり、この制度の中では、個々の症例において、自分もするべき役割を真面目に果たさせていただいているという思いがあります。ただ、これに関連する我が国の人的や非人的費用を考えると、制度として疑問を感じているということです。このテーマは *05話* でも書いています。(2016. 07)

95. 公的費用をあまりかけない検診システムの私案

　主に胸部検診について考えてみます。我が国の現在の胸部検診の実質的な主目的は「肺がん」の発見であります。立場により結核検診などと言うかも知れませんし、確かに肺がん以外の疾患が発見されて役立つこともありますが、それは副次的なものです。無症状の方が検診対象であるべきでしょう。国民個人に任せておくと自己検診など実際には受けない人が多いので、この検診をＰＲすることによって受検率を増やすようにしています。これは親切な話であるのですが、国の財政の状況と無関係ではありません。

　ところで、会社に勤務している人は、毎年胸部写真をすることが法律で決められています。内科関連で医療機関に通院している人も、１年に１回は胸部写真を撮るようにすべきだと思います。これ以外の胸部写真を撮る機会のない自営業・主婦・無職の人々だけについて考えれば、公的出費を削減できます。さらに、実施につては、生活圏にある病院や医院において１年に１回受検すればよいと思います。受検したこととその判定と指示という簡単な検診票（医療機関に置いておく）のデーターを役所に郵送すれば、それで１次検診が終わりということです。職場健診や通院で胸部写真を撮った人については、１年に１回は当該書類に記載して提出してもよいのです。現在のような肺がん検診システムの多くは不要だし、そもそも高額な検診車（寄付が多いらしいが）も必要ありません。そうすれば、国庫出費は非常に削減されるでしょう。この案についての想定反論〜疑義について考えてみました。

　簡単に言うけれども、実際は難しいのではないか？と思われるかもしれませんが、そういうシステムは既に運用されています。多くの予防接種（インフルエンザや肺炎球菌など）は、「医療」ではない「公衆衛生」のジャンルですが、最寄りの医療機関が請け負っています。請け負った医療機関は受接種票に必要事項を記入して接種を受けてもらい、その結果用紙を役所に送っておけばいいのです。関連する建物や職員を用意するために

新たに投資する必要もなく、いつもの事務員、ナース、医師で済みます。検診も同じことができるはずです。

　実は、成人病の予防について、現行の「特定健診」の導入前は「基本健康診査」という全く同じジャンルの健診がありました。この制度は、こういう最寄りの医療機関を利用するという「経済的な」システムだったのです。ところがこれは市町村が実施の主体であり、世間が不景気になってきて、貧乏な市町村が予算投入を続けられなくなったのです。不景気になったから市町村の財政が持たなくなったからなのに、それを引き受けた国が「特定健診」のシステムを作りました。この健診も実施場所は従前と同じ医療機関なので適切だと思いますが、事後のデーター処理と生活指導を医療機関から切り離して行っているために、これについての人的および非人的費用に公的負担が追加されることになっています。国の財政状況が問題となっているのであるから、従前の「そこそこ」の程度のやり方で十分であったと思います。

　肺がん検診での写真の読影は特別な研修や経験のある医師でないと「見逃し」が増えるのではないか？という疑問について、現状では1次検診機関はそれに関する専門科の医師が携わっていますが、1次検診は自分で「それなりに自信がある」と挙手する医師を認めて実施したらよいと思います。

　実は、日本における診療科の標榜は医師自身の判断による「挙手」なのです。現行システムでも1次検診で「少しでも」怪しいと思ったら2次検査機関に紹介するので同じことです。そもそも、職場健診や人間ドックで受ける胸部写真の読影に専門の医師が関与していない場合がかなりあると思います。現実には、そういう「そこそこの読影」で可であることになっているのです。一般診療の場でも胸部写真は相当数撮影されますが、多くは「そこそこ」なのだと思います。私はそれで容認されるものと考えます。何故なら、費用や人材の負担を考えると、「そこそこ」が現実的だと思うからです。費用も考えずにいつも「最高水準」を求めるのは、我が国の贅沢体質だと思います。しかも、「見逃し」「誤診」はレベルの高い医師であっても確率的には生じるものです。（2016.07）

96. 体調（健康や病気）の良循環と悪循環は重要で、経済と似ている

　経済活動は「生き物」と言われます。私が思いつくところでは、消費者マインド（気持ち）により景気の勢いが左右されるのは、いかにも「病は気から」の如く、精神状態が自律神経や循環機能を介して身体の状態に影響を与えること（逆の方向も真）のようです。しかも、その変動の仕方はしばしば「良循環」と「悪循環」を伴います。経済の悪循環の例としては、「不景気→買い控え→さらに不景気」が単純で分かりやすいですが、末端の国民の多数は「分かっちゃいるけど」買い控えてしまいます。お金の少しある人は、こういう時にこそ消費をしましょう。自由経済に完全に任せていては「悪循環」により破綻に陥ると危惧して行われる国家による資金注入を「輸血」といい、その経済を輸血経済ということがあります。

　経済と類似する身体の悪循環（および良循環）というのは、診断や治療に物凄く重要なキーワードだと私は認識しています。先ず、疾患などで栄養（血中のたんぱく質、特にアルブミンの量）が不足してきた場合、→浸透圧の機序により体液が血管内から血管外に漏出していきます。よく分かるのは浮腫（むくみ）の出現です。これ自身も鬱陶しいですが、あらゆる組織が同様に水浸し傾向になっているのです。→やがて、各臓器の機能が大なり小なり低下します。程度により、肺における呼吸機能（ガス交換）が悪化して酸素不足になり、腸管では栄養の吸収機能が低下します。→すると、さらに各臓器の機能が低下し、かつ低栄養が進みます。見込みがある場合は、限定的に貴重な資源であるアルブミン輸液や全血輸血（貧血もある場合）を行うことにより、悪循環が良循環の転機になり得ることがあります。当院では時々実施しており、点滴直後から低栄養という状況は改善し、直ちに食欲が改善することが多いです。結果的に総医療費の節約になることも稀ではありません。

　「運動不足→筋力低下→以前よりも体動がしんどくなる→さらに筋力低下」も同じことです。これについては肥満という悪循環因子が絡んでいる

ことがあり、そういう場合はさらに厄介です。筋力低下については、僅かでも意味のある程度の負荷をかけて身体を動かす以外に有効な対策はありません。電気治療やマッサージだけでは筋力の回復は全く見込めません。膝の悪い人は専門的な治療の有無は別にして、自分ですべきことは筋力保持〜アップのために「膝の装具をドラッグストアなどででも買って、使って歩くこと」です。下肢のもっと悪い人は「歩行器を用いての立位維持やその場の足踏み運動」が現実的で有効な対応でしょう。

　「心不全（肺が浮腫ぽくなる）や肺炎→呼吸機能障害→低酸素血症→各臓器の機能低下→原疾患の悪化」というのもあります。心不全の場合は、とりあえず「利尿剤」を用いて体内の水分を強制的に排除すること（低酸素血症の場合は酸素療法もする）で、良循環へ転機できることがあります。肺炎の場合は、薬物的には（抗菌剤は基本として）副腎皮質ステロイド（副ス）が良循環の契機になることを期待したいところですが、個々でその適用の妥当性を判断するのは悩ましいところです。理学的には去痰を的確にできるかどうかですが、これには言うほど確実な方策はありません。心不全より肺炎のほうが治療経過の予測が難しいです。

　頻脈（心拍数が多い）というのは様々な原因によって状況や対応が違うかと思いますが、心不全を契機とした頻脈の場合は「心不全→（低酸素血症）→頻脈→ポンプ作用のさらなる低下・酸素消費の増大→心不全の悪化→頻脈の悪化」という悪循環が起こることが多いです。通常考えられる対策は、安静とファーラー位（胸部を挙上するような寝かせ方）の他、利尿剤・酸素投与・適量の抗頻脈剤などで良循環に転換することを期待します。これらによっても良循環にならず、積極的な治療が適切と考えられる場合は、特殊な非経口的な心不全治療薬・ペースメーカー併用下の抗頻脈剤・一時的な人工ポンプの動脈内挿入・手術など、高度専門科ではいろんなオプションがあります。

　咳喘息でも「アレルギー性炎症→咳→気管支粘膜への刺激→炎症の悪化→咳の悪化」が起こります。大抵はいつまでも続きませんが、無治療では「いつまで続くかは」は分かりません。（2016.07）

97. 食べられなくなったらいよいよ最期かなと、老衰のような場合は

　2002年、入院中の97歳の男性が昼間に意識を失いました。心電図で完全房室ブロックでした。意識回復した後で、直ちにペースメーカーの植え込みを専門科に依頼しました。超高齢でしたが非常に元気な方だったので、家族との話し合いで、私としては例外的にそうしました。なお、この方は、99歳の時にラクナ梗塞と思われる症状で再入院がありました。けいれん発作とロレツが回りにくい症状でした。基幹病院にはお世話になりませんでした。頭部ＣＴでは異状なく、症状は良くなりましたが、軽い肺炎を起こしました。そのうちに食事を摂らなくなり、今度は自然経過のうちに１ヶ月半で看取りとなりました。市役所の職員が百歳の祝いに来院する前日は、ご本人が緊張してソワソワしていましたが、お祝いをもらってほどなくして、穏やかに亡くなられました。前日まで甘酒を楽しまれました。

　十数年くらい前からでしたか、食事ができなくなった老人に「積極的に」「胃瘻」造設をして十分な栄養投与で管理することがブームのようになりました。食べられなくなった状態や低栄養が問題の患者さんには、以前は「ＩＶＨ」といって中心静脈から持続的な高栄養輸液をすることが多かったのです。他に問題がなければ、「永遠に」管理ができる可能性があります。これは１つの「スパゲッティー状況」であるし、重大な感染を起こさないように定期的に穿刺し直すことが必要でした。一方、胃瘻から栄養を注入するのは「ＩＶＨ」に比べると利点があります。つまり、栄養を胃に１日数回だけの注入で生理的に近いこと、造設術は一般に簡単・安全で、一度造設すると永続するし、苦痛はほとんどないのです。ところが、これにより本来なら大往生する高齢者が亡くなる機会を失するようになったとも言えます。

　一時的な原因で食事ができない時に胃瘻でしばらく栄養維持をする場合

は、状況が良くなれば胃瘻を閉鎖して通常の経口食事ができるので、そういう場合は積極的に考えることは素晴らしいことだと思います。ところが、精神状態も最早しっかりしない高齢者が食事を摂れなくなった場合にも、胃瘻を無自覚的にしようとする「流れ」がありました。私は、その当初から「反対」でした。そもそも歳を取って食事を摂ろうとしなくなったら、大往生じゃあないかということです。生物学的にも哲学的にも、食べるという能力は人の存在と裏腹であると思います。最近になって、その「流れ」は反省期に転換してきているらしく、今頃になって偉そうにそういうアナウンスメントをするその領域の医師がおられますが、当初の想像力や哲学が足りなかったのではないかと、反省してもらいたいと思います。

　当院では、入院管理中の高齢者がじり貧的に食事を摂取できなくなると、家族と話し合った上で「食べなくなるのが命の限界と考えましょう。当院では胃瘻は致しません」と、随分前からの方針にしております。それに同意されない家族の場合は、ちゃんと別の病院に紹介します。当院での結末はどうかといいますと、①そのまま静かな大往生となる、②予想外に、また食べ始めることがある、の2通りがあります（➡ *99話参照*）。結果的に②になったケースでは、早々に胃瘻をしていたら「自然に食べ始める」というチャンスを失くします。

　84歳男性は慢性的に譫妄のある認知症の方です。2013年、肺結核症が発症して専門病院に治療をお願いしました。3ヶ月入院で排菌がなくなり、当院に転入院となりました。1ヶ月前に胃瘻栄養が開始されていました。当院への入院半年後に胃瘻閉鎖しましたが、デイルームで座って食事をする時が一番幸福であるように見受けました。誤嚥性肺炎のリスクをゼロにしようという対応を考え直した結果でした。それから1年間、ずっと食欲良好でパクパク食して、ある日デイルームで昼食を10割摂取された午後にスーっと亡くなられました。（2016.07）

98. 高齢者などの終末期に向かっての家族の心の準備

　最近は、自立度の乏しい心身状態の高齢者の場合は、「高齢だから人工呼吸（あるいは透析）までは希望しません」という家族の意見を引き出すような話し合いを病院が行っている場合を散見するようになりました。最近まではこういうことが曖昧で、超高齢者が急変して病院に搬送されて、とにかく当面の高度の緊急避難処置をしてしまう場合が多かったと思われます。その結果、家族も「ここまでは希望しなかった」という濃厚治療が止められないということが多かったと思います。

　先ず、家族の側について、在宅で状態が不良になる前に予測が可能である範囲内で、「必ず救急車を呼ぶのかどうか」「看取りを第一希望にするのか」など、予め多少は念頭に置いておくことを勧めます（決めておかなくてもよい）。「かかりつけ医」や「主治医」と意見交換しておくのがよいと思います。そうなりますと、状態が悪くなった場合は、先ずその医師に電話するのがよいとなります。そこで、「予定通りの看取り」対応にするか、「いや、この場合は病院で診察や救命をしてもらったほうがよい」との判断を協議することもあるでしょう。ケースバイケースです。

　病院に搬送された時には、病院の診察の結果を聞いて、はっきりと家族の希望を述べるのがよいと思います。治療する側は「できる」「できない」にかかわらず、治療がしやすくなると思います。家族が何を考えているのか分からないのが最も困るところです。その結果、後で、ご本人に適切とは言えない治療をしたり、片方または双方の不満が残ったり、医療費が高騰したりすることになりかねません。家族が判断できにくい時は当然少なくないと思います。この時は、「お任せしたい」との一言が、「看取り的」にせよ、「積極的」にせよ、治療者に対して心置きなく最善の治療に集中することの後押しをします。

　病院側は、年齢や心身の状態を鑑みて、積極的な治療が適切かどうかを見極めて、家族側に指針を示すべきだと思います。そうしないと、方針決

定の最終判断をアドバイスが少ない状態で、素人である家族に強いることになります。そうしますと、「そこそこ（相応）の治療を了承する」というのに罪悪感のようなものを感じ、「できるだけ助けて下さい」と言うことになったりして、見通しのない濃厚治療が蔓延してしまうのでしょう。医師がその精神的な重圧を肩代わりしてあげることが、時に良いと思います。私はそうしています。

　現在の我が国の医療は、かなり「自己防衛的」な面があると思います。検査や治療に不都合があるのではないかとのクレームを回避するために、過剰な検査や治療をしてしまいがちです。実は、ご本人も家族も、「本当は医者に言いたいことがいろいろあるが、なかなか言えない」という場合が多いのでしょう。しかも、もし医師が立派な内容の診療を行っているかを検証されでもしたら、「最善ではなかった」ということも少なくないかも知れません。ただ、初めから医師の診療を怪しむような「悪意のない不信者」が問題だと思います。自分に豊かな知識や判断力がないのに、根拠なき過信をしていないでしょうか。私の経験では、医師以外の医療関係者がいる家族の方にこういう事例が多かったですが、家族に医師がいる場合は、逆に、こういう雰囲気を消している場合がほとんどでした。私もそのようにしています。任せた以上は仕方がないので、医師にストレスを与えずに治療をしてもらいます。

　医療というのは、算数や理科を解いているようなものではありません。いわゆるカオス的な要素を避けることはできないのですし、マクロ的には確率の高いことを信じて対応をしているので、全例に良い対応になるとは限りません。そういう中でも、個々の患者に対する個別性に留意してミクロ的な対応をしていかなければなりません。当院に入院された高齢者の状況によっては、「もっと悪くなった時は、基幹病院に送ってほしいか」を家族に聞いております。「ここでいい」ということであれば、当院で最善を尽くす決意で対応します。しかし、この質問は、必要に応じて、こちらから数回することが多いのです。再確認だけのこともありますが、状況によりこちらの考えも変わることがあります。（2016.07）

99. 入院中の老衰的な経過の状況

〈症例1〉Ｓさん、男性、101歳で死亡（妻の祖父）。

ほとんど内科的な病気には罹ったことはなかったのだと思います。ところが、1994年に自宅で人事不省となり、基幹病院に搬送されました。95歳のことです。私が医師であることから、先ずは私と妻が病院から説明を受ける家族として出向きました。小脳出血の診断でした。「高齢だから、もうバタバタしないでおきましょう」と言われました。

➡ *(注) 超高齢者が登記上で会社の経営責任者である場合は、急死すると経理上でバタバタする場合があるのですが（私が駆け出しの医師の頃にそういう患者さんの奥さんに相談を受けたことがあります）、私は黙っていました。*

多分、駄目だろうと思っていたところ、適切な治療をしていただいたようで、右片麻痺が残ったものの意識はきっちりと戻って、自宅に戻ることができました、自宅を運動器症候群の住居用に改築されましたが、1995年の97歳の時に傾眠傾向になり、当院に入院することになりました。

入院してから半年後には1食を欠食することが出てきて、そういうことが徐々に頻繁になってきました。その原因は主に入眠が続くからのように思われました。最後の1年間は、1食から2食の欠食が普通になり、1〜2日の全欠食が次第に周期的に定着するようになりました。全欠食の場合は500mlの基本輸液のみしておきましたが、覚醒して食する時は10割の摂取でした。

死亡する2週間前の1週間は欠食4日・2食1日・完食2日で、最後の1週間は欠食6日・2食1日（死亡4日前）でしたが、その2食は8割摂取でした。死亡5日前までは看護婦への「会釈」、4日前までは「笑顔」、2日前までは「開眼」の時がありました。以後、喀痰貯留音が強くなりましたが、動脈血の酸素飽和度は92〜95％で、悪くありませんでした。最後の1日は心電図モニターを付けました。最後の3週間は基本輸液のみ1,000ml程度を入れて（入れ過ぎかも知れない）、最後の2週間は抗生物

質を投入していました。死亡診断書の病名欄には「老衰」と書いておきましたが、そのまま受理されました。

　この方は、3人の娘と家政婦との4人のローテーションで、入院中の毎日のきめの細かい世話を受けていました。入院中の生活は穏やかなものでした。車椅子での移動は適当にしていました。藤崎八旛宮の秋の大祭時には飾り馬を率いた会社の祭り装束を着た従業員が慰問に来られました。しかし、高齢であるため徐々に老衰が進んでいったようでした。

　この方の日々の様子を見ていて、老衰の自然経過の実態を勉強させてもらいました。1つ分かったことは、高齢になって1日が24時間ではなくなり48時間になったりして、延びてくるように理解できます。そうすると、慌てなくてもいいと思うようになりました。このことは、それ以後の高齢者の対応に役立っています。

〈症例2〉Mさん、女性、89歳で退院（近所の方）。

　2010年。認知症と腰痛（腰椎圧迫骨折）で入院中の88歳女性が次第に傾眠となり、入院4週目からは2食ほどの欠食がはっきりしてきました。それまでは週2回のデイケアに通所していましたが、入院しているうちに食事摂取量が数口というのが4週間も続きました。この間に「ゼロ」というのが2～4日続くことが数回ありました。補液目的の点滴1,000mlだけはしていました。食べない理由は、やはり傾眠傾向のためでした。このまま大往生されるだろうと思いながら、家族と見守っていました。

　ところが、その後次第に意識状態が回復し出し、入院後7～8週間目から全量摂取し出して、そのうちに退院してしまいました。全入院期間は半年でした。途中で胃瘻による栄養を始めていたら、このように普通に退院する契機を迎えることは難しかったと思います。

　この方は、退院後、デイケアを週3回で再開していました。それから半年後の2011年11月に体調不良で当院に入院され、翌日に亡くなりました。89歳でした。この時は病状の把握は困難で、家族も積極的な対応を希望されませんでした。（2016. 12）

100. 私の既往歴と現病歴を書いておきます (1 ／ 7)

　私は、このシリーズの00話で「病気のことは患者さんに一番教わった」
と書きました。その通りで、それ故、自分がかかった病気が一番勉強に
なっています。それは、症状の微妙な実態や治療や療養の成り行きの実際
が体感できたからです。あくまで、限られた特殊例かも知れませんが、自
分の整理のためにも7話に分けて少し詳しく書いてみます。

　私は、終戦の1年後という世相の中で大阪市に生まれました。生下時の
体重は五百匁なかったという未熟児で、歯の生えるのも、歩くのも他人の
数倍以上遅れたそうです。ずっと「痩せ」で、あだ名は「キュウリ」でし
た。体重は徐々に増えてきて、現在はようやく標準体重となりましたが、
筋肉が衰えて脂肪が増え過ぎているはずなので、是正するつもりです。
　4歳の時に肺結核になりました。近所の小父さんが感染源だと母親に教
えてもらいました。私は小父さんの娘と友達だったらしく、その子の家に
何度も遊びに行っていました。どんな女の子だったか全然覚えていません
が、小父さんが布団に寝ていた姿は記憶にあります。小父さんは、私が肺
結核を発症した直後に病死しました。それまでは奥さんが小父さんの結核
を近所に隠していたのですが、死んだので周囲の知るところとなったよう
です。私の病気は、右の鎖骨上窩リンパ節の腫大から分かりました。近く
の外科病院でそれを摘出したのですが、その時の手術室の雰囲気や局所麻
酔以後の経過、医師が「アッ」という声を発したのを覚えています。おそ
らく「アッ、これは結核だ」と言っていたのでしょう。この頃は、記憶力
が良くて賢い子供だったと思います。レントゲンを撮ったら、両側の肺尖
に病変が見つかったとのことでした。
　最初はヒドラ・パスの内服薬で、少し遅れてストレプトマイシン（スト
マイ）の筋肉注射薬が使用されました。運良く治りましたが、肺の異常陰
影は残ってしまいました。特効薬のストマイは父親が進駐軍から手を回し

て買ってくれたのだと、長姉から聞きました。今の自分の知識からすると、実際は内服薬だけで数年内に治っていたと思われますが、学校検診にかかわる医師の知識のなさと無責任さ（と私は思っている）のせいで小学校入学は1年延期され、入学してからも学校健診の結果が出た時点で「自宅学習」を命じられて、3年生になるまで登校できませんでした。その後も、高校の卒業まで体育授業はほとんど禁止されました。この間ずっと、学校の内外で走り回っていました。

　大学の入学検診の時に、「こんな陰影は治ってしまった後だ」と説明され、そのことが明確になりました。そういう経緯で、医者は嫌いで、特に結核の医者は嫌いでした。ところが、巡り会わせの妙で、人脈の経緯からたまたま入局したところは、主な対象が肺結核から肺がんに移っていた呼吸器外科だったのです。かなりの数の肺結核の患者さんの治療を経験することになりました。

　ストマイという筋肉注射の副作用（第8脳神経障害）のせいで、小学生高学年から強い耳鳴りを自覚するようになり、嫌でした。現在でも慢性の耳鳴が原因で軽度の難聴を自覚しています。仕事上で多少の不都合がありますが、他人には難聴と分からない程度です。成人になった頃には、一寸したことで眩暈や嘔気が生じる体質になりました。これらは一生治らないでしょう。今からすると、子供に対する薬剤使用量が過大であったことは間違いないと思いますが、時代が時代なので仕方がなかったのだと諦めています。小児結核の他は、幸いにして「本格的な病気」には最近まで罹りませんでした。

　幼少時にはしばしば虫歯に罹患して、拷問のような痛い治療を受けることが数回ありました。その時代の治療を知っている者にとっては、現在の歯科治療は極楽のようです。

　大学で体育が解禁になり、本格的なスポーツをしたいという長年の夢があり、医学部内のサッカー部に入りました。全くの素人なので、練習がきつかったのを覚えています。ただ、俊足を生かそうと思って励んでいました。（次項へ続く）

　5年生の夏合宿の時でした。ヘディングをしようとして「ぎっくり腰」を起こしてしまったことがあります。強い痛みのため合宿所に数日寝ていたのですが治らないので、少し動くのも痛いのに、宇治の合宿所から電車に乗って大学の整形外科外来に受診しました。長いこと待たされている間に、長椅子に座りながら眠ってしまいました。名前を呼ばれて目が覚めると、体が椅子からずり落ちそうになっていて、痛い腰が長椅子の前の角に当たるような「海老そり」の姿勢になっていました。診察室に入った時は、ひどかった痛みが消失していました。医学部生高学年の自分としては「恥」をかいた格好でしたが、ともあれ治ってよかったと思いました。その姿勢の荒療法（寝ているので分からなかったが）が著効をもたらしたようです。

　しかし、それ以後、両側の坐骨神経痛が生じることがあります。加齢に伴って、一寸した姿勢の不摂生などにより、毎年のように軽度の坐骨神経痛を感じますが、様子を見ているだけで良くなるので検査や治療はしておらず、レントゲン写真を見る限り、胸腰の脊椎に大きな変化はありません。

　同じ頃、大阪の自宅に帰省していた夜のことです。下肢に一寸した怪我をしたのですが、ビールを飲んでいたら傷の所から上行性に赤い筋が成長してくるのが見えました。不勉強の私は慌てて、深夜の夜間病院の外来に行きました。出てきたのが自分と同じくらいの年齢の医者で、頼りなさそうに見えて肩透かしの気持ちになりましたが、怪我をしたのにアルコールを飲んだからリンパ管炎が生じただけのことで、彼の処方した抗生剤と抗炎症剤は適正な対応だったと後で分かりました。夜間に慌てて病院に行って、昼間と同じ対応を期待する自分が悪いということは、この時に勉強しました。また、この時の受診以後、家族の受診は別にして、自分の病気で受診したことはありません。全て自分で対処していますが、歯科の治療だけは老齢になっても受けています。

　34歳の時に米国留学していた頃の話です。頸部に激痛が生じて、声を

212

出すだけでも響くくらいひどい状態でした（原因は不明ですが、「寝違い」だったのかも知れません）が、病院に行こうとは思いませんでした。その時にたまたま置いてあった板チョコを1枚全部食べてしまったら、ひどい下痢になりました。なんと、そのチョコレートは便秘治療薬で、1枚が10錠分だったのです。味は「チョコレート」そのものでした（日本ではこんな紛らわしい形状の薬はありませんが、妻が当地で買い置きしておいたものだったのです）。頸の激痛の時に下痢になってしまい、「本当に辛かった」のを覚えています。ともあれ、激痛は数日で良くなりました。

　36歳頃のことです。自宅のトイレで排尿していたら茶褐色だったことがあり、「ワッ」と驚きました。頭が真っ白になり咄嗟に水洗ノブを押してしまったため、尿検査用のサンプルを保存できませんでした。直ぐに本で調べたところ、「行軍性血尿」のようだったので心配ないだろうと自己診断しました。その日の昼間は長い距離をランニングしていました。その後、57歳の時にも茶褐色の尿が出たことがありました。やはり昼間に走っていました。この時は2回目だったので慌てませんでしたが、面倒くさいからサンプルを採りませんでした。ただ、翌日と翌々日とで職場で検尿したところ、潜血反応が（2＋）と（±）でした。翌々日には肉眼的には普通色でした。どちらの場合も再発しなかったので精密検査などはせず、そのままで終わってしまいました。

　やはり36歳頃のことです。不整脈が出だしました。特に趣味のジョギングをしている時に「動悸」として感じるので、心配になりました。不整脈は「期外収縮」というパターンでしたが、循環器科への受診はしませんでした。自分のことは放置しながら経過観察することがほとんどでした。この頃は、「病気は自分でよく知っているから」ではなく、単に「面倒くさい」からでした。ただ、この時に大学生時代から吸い出していた煙草を15年ぶりに止めることができました。やはり、不整脈による動悸に不安感を持ったからです。肺がんや肺気腫を扱う医者になって、「煙草は怖いことになる」という実例を目の当たりにしても止められなかったのに、この時の禁煙は容易でした。（次項へ続く）

　その後、禁煙した後で（たまたまかも知れませんが）動悸は治まりました。現在に至るまで、この不整脈は何年もなかったり、散発する時期があったりの繰り返しです。

　喫煙については、その後また数回吸い始めたり、また止めたりを繰り返しましたが、その度に本数が増えて、最後は20本以上になりました。開業する際に、また止めることができました（かかりつけ医として、人様に禁煙の指導をしないといけないので）。その後、若干期間において数回は禁煙を破っていますが、また長い年月禁煙を続けたりして、数年前までの数年間は、1〜2週間に1回くらい1箱買ったりする程度で吸うことがありました。つまり、毎日は吸わず、気が向いた時に吸うというものでした。この1年は吸っていません（先日1日だけ、もらい煙草を3本もらった）。最近の数年はそうでもありませんが、私においては「禁煙」は決心があれば比較的に容易ですが、「節煙」は非常に意志の強さが必要なので難しいと思います。

　ただ、私は早くから禁煙したいのが本心なので、個人的には日本で煙草を販売してほしくないと思い続けてきました。煙草の味は他に代わるものがないので、一旦その味を覚えてしまうと意志が弱い人間には止めにくいと思います。最初は美味しくないはずなので、最初から絶対に手を出さないのが正解でしょう。一方、本当に止めようという気になったら、禁煙補助剤などを使うまでもなく、簡単に止めることができる場合が結構あるのではないかとも思います。軽い気持ちで、補助剤を用いて楽に止めようとするのは難しいでしょう。止める決心が本気かどうかがキーポイントかなと思います。

　私の体質としては、前述の「耳鳴・軽度の難聴と時々の眩暈や嘔気」は別にして、一生のほとんどに亘って「眠気症」「疲れやすい」「根気がない」「胃腸炎を起こしやすい」という症状で困ることがあります。「胃腸

炎」は時々なので、その時だけで済みますが、他の３つは他人の目からは（特に、妻からは）「気がたるんでいる」と思われることになり、これらが生活の質を非常に落としているのは確かです。なお、「疲れやすい」というのは、「読み書き」や「家事の手伝い」や「子育ての分担」や「妻の買い物の同伴」の時に著しく、「運動」はしんどくても頑張れるので、私は運動以外は本質的に嫌いなのかも知れません。意識としては、「私は勉強や学問は好きだ」と思っていても、身体の方が正直なのでしょう。「眩暈」「吐気」「胃腸炎」については自分に対する処方内容はもう決まっているので、直ちに服薬することにしています。

　加えて、中学１年生の時から記憶力に問題を覚えることが出てきたり（特に記銘力）、授業中に居眠りをする常習犯になってしまいました。この２つの不都合は現在に至るまで続いていて、仕事にも実は支障があります。耳鳴がひどくなってきた頃とタイミングが重なっているため、ストレプトマイシンによる第８脳神経以外の神経障害もないとは言えないような気がします。それと、50歳頃からか、毎年冬になると皮膚掻痒症が出てきます。このことで、「ああ、冬が来た」と季節を感じるのです。特に大腿前面で、入浴中と風呂上りに著明です。かなり嫌な症状ですが、面倒くさいので放置しています。時に抗ヒスタミン剤の塗薬を付けますが、もともと若い頃から腹と腰の辺りが痒いことが多く、アレルギー体質のようです。

　その他に、高所恐怖症と閉所恐怖症もあります。高所恐怖症は常にそうであって、宮崎の綾町の吊り橋は十歩も進むことができませんでした。腰が落ちてしまいます。閉所恐怖症は、そういう状況であることに気が付くと起こることがあります。高所恐怖症でも閉所恐怖症でも、反応として先ずは循環や呼吸がおかしくなってきて、そのうちに「脱力」が生じてくるので、車の運転は危険で「パニック症候群」の状況です。今では、ある程度の長いトンネルは運転することができません。以前は、中部地方にある長い伊那トンネルも特に何の恐怖もなく走ることができたのですが、ある場所での強い不安感の「感作」を重ねることによって病気になってしまいました。（次項へ続く）

100. 私の既往歴と現病歴を書いておきます（4／7）

　その場所は、まだ対面交通であった頃の九州縦貫自動車道の加久藤トンネルの辺りの連続トンネルです。残りの人生の間に、「脱感作」のトライアルをしようかなとも思っています。

　40歳過ぎで、兵庫医大というところで肺外科の責任者であった時に、左肩から上肢にかけて厳しい疼痛が数ヶ月続きました。毎日が苦痛で回復の目処も経たず、指の知覚も鈍ってきて、手術中にピンセットを床に落としたりするようになりました。そこで、大学の整形外科と脳神経外科でMRIなども含めて検査をしてもらったのですが、特に病気らしいものはなかったので「ホッと」しました。鎮痛剤がどの程度の効果があったのか覚えていませんが、そのうちに良くなりました。その時の検査で頚椎の変形が1カ所見つかり、僅かに脊柱管が狭い部位がありました。自分のこういう画像を見るのは本当に嫌なものですが、この所見が症状の原因かどうかは分かりません。

　所見を見て、サッカーでのヘディングはリスクがあるかも知れないと思いました。開業してから直ぐにシニアサッカークラブに入れてもらって、今も現役ですが、ヘディングは試合中ではせざるを得ない場面ではしてしまいます。運を信じて。その後も、この多分、頚肩腕症候群という症状は、軽重含めて毎年のように起こっています。その契機の多くは「運動」ではなく、「変な姿勢で横になっていたこと」です。鎮痛剤を飲みながら愛護的な生活をすると、そのうちに治ります。妻がもしこういう状態なら、本人も希望するので、麻酔薬と副腎皮質ステロイドの混合液でもって局所ブロック注射をするのですが、自分で自分にはできないので我慢しています。

　開業してから何度か軽い怪我をしています。左右の足の小趾の末節骨を骨折をしているのですが、サッカーをしているうちに疲労骨折的になって

いることで、これは特別の処置は不要でした。膝を傷めたり、大腿のハムストリングスやアキレス腱を数回以上負傷して困ることがありましたが、この時に膝の装具が膝の保護に有効で、運動リハビリの補助具としても素晴らしいことに気付きました。その経験から老人や婦人の変形性膝関節症のリハビリに、装具の使用を積極的にお勧めしてきました（➡ *56話参照*）。

52歳の時には右足の母趾の基節骨を圧迫骨折したのですが、これは相当な痛みがありました。家の中で子供に腹を立てて、床に置いてあったランドセルを蹴ったのです。予想以上に本がいっぱい詰まっていたので、骨折したのでした。踵歩きをしておけば生活ができたので、放置して治しました。自院でのレントゲン写真では、5mmほど趾が短くなっていましたが、かえって靴とのフィッティング感が良くなったように思います。

49歳の時に、右の小指を突き指して、末節骨の基部に小剥離骨折を起こしました。町内のソフトボール大会で、ボールを受ける際に負傷したのです。若い頃は軟球での球に慣れていたこともあり、それより大きいボールだったので勘が狂ったのでしょう。ちょうど伸筋の付着部の骨片が剥がれてしまったため、整形外科で処置か手術をしないと指の変形が残ってしまう（Mallet finger）ことが分かりました。しかし、痛いことは嫌なので整形外科に行かず、そのまま放置して治しました。ところが、その7年後に右の薬指に同じパターンの骨折がありました。これは、妻と取っ組み合いをした結果、腕力に勝る相手にへし折られたものです。私は妻に「君は外科医の指に何ということをするのだ」と言ったようです。この時も放置したので、変形が残ったままで治っています。小指や薬指だったので、多少の変形では日常生活への不都合はほとんどありませんでした。

私はマスターズ陸上競技もやっていて、59歳から練習をし始めました。すると60歳になって左坐骨結節部に有痛性の硬結が生じたため、当院の理学療法士の治療を受けたのですが、半年以上治りませんでした。（次項へ続く）

100. 私の既往歴と現病歴を書いておきます（5／7）

　治療をしてくれた理学療法士と一緒に調べたところ、坐骨結節滑液包炎（ハムストリングス症候群）との記載がありました。いずれにせよ、運動で生じた損傷は手術をするほどのものでない場合は、基本的には「時間薬」であって、筋力が低下しない範囲のリハビリやトレーニングをする他の妙手はないと思います。関連する話では、67歳時に参加したマスターズ陸上の100m走のゴール手前で左大腿ハムストリングスがブッチーンと切れて、路面にもんどりうって転がってしまったことがあります。激痛で一歩も歩けず、その場から他の選手に背負ってもらって医務室に行き、2時間くらいの初期冷却の処置をしてもらいました。その後は、辛うじて駐車場に置いてある車を運転できたので、ドラッグストアに寄ってサポーターなどを買い、帰宅しました。これも自然経過で治しました。ただし、左大腿ばかりやられるので、完璧なリハビリができておらず、筋力の低下をはじめ、ストレッチや練習不足などといった問題が慢性的にあるようです。

　60歳の時に、自家用車を大破して修理不能となる自損事故を起こしてしまいました。夜、診療所に戻る仕事があって、ハンドルを切りながら駐車場の車止めのところに前向きに駐車しようとしたところ、誤ってアクセルを吹かせてしまい、車止めのコンクリートを乗り越えて、その先にある植え込み帯のコンクリート片や土片を撒き散らしながら、飛行機のカタパルト離陸のように飛び上がり、2mほど下の県道に落ちて、前方の泌尿器科医院のコンクリートの壁に正面から衝突して止まったのです。

　白い霧のようなコンクリート片がもうもうとしていました。この時たまたま道路に人や車がいなかったので、幸いなことに他損事故にならずに済みました。さらに運が良かったことに、車は完全に水平を保ったまま着地してくれていました。透析が終わって泌尿器科医院の敷地にたむろしていて目撃していた知り合いの患者さんから、「カーアクションの映画を見ているようだった」と後日言われました。

とにかく怪我もなく体には全く影響がないように思われましたが、やはり「全身振盪」が強烈だったようです。車から降りた時には、痛くもないのに多分数十秒くらいは膝や腰が割れて立ち上がれず、嘔気が生じていました。直ぐに病室に上がって、副腎皮質ステロイド入りの点滴を指示して受け、プリンペラン錠の頓服と一晩のカラー装具（ポリネック）もしておきました。私は、ムチウチ損傷（あるいは、その予備軍）にはその後の炎症を強力に抑える目的で、副腎皮質ステロイドを初期治療として投与するのがよいという考えを持っていた（ただし、タイミング的にもそういう治療を行う機会はそれまでありませんでした）ので、自分に対して実施したのでした。その夜はもうどうもなかったのを覚えています。

　翌日の日曜日は市民マラソンの予定でした。絶対に大丈夫だと思いましたが、もし出場して月曜日に休診する羽目になったら言い訳が立たないので、欠場しておきました。月曜日以後はやはり全く元気でした。

　64歳の時、ついに面倒なことになりました。今まで期外収縮（主に心房性）の出没がありましたが、不快で困ることはあったものの、深刻には考えていませんでした。しかし、発作性心房細動が初めて心電図で引っかかって、悩ましい話になったのです。期外収縮に比べてより不整脈感が強いことを自覚していました。この不整脈は脳血栓塞栓症の最も重要な危険因子で、ガイドライン上では抗凝固剤を予防投与することになっています。通常は一生投与を続けることになります。この疾患については相当数の患者さんを扱ってきた経験もあるし、循環器科専門医にチェックを受けたことも何度かありました。自分の場合は、その後、何回も発作が再発していますが、抗不整脈剤を服用し出すと数日以内に消失する繰り返しでした。ただ、自然緩解している可能性が大きいと思うようになっています。発作が緩解した時点で、自己責任で抗凝固剤は服用中止とするオプションを選択しています。

　昨年、69歳になった年は、冬からのアレルギー性鼻炎に引き続いて、初めて明確な咳喘息が自分自身にも出現し、驚く根拠もないのに驚きました。私の得意分野でした（➡*12話、90話参照*）。（次項へ続く）

100. 私の既往歴と現病歴を書いておきます（6／7）

　この頃は5月から8月まで心房期外収縮が続くようにもなったことから、抗不整脈剤を服用しました。この間に発作性心房細動も再発しました。

　さらに、今年の70歳になった年は最悪の年でした。3月に咳喘息が再発したのですが、内服の副腎皮質ホルモン剤と吸入ステロイド剤を含む最強の薬剤を用いました。それでも、仕事に支障が出るほどだったので、プレドニン錠（5mg）内服（通常は4錠まで）を、一時は例外的に6錠までに強化しました。その結果、3ヶ月ほどでかなり改善しました。この間は心房期外収縮の頻発も重なり、具合の悪い状態が続きました。時々の心房期外収縮に加えて、8月には旅行の最中に心房細動が生じました。うっかりして薬を持って行かなかったので、抗凝固剤と抗不整脈剤は帰宅した2日後に服用を開始しました。次第に難治性のようになる傾向で、先行き不安になってきましたが、幸いなことに数日後には整脈に戻りました。しかしその後も、期外収縮という不整脈は出没しました。

　この年の11月には、これに加えて左肋間神経痛の後で帯状疱疹が出現し、抗ウイルス剤の服用も行いました。その後は全般的に落ち着いてきたのですが、12月の忘年会の朝から心房細動が再発しました。この1年は不整脈防止目的で、禁煙だけでなく、完全に禁酒を続けていましたが、夕方の忘年会の時にはヤケクソ的な感じでビールや赤ワインを飲んでしまいました。ずっと心房細動でしたが、最後の挨拶を喋ったりした後で、整脈に戻っていることに気付きました。そうすると、そのまま二次会にも参加して、赤ワインを飲みながら、長らく吸っていなかったもらい煙草を3本吸っておきました。それでも、心房細動の再発は起こらず、心房期外収縮も稀にしか感じなくなっています（➡当院を退職して2ヶ月になりますが、動悸の再発はありません）。

220

結局、新旧のかなりの種類の抗不整脈剤を試みましたが、最終結論としては不整脈の停止や再発防止に確実な薬剤は見つからなかったということです。それ故、不整脈に対する当面の方針は、比較的規則正しい生活ということに落ち着いています。そして心房細動が生じたら、その期間中だけ少なくとも抗凝固剤を服用することにしています。頻脈が気になる時はジギタリス剤を服用します。こういう不整脈は無自覚の場合も結構あるのですが、自分の場合は出現すると必ず自覚します。これは気分的には不都合極まりないのですが、他方で出没の状況が把握できるので、そういうオプションが適切だと判断しています。今後、不整脈が常態化すると耐運動能が損なわれるし、不整脈中の運動は何がしかのリスクを伴う可能性があるので、スポーツを続行することは悩ましくなってきました。今のところは、カテーテル焼灼治療のことは、まだ本気では考えていません。

　この２年間の体調不良の原因を推定するに、もちろん飲酒が不整脈の誘因になった感じのこともありましたが、一番の因子は診療による疲労（この数年は診療による疲労が耐えがたくなってきました）と不規則な睡眠（睡眠不足）であろうと結論付けています。以前から夜更かしタイプではあったのですが、最近の数年以上は完全な不眠症であり、そろそろ睡眠剤を服用し出そうか、もう少し非薬物的な工夫をトライしてみるかを考え出していたところでした。

　私の睡眠障害は入眠障害のパターンで、その１つの要因は（たまにあるのだが）「腰のイライラ症」というものと思われます。この症状は、プリンペラン（注射薬）という制吐剤を点滴注入した時の副作用で生じる場合がある症状とそっくりだと思いました。当院の患者さんの何人かに、点滴中にこの症状が出て混乱したことがあったのです。その後、自分の嘔気症の時に、自分の診療所でこの点滴をしてもらったらその症状が出現して、直ぐに点滴を抜いてもらいました。ただ、プリンペラン錠の内服ではこの副作用は自分には出現しないようです。これと同じような症状が夜間の臥床時に自然に起こりやすくなっていると自己診断しています。（次項へ続く）

　プリンペランの薬剤説明書の副作用欄に、以前には長らく「焦燥感」というのが記載されていました。「焦燥感」とは心理的な用語であり、この症状には適切なものではないのですが、製薬会社がよく理解せずに書いているのだろうと思っていました。別に、気持ちが「イライラ」しているのではなくて、腰が「イライラ」するのです。患者さんの副作用の時の事後聞き取りでも、そういうことでした。ただ、最近この説明書を見直したところ、「じっとできない・そわそわ感」という用語に訂正してありました。いずれにしても、中枢神経や末梢神経ないし自律神経の変調による症状なのだろうと思っています（➡ *「アカシジア＝静座不能」が適語でした*）。

　がんの検診については、結果的に毎年のように撮っている胸部レントゲン写真のみですが、1回だけ当院で胃カメラをしてもらったことがあります。大腸カメラと腹部超音波はまだしていません。腹部超音波は一度してもらおうかと思っています。もちろん、これらは毎年するほうがよいことは分かっていますが、昔から「医者の不養生」と言われるように、医師というのは自分の検診はあまりしない人が少なくないような気がします。

　ただ、胸部 X 線写真・心電図・採血検査・検尿などは症状のある時とかにしているので、がん検診以外は「抜けのない」チェックをしていると思います。なお、私の両親は共に、長生き家系の傾向がはっきりしているように思われます。

　私の体調は、診療所を退職する前の 70 歳頃が最悪のようでした。この頃は、運動する活力も減ってしまって、シニアサッカーもマスターズ陸上も 1 年ほど参加しなくなっていました。そのためデーター的にも体力の低下が明らかとなったのですが、退職後は自由時間も増えて、1 週間に 5 日前後は自主トレーニングを続けており、体力も回復してきています。高齢

222

にしてはかなり激しい運動となっていると思います。

　今でも心房細動は1年に数回出ますが、最近は1日ほどで治ってしまうようになりました。6月前後に出現するようになった「咳症状」も年毎に減ってきて、副腎皮質ステロイドの吸入もする機会があまりなくなりました。そして、自宅付近にかなり傾斜のきつい坂道があるのですが、この30年間で一番軽快にその坂を登れるようになっていると感じています。

　以上、患者の皆さんの心身の秘密を教えていただいたお返しに、私の身体の状態をお示ししました。臨床医師が自分に対してどういう対応をしていたかが分かり、興味深かったのではないかと思います。ただ、私は「一般意味論的」な思考・判断に基づいた人生を歩んでいますので、多くの医師の代表者であるわけではありません。(2016.12 ～ 2020.08)

➡ (追記) 失念していましたが、私は、同級生の形成外科医に数回にわたって、形成外科の外来手術を受けていました。頭部への単一植毛法（増毛手術の一法）を2回と、両側の眼瞼挙上手術を2回受けていました。前者は自費扱いでしたが、後者は「眼瞼下垂」という老齢に伴う疾病ということで保険適用でした。拙著『増毛ラプソディ』に書いています。歯科医には人生中の何度もお世話になっていますが、最近の5年来は、インプラント治療を契機に歯科に通院して管理・治療をしてもらっています。インプラントを何本してもらったかは、こと自分に関してはアバウトな性格のため覚えていません。患者さんについては神経質であることを申し添えておきます。(2020.12)

記事要約の一覧

01. 薬はいつ飲めばよいのか

　「食後 30 分後服薬」の指示を厳格に出す医師や薬剤師は「専門バカ」と思う。そもそも、薬剤量や服薬時期の指示はファジーだし、体重換算もアバウトだし。

02. 薬の副作用とは

　薬の副作用は個人差が非常に大きい。副作用が「一石二鳥」になることがある。投薬の適用が不適当の場合は、薬理作用と無関係のような副作用も出やすい印象あり。

03. 薬によるアレルギー

　「神経虚脱」によるショック（血圧下降）は、アレルギー反応の一種であるアナフィラキシーの他に迷走神経反射によっても生じる。後者は非常に多いもので、先ず臥床させて脳虚血の悪循環を遮断するだけで、ほぼ全員が回復する。しかし、たまに遭遇する前者は危険で、薬剤としては適量のアドレナリン皮下注射が重要だ。

04. 生活習慣病について

　血圧やコレステロール値を何らかの対策で基準値内に留めておくことは、公衆衛生上では（確率的には）推奨すべきであっても、個々の人生の結末がどうなるかについては実は誰にも分からない。

05. 検診・人間ドックで何が分かって、何が分からないか

　実施した項目以外については分からないので、検診やドックで異常がなかったから「正常」であるなどとは言えない。確率的に意味があることは確かだ。

06. 薬の効果に影響する食品

　こういう知識は知っておく必要がある。ただ、個人差や治療の目標レベルの差によって、無視に近い形でもよい場合がかなりあるものだ。やはり、個々における実際の状況がどうであるかを見極めないと決定論的なことは言えない。

07. 糖尿病の治療では、薬は食事療法の代用にはなりにくい

　➡ *(注) 最近は、新しい機序の糖尿病の薬剤が複数利用できるようになり、格段に管理がしやすくなってきている（2016 年 6 月）。*

08. 診察の時に何故定期的に体重を量るのか？

　私は、診療医を続けてきた結果、「顔貌・脈の触知・下腿の視診と触診・体重の変化」が一番診断に役に立つことが分かるようになった。数値も大事だが五感から得られる情報のほうが一義的だと思っている。

09. 糖尿病でない方も読んで下さい

　本来、糖尿病の薬物が不要な程度の人の治験例の紹介。糖尿病が悪化して、神経麻痺も生じたとの患者さんについての入院紹介があった。入院したらインスリンどころか薬も不要だった。「果物と赤ワインが健康に良い」というテレビ番組の影響だった。

10. 喘息は合理的な実践治療によりかなり上手くいきます

　喘息は、強力な抗炎症作用のある副腎皮質ステロイドが決め手。悪化の際はその注射薬や内服薬で改善できるが、その吸入薬が市場に出るようになって、ほぼ管理可能になってきたということだ。他の薬の効果は不確定だし、効果がそれなりに見込める気管支拡張剤の注射薬や内服薬は、頻脈などの副作用に留意しなければならない。

11. 喘息治療における β 刺激剤吸入療法の具体的なお話

気管支拡張剤のハンドネブライザーは喘息の最初の個人手持ちの吸入治療薬であり、当初はまさに画期的なものだったが、これは喘息を引き起こす炎症自体は抑制できないし、いい加減な使用法は効果が悪いだけでなく、生命の危険もある。

12. 咳が2〜3週間も続いている場合は何だろう

　「無熱であるが咳がいつまでも治まらない」場合は、確率的にはほぼ「咳喘息」だと疑うのが妥当である。臨床診断はそう困難ではない。難治症例に対して、強力な抗炎症作用のある副腎皮質ステロイドを選択しない理由は希薄だと私は思う。

13. 成人病の管理をさせていただいて気になってきたこと

　「生活習慣病」の管理で通院されている人の問題点。せっかく、その目的だけには適った状態を維持できていても、がん検診が疎かで人生を閉じる羽目になるとか、膝や腰の機能に対する適切な対応がないので、人生がつまらなくなっている人が多い。

14. 胸部レントゲン撮影は体に心配ありません

　特に、胸部写真は必要な射線量が桁違いに少なく、一度に数十枚撮っても心配ない。被曝放射線量の目標はゼロではない。昔から、わざわざラドン湯やラジウム温泉に入りに行く（効能も怪しい）人もいる。

15. 痩せ薬による健康被害について思うこと

　こういう目的で医療を迂回した商品を利用する場合に、不都合が起こって「被害」と言うのはおかしい。「愚か」だということ。「愚か」でなければ、医療や商品に頼らなくても上手くいくはず。エネルギーの摂取と消費との収支の問題なのだから。

16. にせ医者診療とリウマチ薬の訪問販売に思うこと

にせ医者は犯罪であるし、罰せられる案件である。その患者だった人は不運だが、総体的に真っ当な医療を受けていた可能性もあるし、人間性に欠ける医者よりもマシだったかも知れない。訪問販売の被害はその「被害者」にも明確に問題がある。

17. 病診連携・診診連携：これを利用されるのが適切です

現にかかっている医師の守備範囲によるが、誰かを一応の「かかりつけ医」としておいて、その守備範囲でないことには、別の医師の診療を受けることになる。医師同士が情報交換をする仕組みにしておくことが、無駄な医療や不都合な医療を避けることに寄与するし、「かかりつけ医」はそのキーパーソンに適している。

18. 五十肩や腰痛・坐骨神経痛にブロック注射が良いことが多い

『断痛療法』という本を書いている医師がいた。ブロックの中には簡単な処置で十分なものも含まれている。痛みがいつまで続くか分からないし、鎮痛剤でもなかなか十分な効果がない時にも、即時の著効がある場合が大変多いと思う。

19. 歩行（ウォーキング）についての雑記

何十分歩かないと効果がないとかの面倒な話（将来いつ、その理論が否定されるか分かりませんし）は無視しよう。天気の良い日中などに多少とも歩き回ることは動物として本来的なことだと思う。気分にも良い影響が期待できる。膝が悪い人は、ドラッグストアにでも販売している簡単な装具を試してでも歩くことを勧める。この装具は大変役立つことが多い。

20. 血圧測定についてのご参考に

血圧は大なり小なり変動している（その幅の少ない人と大きい人がある）。いろんな状況で何度も測るほど状況が分かってくることもある。それらのことに関して、参考になるかなと思うことを書いている。

21. 高血圧管理はどうすればよいか

　高血圧のコントロールの多くは、動脈硬化を遅らせたり、心臓や腎臓の機能を守るという長期スパンのことに関してのものである。だから、その効果についても個人差が結構あるわけだが、統計的に良いと思われる対応をしようという考えだ。

22. 降圧剤は服用し出すと止められない……ことはありません

　ご本人がしっかりした人であれば、遠くにいる医師より自分の判断に従う場合が正解のことはあるはず。しかし、主治医に電話で判断を仰ぐことも適切なこと。実際上は、状況が変われば降圧剤を中止したり終了することはしばしばある。

23. 降圧剤の種類は？

　降圧剤の持つ癖は、その種類によって全然違う。最近では、細動脈の筋肉を緩める「カルシウム拮抗剤」がよく用いられるが、癖は少なく効果がはっきりしているからである。また、臓器保護作用が注目される「ＡＲＢ剤」の使用が増えている。他にも昔からある交感神経系を抑制する薬剤もあり、心疾患の一部の人にも有用である。

24. マスクや手洗いの意義は場合によると思います

　一般の人においては、神経質になり過ぎることは精神的にも実際的にも良くないと思う。エイズウイルスが数匹体に入っても発病しないようである。状況によって感染防止処置が求められる程度が異なる。

25. 胸が苦しかったので「救心」を服用した

　心臓に関することで、売薬を服用することは「本気か？」と思う。本当に効くものなら、適用を誤ると拙いことになるからである。しかし、実際は、本人が思っているかも知れないような「心臓ではない」「自律神経関連」なので、構わないのだろう。

26. イメージ先行の宣伝文句には先ず疑うことから

「アルカリ食品・植物は優しい・血液のドロドロ・ネバネバを改善する食品」の表現を聞くと、私には怪しい気持ちが先に出てくる。テレビでこういう話を喋る医学博士や大学教授は、「おっちょこちょい」か「出来が悪い」と思う。

27. 何故、怪しい宣伝や意見に騙されるのかについての考察

1つには、論理の飛躍が入り込んでいる。また、質的には嘘とは言えなくても、量的には全く有意な差の出ないようなことを、さも問題だと言い張ることだ。それと、有害因子とされるものの被曝目標はゼロではない。生物はいろんな成分の環境の中で古来から進化して現在に至っているのである。

28. 血圧測定や血圧管理についての蛇足

高血圧に関する複数の学会から配布されている管理パンフレットを見ると、「人それぞれ」「場合による」というのに対応できていない。この通りにすると拙いことが多いのだ。このギャップを埋めるのが「かかりつけ医」の役割だと私は思う。

29. 内視鏡手術における医療過誤の記事についてのコメント

ビジュアル技術の進歩によって導入された内視鏡手術は、伝統的な手術に比べて操作術野の視野が限定され、操作の間接性が増えるといった不便な面が基本的にある。症例の適用を誤らなければ、手術侵襲が軽微で術後回復も早いというメリットがある。術中に通常手術に切り替える柔軟性を確保しておかないと、医療事故が生じ得る。

30. 肺の内視鏡手術に思ったこと

略

31. 内視鏡手術の増加が果たす医療経済への影響

　略

32. 末期患者への安楽死事件の問題

　主治医が悩んだ末とか独特の考えを持っている場合が多いようです。日本では法律上で安楽死は認められていないことが重要である。種々の終末期に適用できる対症薬剤がかなり多いので、これを過不足なく用いてしのげると私は思う。

33. ウォーキングについての雑記〈2〉

　頸部・上肢帯・腰・膝などに用意されている装具を上手く利用されることを勧める。この装具は最寄りのドラッグストアで買えるものから（先ずは、これがお勧め）、医師の指示によるオーダーメードのものまで、3〜4種類のレベルのものがある。

34. 採血予定日は朝食抜きが常識というのは？？？

　私は、そんなことは決まったことではないと思う。個別の場合における状況の長短について解説した。ただ、医師にそう指示されたのなら従うこと。

35. 空腹時検査と食後検査の意味するところの余談

　空腹時採血に比べて食後採血では、基準値からはみ出す率が多少は増えるということ。特に、血糖・中性脂肪・尿一般検査などはそうである。食後採血で「乳び血清」というコメントが付くことがあるが、私は常は「ああ、そうだ」と思うだけである。

36. 心不全のむくみ（浮腫）と利尿剤

　下肢や顔面がむくむ場合は、心機能低下・腎機能低下・自律神経不調・低栄養、などが考えられる。利尿剤はいずれに対しても適用し得るもので、

多くの場合に第一選択になる。頻尿という副作用がある場合でも一寸した工夫で対処は案外容易であると思う。

37. 「高齢者の内服薬が多過ぎる」からの脱線

　高齢者への薬物が非常に多い場合は、副作用などの不都合が出てくる可能性が気になる。一方、種々の欠陥を抱えた高齢者においては、数多くの薬剤でやっと安定した管理ができている場合も実に多い。どちらの面からも注意深い診察が基本である。ただ、高齢者ほど薬剤費用が莫大になって医療制度の破綻を来すリスクとなっていることを放置している現状の日本には、当事者ながら疑問を感じる。

38. 「高齢者の内服薬が多過ぎる」への弁明と副作用のこと

　基本的に前項と同じような趣旨である。

39. ハンス・セリエのストレス学説

　ストレス学説は「全身適応症候群」学説である。もともとは全身的な症候群のことなので、ストレスを心理的なことに限定または歪曲することは本質から離れている。身体にストレッサーが加わっている間は、それに対応すべく、やや定型的な症候が経時的に現れる。これには交感神経や副腎髄質と副腎皮質のホルモンが働いている。この状況の時には第二のストレッサーに対する抵抗力は弱まっているとのこと。

40. 実際にがんを治そうという研究は大抵泥沼です

　ノーベル賞級の学者でも、がん治療に関してはひどいものである。フィービゲルは、がんの原因が寄生虫であることで受賞した（1926年）。化学賞受賞のポーリングは、ビタミンCががんに効くという世界的なプロジェクトを先導して大いなる無駄をしてしまった。ストレス学説のセリエも、自律神経への介入でがんを治そうと思案した。

41. がんの免疫療法も泥沼です

　がんの免疫療法は「理論倒れ」と「期待先走り」の競争をしてきたようなものだ。限定した効果があっても、ほぼ全ては「いかさま」のようなものであった。最近の本庶佑のレベルの仕事（免疫チェックポイント阻害剤の研究でノーベル賞）で、やっと「がん免疫療法」というネーミングを付けられるようになった。それも、治療の成功率からは、スタート地点にやっと立ったということだろう。

42. 痩せ薬についての続編

　糖分を中心にカロリーを自己制限して、アミノ酸やビタミン類・電解質類の補給をするプランでは、計画を守れば成功するだろう。消化を抑えるサプリメントのようなものも効果があり得る。ただ、日常生活に支障がでなければよいのだが。

43. 高齢者に対するマシントレーニング導入

　略

44. パワー・リハビリ（マシントレーニング）のお勧め

　略

45. がんの代替療法商法は興味深い

　がんの代替療法は、商売とすれば上手いやり方だと思う。もともと「藁にもすがる」状況なので、結果が思わしくなくても、訴える事態にはならないだろう。医師の無責任な余命宣告がそもそも悪影響を与えていると思われる。医師は、本人や家族への心遣いから「大体の予後の相場」を伝えるのだが、個々においてはその期間が大きく外れるのである。代替療法への誤った信頼はそこに責任があると気付いた。

46. 代替療法というものの意味

代替療法というものは、その疾患の領域においては「有効な治療法がない」ということの裏返しでしかない。その代替療法が真に有効なら、標準療法に昇格しているはず。

47. 丸山ワクチンについてのメモ

　あらゆる代替療法に属する療法の信頼しきれない理由は、「どういう条件で効果があり」「どういう条件で効果がないか」ということの線引きがないことだと思う。

48. 治療効果判定のための統計処理の怪しいところ

　何万人もの大規模集団の治療成績を統計処理した信頼性のある資料にも、私には2つの問題が見える。1つ目は、それが本当であっても、個々の人々の運命は分からないということ。2つ目は、別の同じような研究をしたら、それは全く異なる結果になることが稀ではないということ。そういう場合は、統計学的処理が正しかったというお墨付きだけが空しく残る。人間の運命にかかわる事案には人智を超えた多数の因子が絡んでいる。

49. コエンザイムＱ10について入手した情報

　米国の心臓学会のガイドライン（2003年）には、「コＱ」・ビタミンＣ・ビタミンＥ・ガーリック・閉経後のホルモン補充療法などは有用性が証明できず有害な可能性もあり得るから、これらを勧めるべきではないと書いてある。その筋が「それは意味がない」といちいち指摘するのも面倒だから、現在でも野放しにされている。

50. ウォーキング自体では体重は減りません

　20種類のフィールドアスレティックスをこなしたら、体重が50ｇ減って皮下脂肪が28ｇ減ると書いてあった。250kcal。これは、ジョギング4km・大瓶のビール・ざるそば＋玉子、と同じと書いてあった。ウォーキングしても、その勢いで一寸臨時にものを食べたら体重自体は減らないだろう。

51. カロリー制限が難しいのは本能と洗脳による？

　決められたカロリー量を守っても、体重も減らず皮下脂肪も減らなかったら、カロリーの収支決算は「過多」である。成果主義であるべきだ。腸管による栄養の吸収は個人差が大きいはずだし。摂取内容やカロリー量は経験から自分で決めるべきである。

52. 採血や静脈注射が痛いのは下手なのかどうか

　痛みを感じる部位は皮膚に点在する痛点である。針がこれを直撃すると痛いし、その間だと痛みはない。痛点が疎らな臀部への皮下注射はしばしば全然痛くない。密にある指先は非常に痛い。痛点は見えないが、それを避ける確率を上げる方法はある。そのことが分からない実施者の場合は痛いことが多いはず。

53. 胸部レントゲン写真について知っていただきたいこと

　肺には豊富な空気（陰性の造影剤の働きがある）があるので、胸部写真によってのみ内部構造の実態が明確に分かるのである。しかも、胸部写真だけにおいて、被曝線量は無視できるほど少ない。X線写真で分からないことがＣＴ検査で分かることがある。ＣＴは公費負担が大きいことと被曝線量が僅かに多いので、無闇にすることは避けるべきである。

54. 免疫学から本当に学ぶべきことは？

　免疫防御反応には、自然免疫・獲得免疫（細胞性免疫・抗体産生）の３つがあることが分かってきた。この３つは協力作業をするが、しばしば、互いの反応を阻害する（特に後２者の間）。ざっくりした「免疫を強化しよう」というのは素人話になる場合がある。

55. がん免疫治療実験から本当に学ぶべきことは？

　マウスを用いたがんの治療実験で上手くいっても、人間への適用は天文学的な確率で（？）上手くいかない。体重換算で約２千倍もの大きさの差

があることと、結果が出やすいような限られた実験条件の中だけで集中的にデーターを作り出すからである。

56. 関節や筋肉の痛みは、医者よりも先ず生活の知恵から

整形外科医は別として、医師の多くは関節や筋肉の機能や痛みについては、そもそも関心が薄いから、よく分かっていないと思う。その部の痛みとか機能障害は、自分で振り返れば原因が分かることが多いので、自分で判断して、自分で方針を考えるための事項を書いている。整形外科医でも「電気を当てておきましょう」で終わって、関心をあまり払っていない人は多いと思う。

57. インチキ民間療法の最近の2報道についての私見

結論は、これに引っかかる人のほうに自己責任があると思う。引っかけるほうは「犯罪者」としての裁きを受けるが、「工夫して引っかける」という努力はしている。

58. 体位の選択が薬物以上に病状を改善する場合がある

例えば、血圧低下（ショックなど）の場合は臥床と下肢挙上、心不全や呼吸不全・咳発作の場合はファーラー位（背中を挙上した臥床）、筋肉・関節を痛めた場合は保護的姿位をしばらく守る、というがイロハのイである。

59. 知人に対しても、医療アドバイスは診察なしでは難しい

生の診察なしでのアドバイスは非常に難しい。友人からアドバイスを求められることが何回かあった。良い意味で「適当に」答えておけばよいことを、家族並みに真剣に考えて答えた場合、気まずくなったことが数回あった。思い出したくない。実は、家族へのアドバイスの際にもそういうことがあったので難しい。

60. テレビの健康や病気の番組は危険な場合がある

私が思うことは、まともな学者や行政や警察などは他にすべき仕事が多いので、いろんな会社による怪しいサプリメント食品が出回っても、いい加減な医学博士が好き放題を言っても、それを是正するためにエネルギーを使う気がないからだと思う。

61. ラジオ健康相談を聞いての感想

外来通院している現在の主治医の方針に納得がいかない場合のラジオ相談のことが多いようである。私は、主治医と直接意見交換できない関係であれば、別の医療施設に転医することがよいと思う。黙って相談をされた主治医との関係は難しいと思う。

62.「鈴木その子」のダイエット本を買って読んだことがある

彼女は「たんぱく質のカロリーを、糖質のカロリーとまとめて摂取カロリーとして計算するのは間違いだ」と主張していた。私は「多少のロスはあるとしても、計算に入れてよい」と思った。

63. カロリー制限が上手くいかない人の誤解？ 言い訳？

現代人における肥満の主な原因は、①美食を知ってしまった、②身体活動量が減ってエネルギー消費が減った、③加齢するに従い基礎代謝量が減る、ことだろう。本気なら、①と②との部分の改善策を自分で考えられると思う。実行が難しい時には医師などに相談する道もある。➡ *(注) 最近はライザップのような企業もある。*

64. 甲状腺ホルモン剤についての面白い（？）お話

甲状腺機能低下症の原因についてはそれぞれですが、そのホルモン環境の是正は簡単なもので、適量のホルモン剤を食事のごとく服用するだけでよい。一方、甲状腺中毒症は経験のある医師が扱うのがよい場合が多いと思う。

65. 「薬のことで妙な判断をするのだなあ」という患者さんの事例

　素人さんがケッタイな判断をするのに驚くことがいろいろあった。しかし、医師でしか判断できないことばかりではないことも多いので、疑問を持ったらどんどん質問してほしい。医師を目覚めさせることも転がっていると思う。

66. 睡眠薬についての考え方

　一部の若年者の場合は別として、睡眠薬を利用するようになる主な原因は脳機能と身体活動の老化である。日中に適当な脳と身体の活動をしておくと不眠を先延ばしにできるようだが、大変困った時には、自分に合った睡眠薬を選んでもらうのは1つの対策だと思う。副作用は個人個人によって異なると理解しておくとよいと思う。

67. 胃に放り込む量を"苦痛なく"減らすノウハウ　その1

　略

68. 胃に放り込む量を"苦痛なく"減らすノウハウ　その2

　私は開業医してから、立場上で生活習慣病の防止を手助けすることになった。降圧剤とか脂質改善剤を否定するものではないが、先ずは摂取カロリー過多や運動不足の是正を先に考えるべきである。そのために、胃に放り込む量を苦痛なく減らすノウハウを具体的に考えてみた。

69. 家庭血圧計についてのアドバイス

　血圧を、①いつ測るか、②1日に何回測るか、は個別性があるべきで、一把ひとからげに「毎朝1回測りましょう」などという専門医の監修を受けた血圧ノートは間違っていると思う。血圧ノートの記録法も間違っていると思う私は、自分の患者さんには、ノートを手渡す時に、書かれてある指導と異なった記入の仕方を指導している。ノートは製薬会社が無料で私たちに配布し、監修医は会社から謝礼を受けている。

70. ハゲ治療の素晴らしい内服薬は当院で扱っています

　2005年にやっと日本で販売開始されたプロペシア錠は、男性型ハゲに対して何がしか以上の増毛が期待される優秀品である。現在では同類の薬剤がさらに複数開発されている。個人輸入もできるが、それは先発品ではない。➡ *(注) 拙著『増毛ラプソディ』は、実は増毛全体の実用書で、参考になると思う。*

71. 終末期ケア～終末期医療はどこで迎えたらよいか？

　「どこで迎えたらよいか」は「ケースバイケース」だと思う。医療施設も介護施設もその能力は個別性があり、一把ひとからげで選んではいけない。

72. 交通事故（ムチウチ損傷）とカラー装具

　最初の数日だけでも、念のためにカラー装具を利用することを勧める理由を書いている。大きい病院の医師などは、ごく軽症の頸部捻挫などには関心がないようだ。

73. 病院（医院）の薬とドラッグストアの薬の違いはあるか？

　医療機関が扱う薬剤も、副作用の発現を避けるべく錠剤の用量が低目に抑えられている。薬店でも扱える薬剤は、さらに安全域を確保しようと用量が低目になる。そこに「効きが悪い」印象が一部の人にあるのだろう。別の話だが、薬店には合剤が多く、各成分量は少な目になっている。女性に多い鉄欠乏性貧血などは、鉄だけを含む非常に安価な錠剤を医療機関でもらえばよいと私は思う。製薬会社のほうは、不要な他の成分を混ぜた「総合貧血剤」にして薬店で売って、利潤を得ている。

74. 抜歯の時に抗凝固剤を止めておく必要はあるのか？

　最近は抜歯の場合でも、日頃から服用されている抗凝固剤を継続した状況で処置を行うことが一般的になっている。しかし、歯科と内科とが間接

的にせよ情報交換をしておくことを勧める。本剤は血栓による脳梗塞や肺梗塞を抑制する目的のものである。

75. ジェネリック薬品とは

「ジェネリック」という英語は、包括的とか一般的とかの意味合いで、ある薬剤であれば、先発品などに表示される個別の商品名ではなく、成分に関連する一般名として表示されるものという意味のようだ。実際は「後発薬品」の意味である。私個人は、長年馴染んだ商品名でない一般名は覚えにくいし間違いやすいリスクを感じている。

76. ジェネリック薬品につて意図的な意識誘導をされている

製薬の先発企業には新しい優れた薬品を開発しようという姿勢があると思われるが、ジェネリック企業は、いくらテレビＣＭで美しいことを述べても、ほぼ利益追求のみを考えていると思う。医療の公費負担の軽減効果で有用な点はあるが、中国の工場で作っていたりすれば、一抹の不安因子がある気がする。

77. 院長退任にあたってのご挨拶

25年間で、実地医療は患者さんに教えてもらったことと、病診連携の先生に教えてもらったことで、少しずつ経験を増やしていくことができた。それに加えて、大学での基礎と臨床の経験と「一般意味論」思考の実践も役立ったと思っている。

78. ノバルティス社の降圧剤・ディオバンは問題のある薬か

薬品メーカーの最大手・ノバルティス社の日本の支社が、ディオバンという降圧剤の付加効能について学界を巻き込んだ捏造をしていたことが明らかになった。私はこの種類の降圧剤にはディオバンを選んでいたが、報道の後も他のメーカーのものに変えなかった。私はどのメーカーのものも機能的には同じだと思っていたし、効果の感触を掴んでいるので、敢えて

変更したくなかったのだ。

79. 専門家の示すガイドラインが胡散臭いと思うこと

　特に、生活習慣病のリスク因子である高血圧と高コレステロールの、望まれる基準値の範囲を専門家が繰り返し変更している。大規模臨床集計が繰り返されて、そのデーターで決め直しているのだ。今後も、この基準値は、繰り返し「見直しによる変更」がされる可能性がある。たとえ確定的な基準だとしても、実地診療の際の個々の患者については、基準値に入っていようが多少外れていようが、その結果の運命は全然確定的ではない。

80. 化血研のワクチン不正製造問題で思うこと

　私の診療所の近くにある国内有数のバイオ製品製造会社が、ワクチン製造を認可されていない方法で作っていたとの内部告発があった。国は「怪しからん」として、製造稼働を一定期間中止させる処罰を与えた。ただ、ここでしか作れない製品については「稼働を許す」と居丈高であった。「処罰をするが、この製品は申し訳ないが作って下さい」と言うべきだと思った。製造工程の変更は、法律的にはともかく、製品の品質には影響がなかった。このどさくさに、地場のホープであった企業が官庁の息のかかった東京の企業に吸収されてしまった。私は、全てが気に入らなかった。

81. いろんな疾患の治療法の進歩は現在進行形です

　内科中心の医師にとって、その最大の武器は治療薬である。製薬会社が基礎研究の末に優れた薬品を作ってくれるのを常に待っているのだ。今までの開業医経営の間には、糖尿病・喘息・心不全などに大きい進歩があって、治療が大いにしやすくなった。

82. 高価な薬剤を頻用すると日本の医療は維持できない

　優秀な薬剤が次々に出てくることは有り難いのだが、それが高価過ぎる。日本という国は、戦後、過度とも言うべき平等主義が席巻しており、この

ことと絡まって公的医療出費に歯止めが効いていない。日本医師会や日本保険医協会だけでなく、私たちの個々の臨床医も受益者である国民も、誰も本気で医療費高騰に歯止めをかけようという気が全くない。政府は臨床医の精力を削ぐような細かい、それいて効果のない医療費削減政策を出し続けており、その結果、医療費高騰は止まらない。医療費削減の方向から、ジェネリック薬品のシェアを大幅に増やす対策を採ったが、私はジェネリック薬品は構造的・精神的に不健康だと思う。先発メーカーにおける薬価自体が高過ぎることを改善すべきだが、この点はグローバルな問題である。

83. 当院に品揃えしてある薬剤の現状から分かること

私は、元来は呼吸器科専門だが、全在庫内服薬 230 余種類のうち実際に使用している呼吸器薬はたったの 6 種類であった。鎮咳剤や去痰剤は言葉通りには効かないと思われたので、最小限しか使用しない。炎症疾患の多い呼吸器疾患では、抗生剤と抗炎症剤とによって炎症自体を抑制することが、結局は症状を一番改善できると思う。

84. 漢方薬について以前から思っていること

ごく一部の効能の明確な漢方薬の他は、私はなるだけ漢方薬を使わない。しばしば、患者の納得を期待するための「逃げの処方」であると私は感じる。長期投与が当たり前のようになっており、薬価も低くないので、医療費の無駄使いのことが多いと思う。そもそも漢方薬の保健薬認可には怪しい力学が働いている。

85. 薬剤処方の適正な匙加減に医療費の支払いを拒否される

日本の政府は、高価な薬剤や高価な検査の使用を野放しにして、医療機関に出来高払いをしている。他方で、実地医家の細かい処方の匙加減に医学的根拠の希薄なクレームをして支払いを拒否する。本気で医療費高騰を阻止する気がないと思う。

86. 医療費の高騰の原因の1つは安易に検査をし過ぎること

　診断する医師にとって、日本のようにほぼ制限なしにレベルの高い諸検査ができることは有り難いことだと思う。欧州諸国では、検査の実施には何がしかの制限をかけていて医療の財政的崩壊を防止しようとしているようだ。それらの国民は国の財政や支払う税金のことなどを天秤にかけて、仕方なく納得しているところがあるように思う。

87. 「1時間待ちの5分診療は不適切」なんですか？

　要領の悪い医師にかかると無駄な時間がかかってしまう。経験を積んだ医師にかかると短い時間で診断や治療方針の決定に達する。正しい診断に近づくには患者に関心を持つことが一番。

88. 肺や心臓の聴診についてのお話

　心臓や呼吸の音を聴く聴診は、医師の経験と訓練の差によってその性能が違う。それでも、日頃のフォローアップには簡便でかつ非常に有用な武器である。しっかり聴診して気になることが出てくれば、X線診断や超音波診断でチェックことができる。

89. 神経疾患の画像診断のことで専門外ながらに思うこと

　訓練を積んだ神経内科医は、問診と用手的な診察でおおよその脳内の異常部位が推定できるとのこと。日本では、少しでも神経領域の症状があれば、「とにかく」という感じでＣＴを実施する。患者側もそれを望み公的医療費の歯止めが効かない。

90. 喘息と咳喘息（アレルギー性気管支炎）の最近の状況

　この件は、このブログの14年前に3つの号で書いた。その時の内容に訂正する点はない。無熱で咳が続く場合の圧倒的原因はアレルギーだと思う（咳喘息)。この気管支症状に対する対症薬や抗アレルギー薬の効き目は悪いと感じている。適宜、副腎皮質ステロイドの適量投与がよいと思う

が、多くの医師はなかなか処方しないようである。

91. 副腎皮質ステロイドに対して正当な評価をしましょう
　「副ス」は病原菌に対する抵抗力が低下するとか糖代謝を悪くすることを含めて、数多くの副作用が挙げられる。しかし、普通に留意していると、大抵は対処可能である。この「とにかく炎症を抑える」という薬効は秀でている。しかも、大変長い歴史があるので、留意点はよく分かっている。この薬に慣れない医師にとっては、使わないほうが自己保身に有益なので（意識的か無意識的か）、なかなか使わないのだと思っている。

92. 副腎皮質ステロイドによるリスクについて
　「副ス」は糖尿病に対して使用できる（高度の場合で心配なら入院下で治療すればよい）。また、感染症を悪化させてしまうことは案外少ないと思う。逆に、進行性の重症感染症の起死回生策として、有効な抗生剤にこの「副ス」を併用することがガイドラインで推奨されている。しかし、医師側は使うタイミングを躊躇することが多い（こういう考えの私の場合でも）。「有効な」抗生剤という「縛り」は、悩ましい判断を突き付けられることになり、医師に使用するブレーキがかかる。

93. 「特定健診と当院の検査の基準値が違うのは変だ」と質問された
　採血検査において、「診療基準値」の他に「健診基準値」が別に出来ているからだ。医師の私からして、もともと大反対の二重基準である。国の役人やこの領域の医学関係者にはそれなりの理屈があることは承知しているが、机の上のお仕事と思う。

94. 健診とか人間ドックはどう位置付けたらよいか
　私は、医療および健診・検診を行う施設の責任者である。他方、経済活動をしている企業の責任者でもある。ライフスタイルは個人の責任・自由に属することなので、それに特化していない医師はその領域（統計的な意

味しかないし）に必要以上に踏み込まされるべきではないと思っている。かつ、健診という個人の領域のことに企業が一部負担をすることはおかしいと思う。したかったら、国がすればよろしい。

95. 公的費用をあまりかけない健診システムの私案

「費用」も考えずにいつも「最高水準」を求めるのは、我が国の贅沢体質だと思う。しかも、残念ながら「見逃し」「誤診」は、真面目でレベルの高い医師であっても確率的には生じるもの。質を落とさないで費用を削減する仕組みを考えてみた。

96. 体調（健康や病気）の良循環と悪循環は重要で、経済と似ている

経済の動向は、個人の心身の動向と似ている。経済用語には医療用語からの借用もある。どちらも悪循環に陥るとどんどん悪くなるので、これを打ち切る対策が重要である。実地経済と実地健康〜疾病を考えると、前者のほうがある意味で不明なこと多く、より恣意的な議論が可能になっている。後者は、全体としては膨大なトライ＆エラーの経験資料が揃っているため、私は経済のほうが医療から参考になるものがより多いように思う。

97. 食べられなくなったらいよいよ最期かなと、老衰のような場合は

非常に高齢でそのうちに食事が摂れなくなったら、無理に経管栄養や点滴での補給をせず見守ることを中心にフォローした数件のことを書いている。もちろん家族と相談した上でのことである。

98. 高齢者などの終末期に向かっての家族の心の準備

高齢者が急変して、救急車で病院に搬送されるケースが増えている。助かる見込みが極めて難しそうな超高齢者の場合でも濃厚治療が行われることが少なくないと思う。家族も「ここまでのことは望んでいなかった」と気付くこともある。かかりつけ医がいる場合は、日頃から急変の際の対処の希望について意見交換をしておくのがよいと思う。実際に搬送された病

院で担当医に状態の説明を受ける時に、治療の程度についての希望を聞き取られる機会があればよいのだが、もしこういう機会があり、家族が曖昧な態度の場合は、引き受ける医師側はしばしば濃厚医療を行わざるを得ないことになりがちである。例えば、「お任せします」という一言があれば、医師は心置きなく自分が妥当だと思う対応をすることがしやすくなる。

99. 入院中の老衰的な経過の状況

101歳の男性のケースと89歳の女性のケースを示した。どちらも、経過中に食事摂取ができなくなっていった経過だった。どちらにおいても、数日食べなくても慌てる必要がないことが分かった。基礎代謝が非常に低下しているという理解で説明できた。とりあえず数日の点滴で様子を見てから考えようと思う時でも、こういう基礎代謝が低下しているような場合は、水分に毛の生えたような内容の補給を一寸しておくだけでも管理できる場合が少なくないと感じた。

100. 私の既往歴と現病歴を書いておきます

この項は内容が長いため、7回に分けて書いている。臨床医が自分についてはどう対処したかについて参考になると思い、紹介してみた。ただ、私自身のことについては、神経質とはほど遠く、面倒くさがり屋なので、平均的な医師の場合の対処例としては参考にならないだろうが、読者の皆さんが対処する際には多少役立つことがあるかも知れないと思う。

あとがき

　昨年をもって私は診療所を退職し、後任に任せました。去る1月28日に、現在の職員たちがプランを立てて、「ご縁の会」というのを開催してくれました。6年前には2回目の同窓会（この時は開院20周年記念パーティ）が開催できて、多くの旧職員が集まってくれて大盛会でした。

　今回も、退職する私たち夫婦（妻は事務長だったが、実質上は理事長代行の仕事も果たしてきて、残念ながら私よりも人望があるようだ）のために、前2回のパーティと同じくらい多くの人たち（開院当初の職員を含め、懐かしい職員仲間）が集まってくれました。退職者31名、在職者43名、東京と福岡からも参加してくれて、本当に懐かしく有り難く思いました。

　私は院長の時に、ナースたちに対して、今から振り返ると他院ではあり得ないくらいの厳しい指導と要求をしていました。自分が世間知らずであったことが一番の理由ですが、開業当初から肺がんをはじめとする開胸術を行い、人工呼吸器を必要とする重症患者を扱うために、大部分が准看護学校卒業直後の若いナースであったのをイチから鍛えていたという状況もあり、そうさせていました。よく応えてくれたと思っています。今から振り返ると信じ難いことですが、こういう指導と研鑽の影響もあってか、数名以上のナースに関しては、循環器の苦手な医師以上に心電図の読波ができるようになっています。最近では、私の誤読を指摘されるようになってしまいました。また、事務職員・厨房職員・介護職員も厳しい要求によく応えてくれました。感謝の気持ちでいっぱいです。

　職員の多くは、在職中は嫌な目にも沢山遭ったでしょうが、楽しいことも沢山あったと思います。ただ、皆それぞれに「頑張った」という思いが強いのでしょう。だから、二度の同窓会パーティにも多くの元職員が参加してくれたのだと思います。どこか、体育会系の部活で頑張ったようなニュアンスに近かったかも知れません。私たちも、職員たちも、「共に青春を生きた」という思いがあるので、付いてきてくれたのでしょう。私は

そう思っています。青春は年齢とは関係がないのでしょう。

　このヘルスコラムを在職中には期待通りに読んでくれていなかったようですが、頑張ってくれた職員の皆さんにこの本を捧げたいと思います。

　この「ドクターMからのメッセージ（DMM）」は、ネット開設後に検索エンジンのグーグルやヤフーにて「ヘルスコラム」で検索すると、比較的早期に上位を争うようになりました。最近では、概ね実質トップを続けているようです。当初、1位を譲った時の相手は「サプリメント」や「メンタルヘルス」の営業ＰＲで載せているサイトでした。営業ＰＲで頑張っているサイトと良い勝負をしていました。その母集団は何と２千万〜５千万件超です（ただし、おびただしい桁数の重複カウントになっていると思います）。

　検索ランキングについては、内容が素晴らしいか否かとは関係がなく、アクセス数を含めて（それだけでもない）、検索エンジンが好んでくれるような工夫をしているかどうかがポイントのようです。私は、最初にノウハウ本を読んでごく簡単な工夫をしましたが、そのことが効いているのかも知れません。

　私の退職に伴い、この「DMM」はクリニックのホームページから削除しました。しかし、私が今年１月に新しく立ち上げた「ヘルスコラムM」というブログに転載しています（ https://a19m46.blogspot.com ）。別の新しいブログを作って、「Ａ４版パンフレット１枚」の制約なしで、今後も追加・継続していくことを検討しています。

　さて、この「ヘルスコラム」を書き手のバックグラウンドを示すことによって、読み手が判断する際の拠り所の１つになると思いました。そこで、「資料」としてクリニック活動の「概略」と書き手の「経歴」・「学術発表などの記録」を最後のほうに追加しておくことにしました。特にナースへの感謝の気持ちを表すために、「ナースの勉強会の記録」を収録しました。（2017 年 4 月）

資料 1

旧八景水谷クリニックの沿革とナース院内勉強会記録

◆旧 八景水谷クリニックの沿革

1990（平成 2 年 4 月）	前身の大塚外科医院（大塚俊一院長）の建物から新クリニックの建物への新築工事着工および医療法人設立への準備開始 光岡明夫、大塚外科医院院長代行の業務開始（プレハブ施設）
1991（平成 3 年 4 月）	医療法人社団大塚メディカル・八景水谷クリニック開設 理事長、大塚俊一・理事長代行 兼 事務長、光岡由紀子院長、光岡明夫（大塚文誉を副院長として招請）
2016（平成 28 年 1 月）	理事長および院長を大塚文誉に委譲（大塚俊一死去）
2016（平成 28 年 12 月）	光岡明夫・光岡由紀子退職（理事返上）

旧 八景水谷クリニック時代の概要

1991（平成 3 年）	有床診療所（19 床・手術室 1 室・重症管理室 1 室）として発足
1997（平成 9 年）	最後の全身麻酔手術 その後 手術室→重症管理室、重症管理室→治療物品室に転用 ＝人工呼吸器管理は徐々に扱わない方針へ
1994（平成 6 年）	小規模デイケア開始（医療保険制度下）
2000（平成 12 年）	介護保険制度発足とともに、通所リハビリテーションに移行
2011（平成 23 年）	光岡由紀子・株式会社オフィスひかり野設立し、相互連携開始（高齢者専用住宅・デイサービス・訪問介護ステーション）

旧 八景水谷クリニック時代の主な使用機器など

全身ＣＴ・Ｘ線撮影装置（Ｘ線テレビを含む）・心電図（運動負荷心電図・ホルター心電図を含む）・気管支鏡・食道胃カメラ・大腸カメラ・心臓超音波・腹部

超音波・換気量検査・パルスオキシメーター・眼底検査・オージオメーター・動脈血ガス分析・血糖検査（当初、人間ドック取扱いあり）
　（治療）中央配管（酸素・笑気）・エレベータ設備・全身麻酔器・人工呼吸器・心電図等モニター監視・微量輸液装置（テルフュージョン）
　（厨房）調理師・栄養士・管理栄養士の継続確保をおこない、オフィスひかり野の施設にも食事を提供

特定症例数の記録

○当院症例の死亡転帰例（1991 年 4 月 → 2017 年 6 月）
　外来診療での死亡　　　　　4 名（到着時死亡 2 例・急性心筋梗塞 2 例）
　入院中死亡　　　　　　　166 名（次第に「看取り」相当が増加）
　入院外死亡（把握可能例）　468 名（在宅または他病院入院）
○手術室使用全症例（51 名）
　全身麻酔症例　　　（20 名）
　胸部手術　　　　　14 名（開胸術 10 名）
　腹部手術　　　　　5 名
　その他　　　　　　1 名
○出張手術　　　　　7 名（開胸術　7 名）

ナースに対する勉強会の記録

○ 1991 年 6 月 → 2007 年 6 月：149 回
○その以後の記録の不備があるが、基本的には毎月 1 回ペース継続

胸部 X 線検診の活動記録

○日本赤十字社熊本健康管理センター・胸部写真読影指導医
○熊本県認定肺がん検診読影医
○熊本市認定肺がん精密検査機関（八景水谷クリニック）

肺がん精密検査機関名簿一覧

（熊本市健康づくり推進課作成・2012 年 7 月時点）

	校区又は町名	医療機関名	電話番号	住所
1	出水	九州記念病院	383-2121	中央区水前寺公園 3 の 38
2	白川	くまもと森都総合病院	364-6000	中央区新屋敷 1 丁目 17 の 27
3	託麻原	江南病院	375-1112	中央区渡鹿 5 丁目 1 の 37
4	本荘	熊本地域医療センター	363-3311	中央区本荘 5 丁目 16 の 10
5	健軍	熊本市立熊本市民病院	365-1711	東区湖東 1 丁目 1 の 60
6	健軍東	総合保健センター	365-8800	東区東町 4 丁目 11 の 2
7	田迎南	熊本中央病院	370-3111	南区田井島 1 丁目 5 の 1
8	日吉東	済生会熊本病院	351-8000	南区近見 5 丁目 3 の 1
9	城北	八景水谷クリニック	344-8811	北区八景水谷 1 丁目 31 の 16

◆ナース院内勉強会記録

	実施日（平成）	講師	テーマ
		（M＝光岡／O＝大塚）	
001	03. 06. 10	M	処方箋の記載事項
002	06. 27	O	救急手技
003	07. 31	宮川	サマリーの書き方、
004	12. 06	M	心電図①
005	12. 20	M	院内薬品の解説（内服薬）
006	04. 01. 17	M	院内薬品の解説（注射薬）
007	01. 31	O	内視鏡
008	02. 21	O	内視鏡（検査の進め方）
009	03. 06	M	本院症例から学ぶ救急処置
010	04. 17	M	肺機能と肺外傷・開胸術後管理
011	05. 29	M	気管支鏡
012	06. 05	O	内視鏡（胃がん）
013	07. 03	M	気管支喘息の治療
014	07. 17	O	内視鏡（ポリペクトミー）

実施日（平成）		講師	テーマ
015	08. 28	M	人工呼吸器
016	09. 25	M	運動負荷心電図・ホルター心電図
017	10. 30	O	腹部エコー（総論・肝臓）
018	11. 06	M	心電図②
019	11. 20	O	腹部エコー（胆のう）
020	12. 04	M	臨床検査項目の説明
021	12. 18	O	腹部エコー（膵臓・腎臓）
022	05. 04. 17	M	当院ＩＣＵ管理（実地の復習）
023	05. 15	O	肝炎（ウイルス肝炎）
024	07. 24	O	胃がん手術とその看護
025	09. 18	M	高血圧症・心電図
026	12. 04	M	肺がん
027	06. 01. 19	O	甲状腺とその疾患
028	03. 26	M	心電図（不整脈）④
029	04. 16	M	院内薬品（内服薬・注射薬—注意点の復習）
030	05. 21	O	内視鏡（ポリテクトミー）
031	07. 30	O	肝硬変
032	09. 03	M	免疫学
033	09. 24	O	膵臓とその疾患
034	10. 22	M	呼吸器・循環器の外来チェックと病棟管理
035	11. 19	O	救急手技
036	12. 17	M	降圧剤の説明（藤沢薬品 MR）ニバジール
037	07. 01. 21	O	消化器系薬剤の解説
038	02. 25	M	胸腺腫瘍・細菌検査と細胞診
039	04. 22	O	肝炎
040	05. 27	M	心電図（不整脈）⑤
041	06. 17	O	胃十二指腸潰瘍剤の説明（帝国臓器 MR）
042	07. 15	M	がん末期医療ケアのマニュアル
043	08. 19	O	直腸肛門疾患

	実施日（平成）	講師	テーマ
044	09. 16	M	糖尿病
045	10. 21	O	肝炎（ウイルス肝炎）
046	11. 25	M	膿胸の治療・気管切開の適用と管理
047	12. 09	O	内視鏡的胃瘻造設術・経静脈栄養法
048	08. 01. 20	M	縦隔腫瘍の手術
049	02. 10	O	イレウス
050	03. 16	M	薬剤による副作用
051	04. 20	O	検査について（器械取扱い）
052	06. 01	M	大型ナースミーティング
053	06. 22	O	出血性潰瘍の治療
054	07. 27	M	気管支喘息の治療
055	08. 17	O	肝臓（門脈）と膵臓の整理
056	10. 02	O	腸疾患の臨床
057	11. 18	M	胸部外科手術
058	12. 14	O	肝炎
059	09. 02. 01	市川	申し送り手技の確認
060	02. 22	O	ベッドサイドの処置
061	03. 15	M	心電図⑥（試問）
062	04. 21	O	血液と輸血
063	05. —	M	認知症薬の説明（ロッシュMR）ドラガノン
064	06. —	O	検査について
065	07. 28	M	内服の処方
066	08. 09	O	肝炎（慢性肝炎の治療・ＩＦＮ療法）
067	10. 11	O	胃薬の説明（大塚製薬MR）ムコスタ
068	10. 01. 24	M	副腎皮質ステロイド
069	02. —	O	肝がんの治療
070	05. 23	M	心エコー
071	06. 20	O	腹水
072	07. 25	M	高血圧症

	実施日（平成）	講師	テーマ
073	09. 19	O	外来における創傷処置
074	10. 24	M	一般臨床検査データーの読み方
075	11. 03. 19	M	病棟業務の改革に向けての討論
076	04. 03	O	胃カメラにおける MO（矢尾日進堂）
077	05. 29	M	勤務体制のオリエンテーション
078	06. 19	O	ＣＴ（操作）
079	09. 11	M	心電図⑦
080	10. 30	O	ウイルス肝炎（試問）
081	11. 27	M	緩和ケアハンドブック
082	12. 02. —	M	疼痛コントロール
083	03. —	O	介護保険
084	04. —	大・津・山	介護保険
085	05. —	M	外来診療における医療概論
086	06. 17	O	CT（原理と操作の実際）
087	10. 28	M	低ＡＤＬ高齢患者への腹臥位療法
088	11. —	O	ピロリ菌
089	13. 01. 27	M	医療事故の防止
090	02. 17	O	肝炎
091	03. 24	M	ナース業務のチェック・心電図⑧
092	04. 21	O	内視鏡の消毒・腹部検査・ピロリ菌検査
093	05. 28	M・松永	医療事故・インシデントレポート講習報告
094	09. 08	O	サイデックスプラス 28
095	10. 20	M	ステロイド療法・喘息治療
096	11. 24	M・O	ＦＣＲの操作説明
097	12. 01	M・O	ヘリカル CT の操作説明
098	14. 01. 19	O	胃カメラ・その他の外来検査
099	02. 23	?	車椅子の使用方法
100	06. 29	O	腹部検査
101	08. 24	北村・山川	褥瘡対策・医療安全管理

	実施日（平成）	講師	テーマ
102	09. 21	M	放射線量
103	05. 01. 25	田中PT	リハビリテーション
104	02. 15	山川	感染予防・褥瘡予防・安全管理の再確認
105	03. 29	井手	早出勤務と遅出勤務の調整
106	04. 12	M	業務見直し（介護・ショートステイ、etc)
107	05. 20	O	ピロリ菌除去療法
108	06. 21	M	睡眠時無呼吸症候群（ＳＡＳ）
109	07. 19	井手	早出勤務と遅出勤務の再調整
110	08. 16	O	新式の電子内視鏡の説明会
111	09. 13	大久保	介護研修会参加報告
112	11. 15	O	内視鏡洗浄器の使用マニュアル
113	16. 02. 28	井手	病棟とデイケアとの連携・病棟業務の改善
114	03. 13	M	心電図⑧
115	04. 24	井手	ＭＲＳＡ（ナースの手洗い）
116	05. 17	O	内視鏡の洗浄説明（超音波洗浄器）
117	06. 19	田中ＰＴ	トランスファー
118	07. 17	M	ＭＲＳＡ対策
119	08. 21	山川	医療安全対策勉強会の報告
120	09. 28	O	検査についての注意事項
121	10. 23	全員	棚卸しの反省と今後の対策
122	11. 20	M	自分の頭で物事を考える方法
123	12. 15	田中ＰＴ	パワーリハビリテーションの導入
124	17. 01. 29	O	ビデオ「坐ろうくん」
125	02. 19	全員	カルテへの用紙とじ込み作業
126	03. 05	M	ＮＩＰＰＶ療法（テイジン専属ナース）
127	06. 04	O	アルトシュータークリップの操作の流れ
128	06. 18	M	服薬・薬の副作用・血圧・注射（DMMから）
129	07. 23	全員	改装特別室での入浴についての作業確認
130	09. 03	O	消化器薬の使い方

	実施日（平成）	講師	テーマ
131	09. 24	全員	カーデックス・看護計画
132	10. 29	全員	カーデックス・看護計画・ケアプラン・入浴
133	11. 19	M	薬の副作用・臨床検査
134	11. 19	山川	「医療安全推進週間」の研修報告
135	18. 01. 28	O	インフルエンザ
136	02. 25	M	咳に関するガイドライン
137	03. —	奥村	口腔ケアの研修報告
138	03. 25	全員	病棟ナースの効率を考える（入浴・清拭）
139	05. 13	O	ウイルス肝炎
140	16. 10	M・事務長	英会話（外人の外来通院を契機に）
141	07. 08	M・O	ＡＤＬ評価について
142	08. —	田上	褥瘡について
143	08. 05	全員	夜間の受診希望者に対する応対
144	09. 02	M・O	新しい基本健診について
145	10. 14	O	内視鏡検査
146	11. 11	全員	いろんな問題を話し合った
147	19. 01. 11	M	心肺蘇生・除細動器の点検
148	02. 17	M	急変患者に対する処置の反省と改善
149	03. 10	全員	身体拘束・病棟業務の変更、etc
150	04. 29	M・O	基本健診・消化器薬
151	05. —	全員	病棟と外来勤務の職員心得パンフ配布
152	07. 07	O	経鼻胃カメラ検査の予習
153	07. 14	M	新人ナース入職でオリエンテーション確認
154	09. 08	森川	勉強会報告（感染について）
155	09. —	山川	勉強会報告（インフォームドコンセント）
156	10. 06	O	経鼻胃カメラ検査の確認
157	11. 10	M	狭心症・心筋梗塞
158	20. 02. 16	M	心電図⑨（基本と不整脈）看護学生参加
159	03. 01	大久保SW	認知症

	実施日（平成）	講師	テーマ
160	04. 05	M・O	医療改正に係るナース・事務員の勉強会
161	05. 10	O	肝炎
162	07. 05	M	心電図⑩（基本と不整脈）看護学生参加
163	09. 06	M	ナースとデイケアの合同勉強会（方針と接遇）
164	10. 24	全員	夜間想定の防火訓練
165	11. 04	O	検査と実際
166	21. 01. 17	M	院長のバックグラウンドと常識について
167	02. 07	岩崎・池田	勉強会報告（口腔ケア・医療安全対策）
168	03. 07	O	インターフェロン
169	04. 04	職員全体	介護報酬改定の概要
170	05. 02	M	心電図⑪
171	06. 20	O	消化器薬の使い方
172	07. 04	全員	特定検診について
173	08. 22	M	新型インフルエンザ
174	10. 10	M	内服薬の解説（新薬が増えたため）
175	11. 10	全員	防火訓練
176	22. 01. 09	O	内視鏡検査の実際
177	02. 06	全員	パソコン操作と入力の練習
178	03. 06	M	心電図⑫・リーダーの役割
179	04. 03	O	胃瘻の看護
180	05. 08	職員全体	入院から退院までの流れ
		山川	医療安全委員会からの報告
		大久保SW	認知症
181	05. 31	全員・事務	特定健診・特定保健指導の説明会
182	07. 03	M	主治医意見書（日常生活自立度の見方）
183	07. 31	全員・事務	介護療養施設サービス費算定について
184	09. 11	O	肝硬変
185	10. 22	全員	防火訓練
186	11. 06	M	救急時の対応

	実施日（平成）	講師	テーマ
187	23. 01. 15	O	地域医療パス（C 型肝炎に対する IFN 療法）
188	02. 05	全員	種々の勉強会に参加した人からの報告
189	04. 23	M	心電図⑬・インシデントとアクシデント
190	05. 07	O	消化器薬の使い方
191	06. 04	全員	防災について
192	07. 02	全員	棚卸し前の整理
193	09. 10	M	挨拶について・糖尿病
194	10. 22	O	腹部 CT における造影剤の留意事項
195	11. 25	職員全体	防火訓練
196	24. 01. 21	M	気管支喘息と重症管理
197	03. 24	O	ペガシス皮下注薬（IFN 製剤）の説明
198	04. 14	田上	感染研修の報告
199	06. 09	全員	棚卸しに向けての在庫品使用期限切れ確認
200	07. 14	M・藤本 CM	長谷川式評価についての解説
201	10. ―	O	緩和ケア
202	11. ―	M・事務	強化型在宅支援のこと
203	25. 02. 01	M	迅速ＩＭＲ器と携帯心電図の使い方
204	03. 09	溝口	研修報告（褥瘡対策）
		村岡・青山	研修報告（安全対策）
		田上	研修報告（感染対策）
205	04. 06	O	内視鏡セットの使用法（新規購入）
206	05. 18	M	当クリニックの歴史（ビデオ資料使用）
207	07. 13	寺本・白河	済生会塾（心電図・糖尿病）の報告
		下山・青山	勉強会報告（褥瘡）

以下不明につき、略

（付記）勉強会は土曜日午後の 2 時間前後の時間を充てた。講師がMの場合はその前半部分を「物事の考え方、患者をよく観察すること、自分で判断する習慣をつけること」などの総論的説論に毎回充てた。

資料 2

経歴／博士論文要旨／推薦状／活動・業績

◆経歴

1946（昭和 21）年　7 月	大阪市生まれ
1966（昭和 41）年	大阪府立大手前高等学校卒業
1973（昭和 48）年	京都大学医学部卒業
	医師免許取得
	京都大学結核胸部疾患研究所胸部外科入局
1974（昭和 49）年	京都大学医学研究科博士課程入学
1978（昭和 53）年	同修了・京都大学医学博士（免疫生物学領域）
	天理よろづ相談所病院胸部外科医員
1980（昭和 55）年	米国・National Cancer Institute（ＮＩＨ）研究員
1981（昭和 56）年	京都大学結核胸部疾患研究所胸部外科医員
1982（昭和 57）年	同助手
1987（昭和 62）年	兵庫医科大学胸部外科助教授
1989（平成 1）年	京都桂病院呼吸器センター部長
1991（平成 3）年　4 月	Hakemiya Laboratory 設立・代表研究者
	八景水谷クリニック開設・院長
2016（平成 28）年 12 月	八景水谷クリニック退職
2017（平成 29）年　3 月	Medicom Institute 設立・代表
2019（令和 1）年　9 月	株式会社 ひかり野ホールディングス・取締役
	株式会社 昭和館・取締役
2020（令和 2）年　3 月	八景水谷昭和館診療所開設・院長

◆博士論文要旨

【105】

氏　　　　名	光　岡　明　夫 みつ　おか　あき　お	
学 位 の 種 類	医　学　博　士	
学 位 記 番 号	医　博　第　503　号	
学位授与の日付	昭 和 53 年 5 月 23 日	
学位授与の要件	学 位 規 則 第 5 条 第 1 項 該 当	
研 究 科 ・専 攻	医 学 研 究 科 外 科 系 専 攻	
学 位 論 文 題 目	Delayed hypersensitivity in mice induced by intravenous sensitization with sheep erythrocytes: evidence for tuberculin type delayed hypersensitivity of the reaction （羊赤血球の静注感作により誘導されるマウス遅延型過敏症：本反 応がツベルクリン型遅延型過敏症であることの証拠）	
論文調査委員	（主　査） 教 授 花 岡 正 男　　教 授 安 平 公 夫　　教 授 寺 松　　孝	

論 文 内 容 の 要 旨

Raffel ら (1958) がモルモットの遅延型過敏症反応 (DH) に典型的なツベルクリン型反応（ツ型反応）の他に Jones-Mote 反応（J-M 反応）の概念を提出して以来, 一般に Freund's complete adjuvant (FCA) とともに抗原感作した場合にツ型反応が, FCA を用いないで抗原感作した場合に J-M 反応が生ずると考えられて来た。当初 J-M 反応はその反応の経時的変化の特徴からツ型反応と区別されたもので ある。つまり, ①感作後, より早期にかつ一過性に DH 反応性が成立することと, ② DH 誘発後24時間目までに peak response が見られ, 48時間以後には有意の反応は見られないとの2点である。この特徴は必ずしもツ型反応との質的差異を示すものでなかったので, J-M 反応はツ型反応の単に弱い表現型であるという考が強かった。しかしその後, Richerson ら (1970) が同反応はT細胞依存性反応であるが反応発現にマクロファージ (Mφ) が必要でなく, 反応局所に著明な好塩基球の浸潤が見られという知見を報告し, Turk ら (1973) が本反応を抗体産生と非常に関連した反応であることを推論して以来, J-M 反応とツ型反応とは機序的に異なるものであるという考えが多くの研究者によって 信 じられている。最近マウスにおいて羊赤血球静注感作によって DH が誘導 (SBC-DH) されることが知られているが (Kettman, 1972), この反応もツ型反応と認めていない研究者が少なくない。著者はこの SRBC-DH を解析し, この反応がツ型反応であることを明らかにし, FCA を用いずともツ型反応誘導が可能であることを示した。

種々の純系マウスを用い, 感作は羊赤血球の生理食塩水浮遊液を静注することによった。DH 成立の判定は足蹠反応を用い定量的に測定した。

先ず, SRBC-DH の経時的変化を検討したところ, 前述した①の J-M 点は反応の特徴に合致するが, ②の点は合致せずむしろツ型反応の特徴に合致した。次に羊赤血球感作後の DH と抗体産生との関係を検討したところ, DH への抗体の直接関与は否定された。胸腺摘除後に致死量放射線照射を受けたマウスへの免疫細胞再構築の実験や, Mφ 障害剤である ferritin をマウスに投与する実験により, この DH は

定量的にT細胞依存性反応であり，その発現には$M\phi$の関与が必要であることが明らかとなった。DH の組織学的所見は，リンパ球・$M\phi$・好中球の浸潤を主体とした炎症像で，好塩基球の浸潤は認められなかった。以上の SRBC–DH 知見はツ型反応の概念に極めて良く合致しており，J–M 反応のいくつかの重要な特徴と合致していない。さらに SRBC–DH のマウス系統差や加齢による差を検討したところ，それぞれのパターンはの抗原を FCA ととも感作して誘導した典型的ツ型反応におけるパターンと同様であった。

　以上より，SRBC–DH は本質的にツ型反応であるという結論が得られた。さらに著者は J–M 反応の概念そのものに疑問があることを議論した。

論 文 審 査 の 結 果 の 要 旨

　遅延型過敏症（DH）反応は純系化の進んだマウスにおいても最近やっと定量化が完成し，この領域において新たな重要な知見が得られつつある。著者が解析を試みた半赤球球静注感作によるマウス DH は，実験システムが単純かつ短期間で完結し，DH の調節機構の研究に極めて有用である。しかし本反応は特殊な反応であって，ツベルクリン型（ツ型）DH とは異なったものであるという考えが一般的になりつつある。

　著者は本反応について，反応の経時的動態・感作抗原量の影響・T細胞及びマクロファージの関与・マウスの系統差及び加齢による影響・抗体産生との相関・組織学的検討などの解析を行なった。その結果，本反応はツ型 DH に分類されるべきであると結論し得た。さらに著者はマウス DH においてツ型 DH に関与するエフェクターT細胞と質的に異なる別のサブポヒュレーションのエフェクターT細胞を想定する根拠が薄弱であることを指摘し，複雑化している DH の概念をより明快に理解し得るものであることを示した。以上の研究は，DH の研究に寄与するところが多い。

　よって，本論文は医学博士の学位論文として価値あるものと認める。

推　薦　状

昭 和 61 年 10 月 6 日

宮 本　　巍 教授 殿

推 薦 者　京都大学結核胸部疾患研究所胸部外科

教 授　人 見 滋 樹

被推薦者　光 岡 明 夫

　光岡明夫博士を御紹介し，貴大学胸部外科の助教授として御推薦申し上げたい
と存じます。

(1)　研　究　面

　昭和48年に京都大学を卒業し，結核胸部疾患研究所胸部外科に入局以来，肺
癌，縦隔腫瘍を中心とした外科腫瘍学，胸腺を中心とした内分泌外科と集学的
治療，胸部の画像診断などの広い領域の研究を続けています。とくに基礎免疫
学の学識も豊富で，最近は異種移植などの方面に成果があがりつつあります。
それらの全国的な学会におけるシンポジウム，講演，論文については別添の業
績目録に記載したとおりです。呼吸器外科領域の最も重要な基礎問題に関連し
たものであり，基礎系の日本癌学会から臨床系の日本胸部外科学会までにわた
っております。

(2)　臨　床　面

　呼吸器外科領域の臨床面の業績は肺癌と縦隔腫瘍および変形胸郭矯正術等が
主なものであります。業績目録に記しましたが，いずれも呼吸器外科の正統派
に属するものといえます。

　また，光岡明夫博士が長年在籍して来ました京都大学結核胸部疾患研究所と
天理よろづ相談所病院胸部外科は，わが国でも屈指の呼吸器疾患研究施設であ
り，その附属病院で経験した臨床例はきわめて多く，その点でも十分な経験を
有しているといえます。

(3) 教　育　面

　　若手の指導に情熱と意欲を注ぐ性格であり，ポリクリ指導，手術の実技の指
導等を私，人見は信頼をもって光岡明夫博士に依頼して参りました。多くの学
生の支持を得ているところです。

(4) 人柄と健康

　　協調性の豊かな性格は多くの教室員から親しまれ，その誠実な性格は皆から
厚い信頼を寄せられています。アメリカ国立癌研究所での留学生活も本人のス
ケールを一段と大きくし，心を豊かにしたものと思われます。

　　40才の若さに充ち，サッカー，水泳，ジョギングを好み，鍛えた健康に恵ま
れ，日夜を分かたぬ激務を立派に務め上げております。

　　以上のことどもから，貴教室の助教授に御採用頂ければ，研究，臨床，教育に
立派な仕事をなしとげ，その責務を全うしてくれると信じ，御推薦申し上げる次
第です。

業 績 目 録

光 岡 明 夫

兵庫医科大学・教授会用資料

(胸部外科助教授選考)

１９８６年（昭和６１年）

著　書　　　　　　　　　　　　　2 編

学 術 論 文　　　　　　　　　　5 1 編

シ ン ポ ジ ウ ム ・ 特 別 講 演 等　　　1 0 回

一 般 講 演　　　　　　　　　　2 3 2 回

I 著　書

1. 光岡明夫（分担執筆）：癌の予後因子，経過検討因子としてのツベルクリン反応，泉　孝英編「ツベルクリン反応―その新しい考え方」　172－184，中外医学社，1984.

2. 光岡明夫（分担執筆）：気管支トイレット，近畿気管支鏡懇話会編，「気管支ファイバースコピーの実際」　147－148，金芳堂，1986.

II 学術論文

1. 肺癌・肺腫瘍

1. 伊藤元彦，高嶋義光，光岡明夫，青木　稔，福田治男，桐林憲司，長瀬千秋：肺のfunctioning tumor，臨床医　4：513－516，1978.

2. 杉山正敏，後藤光良，西山陽子，中島譲二，山科　肇，光岡明夫，北野司久：Clinical Pharmacistへの試み ― 癌化学療法を中心に ―，J. Nippon Hospit. Pharmac. Assoc. 16：352－355，1980.

3. 光岡明夫，伊藤元彦，鈴木康弘：肺転移した滑膜肉腫の1例 ― 悪性中皮腫との鑑別 ―，日本胸部臨床　40：275－280，1981.

4. 伊藤元彦，光岡明夫，瀧　俊彦，田村康一，加藤弘文，清水慶彦，寺松　孝：転移性肺腫瘍外科治療の問題点，日本外科学会雑誌　84：778－781，1981.

5. 北野司久，カレッド・レシャード，藤尾　彰，光岡明夫，西山陽子，杉山正敏，小橋陽一郎：肺転移を伴った悪性血管外皮細胞腫のNu-マウス皮下における増殖能と抗癌剤感受性テスト，肺癌　22：475－480，1982.

6. 北野司久，カレッド・レシャード，藤尾　彰，光岡明夫，牧田泰正：肺転移を伴った悪性血管外皮細胞腫の1例 ― その臨床像と腫瘍増殖速度 ―，日本胸部臨床，41：252－257，1982.

7. M. Kitano, A. Mitsuoka, A. Fujio, Y. Kobashi：Hemangiopericytoma: Proliferative and Drug-Sensitivity Studies of Tumor Xenografts from Primary and Metastatic Lesions. J. Exp. Clin. Cancer Res. 1：5－10, 1982.

8. 北野司久, 藤尾 彰, 高嶋義光, 光岡明夫, 池 修, カレッド・レシャード, 竹内吉喜, 他2：集学的治療が奏効した悪性黒色腫の1例, 癌の臨床 28：1097－1101, 1982.

9. 伊藤元彦, 金城 明, 光岡明夫, 玉田二郎, 瀧 俊彦, 田村康一, 渡部 智, 清水慶彦, 寺松 孝：進行肺癌の外科治療 — 隣接臓器合併切除の立場から, 日本外科学会雑誌 83：975－978, 1982.

10. 伊藤元彦, 青木 稔, 高嶋義光, 光岡明夫, 瀧 俊彦, 寺松 孝：肺巨細胞癌切除例の臨床病理学的検討, 日本胸部外科学会雑誌 31：1258－1261, 1983.

11. 光岡明夫, 寺松 孝：CT・Echo・RIを中心とした画像診断：肺癌— CTスキャンを中心に, 外科 45：485－491, 1983.

12. 光岡明夫, 和田洋己, 伊藤元彦：肉腫成分を欠いたpulmonary blastoma (pulmonary endodermal tumor resembling fetal lung) の1症例, 肺癌 25：555－558, 1985.

13. 三宅正幸, 伊藤元彦, 和田洋己, 瀧 俊彦, 光岡明夫, 人見滋樹：HCG産生原発性肺癌の2例, 日本胸部外科学会雑誌 34：519－523, 1986.

14. 三宅正幸, 伊藤元彦, 瀧 俊彦, 光岡明夫, 和田洋己, 人見滋樹：AFP産生原発性肺癌の2切除例, 日本胸部外科学会雑誌 34：914－919, 1986.

2. 縦隔疾患

1. 伊藤元彦, 和田洋己, 光岡明夫, 高嶋義光, 松延政一, 寺松 孝：胸腺関連腫瘍の分類と治療, 胸部外科 33：567－575, 1980.

2. 光岡明夫, カレッド・レシャード, 北野司久, 石井松渓：縦隔病変に対する気縦隔 CT検査 ― Gas-Contrasted CT の展望 ―, 日本胸部外科学会雑誌 29 : 409－419, 1981.

3. A. Mitsuoka, M. Kitano, S. Ishii ： Technical note: Gas-contrasted computed tomography of the mediastinum. J. Comput. Assist. Tomogr. 5 : 588 －590, 1981.

4. 伊藤元彦, 高嶋義光, 千葉 渉, 三宅正幸, 瀧 俊彦, 光岡明夫, 寺松 孝：胸部におけるAFP産生腫瘍と, そのマーカーによる鑑別, 日本胸部疾患学会雑誌 22 : 26－31, 1984.

5. 光岡明夫, 伊藤元彦：手術適応と術式の選択；重症筋無力症を伴う胸腺腫, この症例の治療方針, 外科 46 : 447－451, 1984.

6. 光岡明夫, 人見滋樹：縦隔腫瘍のCT診断, 外科診療 27 : 85－87, 1985.

7. 伊藤元彦, 三宅正幸, 光岡明夫 ： 縦隔奇形腫群腫瘍の診断と治療, 癌と化学療法 12 : 1361－1370, 1985.

8. 三宅正幸, 伊藤元彦, 瀧 俊彦, 光岡明夫, 田村康一, 和田洋己, 人見滋樹：縦隔原発のnon-seminómatous germ cell tumor の治療法の検討, 日本胸部外科学会雑誌 33 : 1142－1148, 1985.

3. 胸腺・免疫

1. A. Mitsuoka, M. Baba, S. Morikawa ： Enhancement of delayed hypersensitivity by depletion of suppressor T cell with cyclophosphamide in mice, Nature 262 : 77－78, 1976.

2. 馬場満男, 森川 茂, 原田孝之, 光岡明夫：特集・リンパ球の一面；マウスにおける遅延型アレルギー反応出現における遺伝的背景, 臨床免疫 8 : 571－577,

1976.

3. S. Morikawa, M. Baba, T. Harada, A. Mitsuoka : Studies on delayed hypersensitivity in mice. Ⅲ. Evidence for suppressive regulatory T_1-cell population in delayed hypersensitivity, J. Exp. Med. 145 : 237－248, 1977.

4. A. Mitsuoka, T. Teramatsu, M. Baba, S. Morikawa, K. Yasuhira : Delayed hypersensitivity in mice induced by intravenous sensitization with sheep erythrocytes ; evidence for tuberculin type hypersensitivity of the reaction. Immunology 34 : 363－370, 1978.

5. A. Mitsuoka, S. Morikawa, M. Baba, T. Harada : Cyclophosphamide eliminates suppressor T cells in age-associated central regulation of delayed hypersensitivity in mice, J. Exp. Med. 149 : 1018－1028, 1979.

6. M. Goto, A. Mitsuoka, M. Sugiyama, M. Kitano, : Enhancement of delayed hypersensitivity reaction with varieties of anti-cancer drugs. A common biological phenomeon, J. Exp. Med. 154 : 204－209, 1981.

7. 須賀博文, 光岡明夫, 伊藤元彦 他4名：重症筋無力症患者胸腺にみられたメチオニン・エンケファリン活性, 医学のあゆみ 129 : 688－689, 1984.

8. 須賀博文, 光岡明夫, 伊藤元彦, 他4名：ヒト胸腺にみられたアルギニン・バゾプレシン活性, 医学のあゆみ 130 : 597－598, 1984.

9. 光岡明夫, 後藤光良, 杉山正敏, 瀧 俊彦, 伊藤元彦：マウスにおけるサイクロフォスファマイド活性化における遺伝的背景, 医学のあゆみ 132 : 656－657, 1985.

4. 胸壁疾患

1. 光岡明夫, 北野司久：漏斗胸の外科療法（胸骨翻転術）── 胸骨短縮法・胸骨固定法の適用 ──, 手術 36 : 269－273, 1982.

2. 北野司久, 光岡明夫, 宮本好博, 藤尾　彰, カレッド・レシャード：Poland 症候群に対して胸骨翻転術を応用した1手術治験例, 胸部外科　35：946 － 950, 1982.

3. 光岡明夫, 渡部　智, 加藤弘文, 人見滋樹：小児呼吸器疾患 ― 予防と治療；漏斗胸, 小児内科　16：1705 － 1709, 1984.

4. 光岡明夫, 金城　明, 伊藤元彦：漏斗胸に関する新しい術式の試み, 胸部外科 38：445 － 448, 1985.

5. 光岡明夫, 人見滋樹, 伊藤元彦, 和田洋己, 田村康一, 青木　稔, 加藤弘文, 渡部　智, 清水慶彦：漏斗胸に対する腹直筋有茎性胸骨翻転術とその非翻転変法, 臨床胸部外科　6：43 － 47, 1986.

6. 渡部　智, 清水慶彦, 光岡明夫, 田村康一, 和田洋己, 伊藤元彦, 人見滋樹, 高嶋義光, 松延政一, 加藤弘文：アルミナセラミック肋骨接合ピンの臨床的検討 ― 特に胸部外傷における有効性について ―, 日本胸部外科学会雑誌　34：220 － 225, 1986.

5. 結　核

1. F. Kuze, A. Mitsuoka, W. Chiba, Y. Shimizu, M. Ito, T. Teramatsu, N. Maekawa, Y. Suzuki ：Chronic　pulmonary infection caused by Mycobacterium terrae complex ; A resected case, Am. Rev. Respir. Dis. 128 ：561 － 565, 1983.

2. 田村康一, 奥村典仁, 小林　淳, 千葉　渉, 中村達雄, 住友伸一, 光岡明夫, 瀧　俊彦, 渡部　智, 和田洋己, 清水慶彦, 伊藤元彦, 寺松　孝：気管支の結核性病変によりmucoid impaction 様陰影を示した1例, 日本胸部臨床　43：879 － 884, 1984.

6. その他

1. 伊藤元彦, 長瀬千秋, 光岡明夫, 永田明義, 原田孝之, 森川　茂：気管支腺の機能と構造に関する研究(1)；感染防禦機構としての気管支腺の意義について, 日本胸部疾患学会雑誌　15：186−191, 1977.

2. 光岡明夫, 外村聖一, 和田洋己, 松延政一, 金沢　進：胸水を伴う肺炎により発見されたSLEの1症例 ― 膠原病性肺病変の診断について ― Med. Post-graduates　15：727−731, 1977.

3. 光岡明夫, 北野司久, 友永　轟, 楠原健嗣, 小橋陽一郎：僧帽弁閉鎖不全に伴った肺内骨形成症の1例. 日本胸部臨床　40：346−351, 1981.

4. 北野司久, 竹内吉喜, 池　修, 光岡明夫, カレッド・レシャード, 藤尾　彰, 赤石強司：手術后に確定診断がついた陳旧性気管支内異物の1治験例, 胸部外科　35：316−319, 1982.

5. 伊藤元彦, 瀧　俊彦, 光岡明夫, 田村康一, 清水慶彦, 寺松　孝：特集・気管形成；気管再建, 臨床胸部外科　2：493−499, 1982.

6. 清水慶彦, 渡部　智, 中村達雄, 住友伸一, 光岡明夫, 瀧　俊彦, 田村康一, 和田洋己, 伊藤元彦, 人見滋樹：気管病変に対する術式適応に関する検討, 気管支学　6：201−207, 1984.

7. 光岡明夫, 人見滋樹, 伊藤元彦, 和田洋己, 渡部　智, 田村康一, 瀧　俊彦, 住友伸一, 中村達雄, 三宅正幸：術後無気肺治療におけるBFS-HFJVの臨床的検討, 気管支学　7：271−276, 1985.

8. 田村康一, 光岡明夫, 瀧　俊彦, 和田洋己, 伊藤元彦, 人見滋樹, 倉沢卓也, 門　政男, 西村浩一, 佐藤公彦：気管支鏡の合併症および対策−大量出血について, 気管支学　7：506−513, 1985.

7. 記　録

1. 光岡明夫, 森川　茂, 安平公夫：遅延型アレルギーに及ぼすCyclophospha-
   mideの影響 ― その免疫病理学的研究, Minophagen Med. Review 21 : 257
   −262, 1976.（文部省科学研究費総合(A)森川研究班研究報告会）

2. 北野司久, 杉山正敏, 高嶋義光, 光岡明夫, 青木　稔, 長瀬千秋：Nu-マウス
   を用いる制癌剤感受性検査法（第2報）Cyclophosphamideを中心にして,
   最新医学　34 : 1356−1361, 1979.

3. 北野司久, 光岡明夫, 杉山正敏, 後藤光良：Nu-マウスを用いる制癌剤感受
   性検査法（第3報）, 最新医学　35：1494−1498, 1980.

4. 北野司久, カレッド・レシャード, 光岡明夫, 西山陽子, 杉山正敏：Nu-マウ
   スを用いる制癌剤感受性検査法（第4報）, 最新医学　36：1636−1639, 1981.
   （第11−13回制癌剤適応研究会）

III　シンポジウム，特別講演等

1. 伊藤元彦, 金城　明, 光岡明夫, 玉田三郎, 瀧　俊彦, 田村康一, 渡部　智,
   清水慶彦, 寺松　孝：進行肺癌の外科治療 ― 隣接臓器合併切除の立場から
   ―, 第82回日本外科学会総会, シンポジウム「進行肺癌外科治療の限界」
   （57.4）.

2. 瀧　俊彦, 光岡明夫, 田村康一, 加藤弘文, 清水慶彦, 伊藤元彦, 寺松　孝：
   肺小細胞癌集学的治療における外科治療の意義, 第35回日本胸部外科学会総会,
   シンポジウム「肺癌集学的治療における外科治療の組織型別にみた評価」(57.
   10).

3. 伊藤元彦, 光岡明夫, 瀧　俊彦, 田村康一, 加藤弘文, 清水慶彦, 寺松　孝：
   転移性肺腫瘍外科治療の問題点, 第83回日本外科学会総会, シンポジウム「転
   移性腫瘍の基礎と臨床」（58.4）.

4. 光岡明夫，山下純宏：肺原発巣と脳転移巣の両者の切除，第24回日本肺癌学会総会，シンポジウム「肺癌の脳転移の予防と治療」（58.10）．

5. 瀧 俊彦，中村達雄，住友伸一，高嶋義光，光岡明夫，田村康一，和田洋巳，清水慶彦，伊藤元彦，寺松 孝：肺小細胞癌治療における Adjuvant surgery の有用性，第36回日本胸部外科学会総会，シンポジウム「肺小細胞癌の手術適応」（58.11）．

6. 光岡明夫，高嶋義光，住友伸一，伊藤元彦，寺松 孝，藤堂義郎：縦隔病変に対する気縦隔CT，第3回日本臨床画像医学研究会，シンポジウム「縦隔」（58.12）．

7. 光岡明夫：縦隔腫瘍の画像診断 ― 手術所見との対比，とくに質的診断を中心に，第4回日本臨床画像医学研究会，教育セミナー「縦隔の画像診断」（60.1）．

8. 光岡明夫：有茎胸骨翻転術と非翻転変法，第2回呼吸器外科研究会，シンポジウム「漏斗胸の手術と成績」（60.4）．

9. 田村康一，光岡明夫，瀧 俊彦，和田洋巳，伊藤元彦，人見滋樹，倉沢卓也，門 政男，西村召一，佐藤公彦：気管支鏡の合併症および対策 ― 大量出血について，第8回日本気管支学会総会，シンポジウム「気管支鏡の合併症および対策」（60.5）．

10. 光岡明夫：同種および異種移植における免疫寛容の導入，京都大学結核胸部疾患研究所学術講演会（61.1）．

Ⅱ　学術論文・補追

　三宅正幸、伊藤元彦、和田洋巳、光岡明夫、人見滋樹、渡部　聡：ミオグロビンの証明により確定診断できた肺原発横紋筋肉腫の1例、日本胸部外科学会雑誌 34：102-105, 1985.

三宅正幸、伊藤元彦、瀧　俊彦、光岡明夫、和田洋巳、人見滋樹：ＡＦＰ産生原発性肺がんの2切除例、日本胸部外科学会雑誌　34：132-137, 1985.

田村康一、中村達夫、住友伸一、光岡明夫、和田洋巳、伊藤元彦、人見滋樹、門政男、渡部　智、清水慶彦、和澤　仁：気管支内に突出したポリープ状異常血管の1治験例 ―レーザー照射中の大量出血例―、胸部外科 39: 376-380, 1986.

Ⅲ　シンポジウム、国際学会等・補追

Morikawa, S., Harada, T., Inoue K., Nagasaki M., Mitsuoka A., Tomiyama S. :
The effects of cyclophosphamide on the immune competent cells participating in the delayed hypersensitivity response in mice. Sapporo Cancer Seminar. The Third Symposium "Biological Response in Cancer Chemotherapy" 1983. 7. 14-16 (Sapporo) on Poster Session by invitation.

Mitsuoka A., Taki T., Ito M., Teramatsu T., Goto M., Sugiyama M., Morikawa, S. :
Kinetics of alkylating activity in the blood after cyclophosphamide treatment for enhancement of delayed hypersensitivity. Sapporo Cancer Seminar. The Third Symposium "Biological Response in Cancer Chemotherapy" 1983. 7. 14-16 (Sapporo) on Poster Session by invitation.

Ⅳ 一般講演 （主発表者の場合のみ抽出）

1. 胸部腫瘍

14. 光岡明夫, 高嶋義光, 宮林美福, 北野司久, 外村聖一, 伊藤元彦, 寺松 孝：原発性肺癌（扁平上皮癌）に対するBleomycin-Mitomycin療法の試み, 第29回日本肺癌学会関西支部会（53.7）.

24. 光岡明夫, 高嶋義光, 宮林美福, 北熱司久：術前に診断された縦隔腫瘍の3症例 ─ CT・スキャンの意義と限界, 第124回近畿外科学会（53.11）.

29. 光岡明夫, 長瀬千秋, 北野司久：胸腔内ニューロブラストーマの1治験例, 第125回近畿外科学会（54.5）.

33. 光岡明夫, 宮本好博, 北野司久：肺癌症例に対する Cyclophosphamide療法 ─ 血中活性化物質測定の意義について, 第20回日本肺癌学会総会（54.9）

45. 光岡明夫, カレッド・レシャード, 北野司久：高CEA値より診断できた肺癌症例の検討, 奈良県呼吸器疾患研究会（55.7）.

47. 光岡明夫, カレッド・レシャード, 北野司久：肺転移を伴なった悪性血管外皮細胞腫に対するcombined therapy の検討, 第33回日本肺癌学会関西支部会（55.8）.

59. 光岡明夫, 金城 明, 玉田二郎, 瀧 俊彦, 田村康一, 渡部 智, 清水慶彦, 伊藤元彦, 寺松 孝：Pulmonary blastoma の臨床的検討, 第36回日本肺癌学会関西支部会（57.2）.

64. 光岡明夫, 瀧 俊彦, 田村康一, 加藤弘文, 清水慶彦, 伊藤元彦, 寺松 孝：肺巨細胞癌切除例の検討, 第37回日本肺癌学会関西支部会（57.7）.

72. 光岡明夫, 瀧 俊彦, 田村康一, 和田洋己, 清水慶彦, 伊藤元彦, 寺松 孝：Pulmonary endodermal tumor resembling fetal lung（Kradin）と考えられる2症例, 第39回日本肺癌学会関西支部会（58.7）.

77. 光岡明夫, 奥村典仁, 瀧　俊彦, 伊藤元彦, 寺松　孝：HCG 産生肺巨細胞癌の 1 例, 第40回日本肺癌学会関西支部会（59.2）.

86. 光岡明夫, 有安哲哉, 大野暢宏, 呉　俊雄, 寺町政美, 塙　健, 室恒太郎, 和澤　仁, 李　民実, 三宅正幸, 中村達雄, 住友伸一, 瀧　俊彦, 田村康一, 和田洋己, 伊藤元彦, 人見滋樹, 山下純宏：組織型からみた肺癌脳転移の検討, 第25回日本肺癌学会総会（59.10,

97. 光岡明夫, 山崎文郎, 五十部潤, 池　修, 三宅正幸, 中村達雄, 千原幸司, 住友伸一, 田村康一, 渡部　智, 和田洋己, 清水慶彦, 伊藤元彦, 人見滋樹, 田中龍蔵：CTによる縦隔腫瘍の鑑別診断, 第38回日本胸部外科学会総会（60.10）.

126. 光岡明夫, 三宅正幸, 千原幸司, 伊藤元彦, 人見滋樹, 寺田泰二, 松延政一, 外村聖一：抗癌剤のリンパ球サブセットへの選択的影響の肺癌化学療法における評価, 第27回日本肺癌学会総会（61.10）.

2. 胸腺・免疫・移植

2. 光岡明夫, 和田洋己, 人見滋樹, 淀井淳司：重症筋無力症患者胸腺, 及び末梢血におけるT, B subpopulation について, 第10回日本移植学会総会（49.11）.

6. 光岡明夫, 伊藤元彦, 寺松　孝, 馬場満男, 森川　茂, 安平公夫：羊赤血球に対するマウス遅延型過敏症の調節機構の研究　I. メチル化ヒト血清アルブミンに対する反応との比較, 第5回日本免疫学会総会（50.12）.

7. 光岡明夫, 森川　茂, 安平公夫：Cyclophosphamide の遅延型アレルギーに及ぼす影響―その免疫病理学的研究, 文部省科研「細胞性免疫」班会議（51.1）.

8. 光岡明夫, 森川 茂, 馬場満男, 安平公夫：Cyclophosphamideの遅延型アレルギーに及ぼす影響の免疫病理学的研究, 第65回日本病理学会総会 (51.5).

9. 光岡明夫, 森川 茂, 安平公夫：Cyclophosphamideによる遅延型アレルギー増強機構の細胞学的解析, 文部省科研「免疫応答を調節するアジュバントに関する基礎的研究」班会議 (51.10).

10. 光岡明夫, 寺松 孝, 富山俊一, 馬場満男, 森川 茂：羊赤血球に対するマウス遅延型過敏症の調節機構 Ⅱ. 細胞移入による検討, 第6回日本免疫学会総会, ワークショップ「細胞性免疫のパラメーター」(51.12).

12. 光岡明夫, 寺松 孝, 富山俊一, 原田孝之, 馬場満男, 森川 茂：マウス遅延型過敏症における非特異的suppressor T細胞－cyclophosphamide効果による解析, 第7回日本免疫学会総会 (52.11).

17. 光岡明夫, 伊藤元彦, 寺松 孝, 馬場満男, 中田利一, 森川 茂：ビール酵母細胞壁成分の細胞性免疫増強効果, 第8回日本免疫学会総会 (53.11).

19. 光岡明夫, 瀧 俊彦, 伊藤元彦, 寺松 孝, 北野司久, 後藤光良, 杉山正敏：免疫増強としてのcyclophosphamide 投与法の基礎的検討, 第41回日本癌学会総会 (57.8).

20. A.Mitsuoka, T.Taki, M.Ito, M.Sugiyama, S.Morikawa: Kinetics of alkylating activity in the blood after cyclophosphamide treatment for enhancement of delayed hypersensitivity, Symposium on Biological Responses in Cancer Chemotherapy, 3rd Sapporo Cancer Seminar (58.7).

22. 光岡明夫, 瀧 俊彦, 米津智徳, 馬場満男：SAMの免疫能の検討：第1回老化促進モデルマウス（SAM）研究協議会 (59.3).

24. 光岡明夫，小林　淳，奥村典仁，江崎　寛，三宅正幸，中村達雄，住友伸一，瀧　俊彦，田村康一，和田洋己，伊藤元彦：胸膜および胸膜腫のT cell subsetのOK－シリーズ抗体による検討，第24回日本胸部疾患学会総会（59.4）．

27. 光岡明夫，伊藤元彦，細野正道，米津智徳，河野篤子，馬場満男，竹田俊男：SAMの免疫応答；in vivoでの解析，第2回老化促進モデルマウス（SAM）研究協議会（60.3）．

28. 光岡明夫，伊藤元彦，瀧　俊彦，三宅正幸，田村康一，和田洋己，人見滋樹：胸腺・胸膜腫リンパ球サブセットの検討，第25回日本胸部疾患学会総会（60.4）．

31. 光岡明夫，伊藤元彦，細野正道，米津智徳，河野篤子，馬場満男，竹田俊男：老化促進モデルマウス（SAM）の免疫応答；in vivoでの解析，第9回日本基礎老化学会大会（60.9）．

36. 光岡明夫，伊藤元彦，三宅正幸，人見滋樹：成齢期胸腺摘除術後の免疫機能の再検討，第26回日本胸部疾患学会総会（61.4）．

38. 光岡明夫，伊藤元彦，人見滋樹：同種および異種移植免疫反応の定量法と免疫抑制への応用，第22回日本移植学会総会（61.9）．

39. 光岡明夫，伊藤元彦，人見滋樹：移植免疫寛容の定量的検討(1)F_1細胞を用いた同種免疫寛容導入における解析，第22回日本移植学会総会（61.9）．

41. 光岡明夫，伊藤元彦，三宅正幸，人見滋樹，瀧　俊彦：同種および異種移植における免疫寛容の検討(1)胸腺摘除術の有用性，第39回日本胸部外科学会総会（61.10）．

3. 胸壁疾患

1. <u>光岡明夫</u>，宮本好博，北野司久：胸骨翻転術（漏斗胸）の検討—胸骨短縮法，キルシュナー鋼線固定法の適用，第126回近畿外科学会（54.11）．

4. <u>光岡明夫</u>，カレッド・レシャード，北野司久：漏斗胸に対する胸骨翻転術30例の検討，第33回日本胸部外科学会総会（55.9）．

8. <u>光岡明夫</u>，中村達雄，住友伸一，田村康一，瀧　俊彦，和田洋己，伊藤元彦，人見滋樹：胸壁形成術を行ったポーランド症候群の1例，第136回近畿外科学会（59.10）．

12. <u>光岡明夫</u>，池　修，五十部潤，山崎文郎，三宅正幸，千原幸司，住友伸一，中村達雄，青木　稔，田村康一，和田洋己，伊藤元彦，人見滋樹，渡部　智，清水慶彦：当科における胸骨翻転術式，第38回日本胸部外科学会総会（60.10）．

4. 結核・膿胸

3. <u>光岡明夫</u>，千葉　渉，清水慶彦，伊藤元彦，寺松　孝，久世文幸，鈴木康弘，前川暢夫：Mycobacterium nonchromogenicum complex による慢性肺感染症の1例，第58回日本結核病学会総会（58.4）．

5. その他

5. <u>光岡明夫</u>，外村聖一：肺病変を初発症候とした膠原病の3症例，第1回滋賀呼吸器疾患談話会（52.4）．

10. 光岡明夫，宮本好博，北野司久：僧帽弁閉鎖不全症に伴った Pulmonary ossification の 1 例，第15回日本胸部疾患学会近畿地方会（54.10）

12. 光岡明夫，カレッド・レシャード，北野司久：気縦隔造影－CTスキャンの試み，日本胸部外科学会関西地方会（55.6）．

14. 光岡明夫，横見瀬裕保，千葉　渉，中村達雄，金城　明，玉田二郎，瀧　俊彦，田村康一，　　渡部　智，清水慶彦，伊藤元彦，寺松　孝：CT angiography によって発見した重複上大静脈症の 1 症例，第19回日本胸部疾患学会近畿地方会（57.6）．

15. 光岡明夫，瀧　俊彦，田村康一，加藤弘文，清水慶彦，伊藤元彦，寺松　孝，北野司久，石井松渓，藤堂義郎：縦隔病変に対する gas-contracted CT，第35回日本胸部外科学会総会（57.10）．

17. 光岡明夫，住友伸一，瀧　俊彦，田村康一，加藤弘文，清水慶彦，伊藤元彦，寺松　孝：胸部の gas-contrasted CT，第83回日本外科学会総会（58.4）．

18. 光岡明夫，竹内吉喜，住友伸一，瀧　俊彦，田村康一，和田洋己，清水慶彦，伊藤元彦，寺松　孝：右側外傷性横隔膜ヘルニヤの 2 治療例，第26回日本胸部外科学会関西地方会（58.6）．

20. A.Mitsuoka, T.Taki, K.Tamura, H.Wada, Y.Shimizu, M.Ito, T.Teramatsu: Gas-constrasted computed tomography of the mediastinum, VIII Asia-Pacific Congress on Diseases of the Chest (Tokyo) (58, 7).

25. 光岡明夫，中村達雄，住友伸一，瀧　俊彦，田村康一，和田洋己，伊藤元彦，人見滋樹：Bedside における high frequency ventilation の使用，第 7 回日本気管支学会総会（59.7）．

業績目録 （兵庫医科大学・胸部外科の時期）1987 ～ 1989

I　著書

1. <u>Mitsuoka, A.</u>, Hanada, K. : In vivo immune reactivities in senescence accerelated mice (SAM) , Proceedings of the First SAM Kyoto Simposium 11―20, The Council for SAM research, 1988.

II　学術論文

1. 三宅正幸、伊藤元彦、<u>光岡明夫</u>、和田洋巳、青木　稔、田村康一、人見滋樹：縦隔原発の malignant germ cell tumor の臨床的検討、日本外科学会雑誌 88 : 340―347、1987.

2. 三宅正幸、伊藤元彦、住友伸一、<u>光岡明夫</u>、瀧　俊彦、人見滋樹：縦隔原発の malignant germ cell tumor の免疫組織化学的検討、日本胸部外科学会雑誌　35 : 792―797、1987.

3. <u>光岡明夫</u>、伊藤元彦、三宅正幸、人見滋樹：縦隔悪性胚細胞腫の治療、日本呼吸器外科学会誌、1: 55―63、1987.

4. 田村康一、青木　稔、<u>光岡明夫</u>、和田洋巳、伊藤元彦、人見滋樹、渡部智、清水慶彦：右開胸による肺がん縦隔リンパ節廓清、日本胸部外科学会雑誌 35：722―724、1987.

5. Miyake, M., Ito, M., <u>Mitsuoka, ,A.</u>, Taki, T., Wada, H., Hitomi, S., Kino, T., Matsui, Y. : Alphafetoprotein and human chorionic gonadotropin-producing lung cancer, Cancer 59: 227―232, 1987.

6. Ito, M., Taki, T., Miyake, M., <u>Mitsuoka, A.</u> : Lymphocyte subsets in human thymoma studied with monoclonal antibodies. Cancer 61: 284―287、1988.

7. 田村康一、平田敏樹、池　修、五十部潤、千原幸司、青木　稔、<u>光岡明夫</u>、和田洋巳、伊藤元彦、人見滋樹、清水慶彦：Anterior mediastinal trachestomy を行った気管がんの 1 例. 胸部外科　41, 45―49、1988.

8. Ito, M., Taki, T., <u>Mitsuoka, A.</u>, Miyake, M. : Lactate dehydrogenase isoenzyme-1in the mediastinal yolk sac tumor、Japanese Journal of Surgery 18: 419―422.1988.

9. 光岡明夫、人見滋樹、宮本　巍：肺がん（特集：がん治療の最新知識・手術適用の拡大と化学療法の実際）、臨床と研究 66: 737-741、1989.

Ⅲ　シンポジウム・特別講演等

1. Mitsuoka, A., Ezaki, H., Sumitomo, S., Hitomi, S., Kitano, M., Ohta, K.：Two cases of severe Poland's syndrome and their repair by sternal turnover and prosthese, The first international symposium on chest deformities, 1987, 3, 13（Tokyo）.

2. 光岡明夫：ＳＡＭ免疫能の in vivo 解析、第1回 SAM 京都シンポジウム、1987. 3. 21（京都）

3. 光岡明夫：縦隔悪性胚細胞腫の治療、第4回日本呼吸器学会総会シンポジウム、1987. 5（仙台）

Ⅳ　一般講演（主発表者の場合のみ抽出）

1. 光岡明夫、花田敬吾、伊藤元彦、瀧　俊彦、三宅正幸、人見滋樹、宮本　巍：同種および異種移植における免疫寛容の検討—異種移植寛容と気管移植へのフィードバック、第40回日本胸部外科学会総会、1987. 10. 6（金沢）

2. 光岡明夫、宮本　巍、村田紘崇、賀来克彦、前田信証、山下克彦、岩岡　聡、安岡高志、原　　裕、上田哲也、伊藤孝明、入江利明、井上和重、向井資正：一期的に右肺全摘術（肺がん）と気管膜様部固定術（気管気管支軟化症）を施行した2症例、第28回日本肺がん学会総会、1987. 11. 5（大阪）

3. 光岡明夫、原　　裕、向井資正、寺下一弥、上田哲也、入江利明、安岡高志、岩岡　聡、山下克彦、宮本　巍：縦隔成熟奇形腫摘出後に卵黄嚢腫が残存していることが判明した1症例、第7回胸腺研究会、1988. 6. 9（東京）

4. 光岡明夫、宮本　巍、村田紘崇、賀来克彦、前田信証、岩岡　聡、安岡高志、上田哲也、原　　裕、入江利明、寺下一弥、向井資正：呼吸器外科手術における自動縫合器使用の問題点、第41回日本胸部外科学会総会、1988. 10. 5（東京）

業績目録　　（京都桂病院・呼吸器センターの時期）1989 ～ 1990

I　著書

1. <u>光岡明夫</u>、人見滋樹（分担執筆）：縦隔総論・縦隔疾患、森昌造ほか編「外科学」222—223、245—253、へるす出版、1989.

2. <u>光岡明夫</u>、宮本　巍（分担執筆）：胸部外傷、森昌造ほか編「外科学」683—688、へるす出版、1989.

3. <u>Mitsuoka, A</u>., Ezaki, H., Sumitomo, S., Hitomi, S., Kitano, M., Matsui, T., Nose, K., Ota, K., Isshiki, N. : Two cases of severe Poland's syndrome and their repair by sternal turnover and prosthesis, J. Wada & M. Yokoyama edited "Chest wall deformities and their operative treatment (Symposium proceedings)" 181—196、AD Printing Inc, Tokyo, 1990.

II　学術論文

1. 福田多恵子、奥谷　龍、河野克彬、石田博厚、李　永浩、<u>光岡明夫</u>：Eaton-Lambert 症候群の麻酔経験、臨床麻酔　13: 1141—1142. 1989.

2. 和田洋巳、岡田賢二、伊藤元彦、人見滋樹、高橋　豊、カレッド・レシャード、寺田泰二、松延政一、高嶋義光、松村理司、池田貞雄、松井輝夫、北野司久、小林　淳、桑原正喜、<u>光岡明夫</u>、源河圭一郎：原発性肺がん放射線治療時のセファランチン投与による白血球減少予防効果、臨床と研究　66 : 287—292. 1989.

3. Hanawa, T., Ikeda, S., Funatsu, T., Matsubara, Y., Hatakenaka, R., <u>Mitsuoka, A</u>.,Kosaba, S., Shiota, T., Ishida, H., Konishi, T. : Development of a new surgical procedure for repairing tracheobronchomalacia, Journal of Thoracic and cardiovascular surgery　100: 587—594. 1990.

4. 松原義人、小鯖　覚、池田貞雄、墒　健、塩田哲広、石田久雄、小西孝明、<u>光岡明夫</u>、畠中陸郎、船津武志：人工気管の実験および臨床成績、胸部外科　43 : 368—374. 1990

5. 池田貞雄、小西孝明、石田久雄、塩田哲広、塙　　健、小鯖　覚、光岡明夫、畠中陸郎、松原義人、船津武志：肺クリプトコッカス症の血清学的診断—ラテックス凝集反応によるスクリーニングテストの有用性—、日本医真菌学会雑誌 31: 59—65. 1990.

6. 塩田哲広、小西孝明、小鯖　覚、光岡明夫、松原義人、畠中陸郎、船津武志、池田貞雄、松本久徳、石神文嗣：原発性肺がん組織における核DNA量の解析－予後との関連について、日本胸部外科学会雑誌　38：2364—2369. 1990.

Ⅲ　シンポジウム・特別講演等

Ⅳ　一般講演（主発表者の場合のみ抽出）

1. 光岡明夫、松原義人、石田久雄、塙　　健、小西孝明、塩田哲広、小鯖　覚、畠中陸郎、船津武志、池田貞雄、田澤　熙：前縦隔発生のホジキン廟の1例、第33回日本胸部疾患学会近畿地方会　1989. 6. 17（京都）

2. 光岡明夫、小西孝明、石田久雄、塩田哲広、塙　　健、小鯖　覚、畠中陸郎、松原義人、船津武志、池田貞雄：間質性肺炎に合併した肺がんの5手術例、第51回日本肺がん学会関西支部会、1989. 7. 22（大阪）

3. 光岡明夫、松原義人、塩田哲広、池田貞雄：肺がん患者の α 型インターフェロン産生能、第48回日本がん学会総会　1989. 10. 25（名古屋）

4. 光岡明夫、松原義人、池田貞雄、塩田哲広、小西孝明、石田久雄、塙　　健、小鯖　覚、畠中陸郎、船津武志：肺がん患者における末梢血リンパ球サブセットの検討、第27回日本がん治療学会総会　1989. 10. 27（名古屋）

活動目録 （八景水谷クリニック時代）1990 ～ 2016

Ⅰ　著作

1. 呼吸器外科学の実際（共同執筆）集学的治療により治癒した縦隔卵悪性卵
　 黄嚢腫症例、128―130、金芳堂、1994
2. 病院ダイレクトリー・九州版（共同執筆）肺がん、p89、エース出版　1994
3. くまもと版家庭の医学本（共同執筆）縦隔腫瘍、26―27、ビーンズ社
　 2006
4. くまもと版家庭の医学本（共同執筆）肺がん、24―25、ビーンズ社　2007

Ⅱ　学術論文

Ⅲ　講演会・講話会

農水省・九州農業試験場における産業医講話（1993. 7. 8）
　肺がんの現況について
日本赤十字社熊本健康管理センター内講演会（1995. 2. 16）
　胸腺と胸腺腫瘍（特に悪性胚細胞性腫瘍）の診断および治療
株式会社 建吉組における産業医講話（1995. 9, 17）
　病院受診に役立つ意味論的な考え方
株式会社 ＥＣＯＭＯにおける産業医講話（1998. 10. 13）
　健康や病気を理解するための講話
ノバルティスファーマ熊本第一・第二支所内講演会（2001. 6. 29）
　医療についての実際的で意味論的なお話

光岡　明夫（みつおか　あきお）

著書　『Road to BABYMETAL』風詠社、2018 年
　　　『増毛ラプソディ』幻冬舎メディアコンサルティング、2019 年

ドクターMのヘルスコラム
実践体験と意味論思考に基づく「医療の本当のところ」

2021 年 4 月 20 日　初版発行

　　　　　　　著　者　光岡明夫
　　　　　　　発行人　大杉　剛
　　　　　　　発行所　株式会社 風詠社
　　　　　　　〒 553-0001　大阪市福島区海老江 5-2-2
　　　　　　　　　　　　大拓ビル 5 - 7 階
　　　　　　　TEL 06（6136）8657　https://fueisha.com/
　　　　　　　発売元　株式会社 星雲社
　　　　　　　　　　（共同出版社・流通責任出版社）
　　　　　　　〒 112-0005　東京都文京区水道 1-3-30
　　　　　　　TEL 03（3868）3275
　　　　　　　印刷・製本　小野高速印刷株式会社
　　　　　　　©Akio Mitsuoka 2021, Printed in Japan.
　　　　　　　ISBN978-4-434-28871-5 C0047